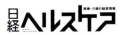

Management Practices for Home Healthcare

在宅医療
経営・実践テキスト

大石佳能子 監修
荒木庸輔、村上典由 著
(株)メディヴァ コンサルティング事業部

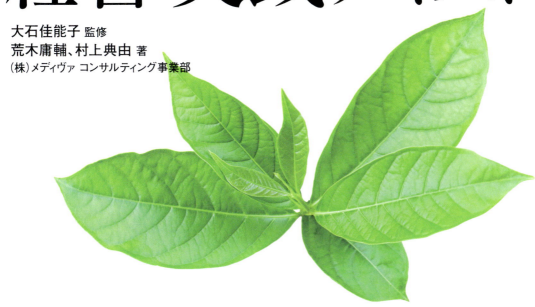

日経BP

はじめに

　私たちは、2008から2009年のほぼ同時期に株式会社メディヴァに入社し、以来、約11年間、医療法人プラタナスの運営支援をはじめとして、在宅医療の実践に携わってきました。二人でこれまで支援した医療機関は100件以上になります。

　高齢化により今後も多くの地域で在宅医療需要が伸びることが予想される一方で、在宅医療の主な担い手である在宅療養支援診療所の数は近年横ばいで推移しています。こうした事情を踏まえ、2018年度診療報酬改定では在宅医療の裾野の拡大が大きなテーマとして掲げられ、在宅療養支援診療所「以外」の診療所の訪問診療に対する評価の充実、複数医療機関からの訪問診療の解禁、200床未満の病院のさらなる参入強化など、重要な施策が講じられました。中でも200床未満の中小病院は、地域包括ケアシステムの中で地域のかかりつけ医と一体となって、在宅医療・介護提供体制の中心的な役割を担っていくことが期待されています。在宅医療は今後、これまで以上に多くの医療機関にとって、より身近で当たり前の存在になるはずです。

　本書は、私たちが試行錯誤を繰り返しながら現場の皆さんと一緒に取り組んできたことや、在宅医療の先駆者たちから得た学びを基に執筆した、在宅医療の経営と実践に関するテキストです。無理のない形でより多くの診療所や病院の医師に在宅医療に取り組んでもらうため、本書では24時間対応を必ずしも前提とはせず、在宅療養支援診療所・在宅療養支援病院を届け出ずにこれから在宅医療を始めようとしている医療機関から、今後在宅医療をさらに伸ばしていきたい機能強化型の医療機関まで、幅広い層に役立てていただける内容を収めました。

　これから在宅医療を始める開業医の先生にとっては自分らしく、自分のスタイルで在宅医療を始めるための手引書として。新たに在宅医療中心の診療所の開業を目指されている先生にとっては経営の参考書として。中小病院の理事長、院長、経営幹部にとっては、地域包括ケア時代の病院のあり方を再検討するきっかけとして。行政の在宅医療・介護推進事業の担当者にとっては、現場感覚をもって地域のかかりつけ医に伴走するための副読本として。さらに在宅医療を伸ばしていこうと考えられている先生にとっては、規模拡大のためのマニュアルとして。それぞれご活用いただけますと幸いです。

　私たちが地域で在宅医療についてヒアリングを行うと、「かかりつけ医の先生を一番

信頼している」「在宅でもかかりつけ医の先生に診てもらいたい」といった声をよく聞きます。診療所、病院を問わず、通院が難しくなって自宅や施設で療養することになったとしても、多くの患者さんがかかりつけ医との継続的な関係を望んでいることを、どれだけのかかりつけ医の先生がご存じでしょうか。在宅医療に取り組む意義は、自院の患者さんやご家族の安心と希望をかなえられることにあると、私たちは考えています。

　そこで、第1章は、国民への意識調査や入院によるADLの変化のデータを示し、在宅医療の目的は患者の希望やQOL向上にあることを確認するところからスタートします。そして、在宅医療が求められる背景として、高齢化に伴う社会保障費の増加、入院、外来、在宅それぞれの医療需要の変化について解説した後で、まだまだ在宅医療の担い手が不足している現状に触れます。

　第2章では、「在宅医療とは何か」を知ってもらうために、往診と訪問診療の違いや、医療機関の類型（施設基準）、在宅医療の診療報酬の構造などについて解説します。個別の診療報酬項目については院長や医療機関の経営幹部、行政の担当者が知っておくことが望ましい項目を厳選しました。

　第3章では、居住場所別の患者単価や週間スケジュール別の月間収入などの経営数値について解説します。在宅医療中心の診療所を開設する場合の収支シミュレーションも載せています。

　第4章では、在宅医療を始める際のポイントを紹介します。診療報酬の算定のための施設基準の届け出から、必要な書類、初回訪問までの流れ、往診バッグの準備、処方の流れなどを取り上げるほか、施設への訪問診療の特徴もまとめています。

　第5章では、さらに在宅医療を伸ばすためのポイントを紹介します。集患や24時間体制の構築、医師採用のポイント、多職種による組織づくり、スタッフの評価制度など、機能強化型の医療機関にも参考にしていただける内容になっています。

　誰もが住み慣れた地域で生涯を全うできる地域包括ケアシステムの実現に向けて、在宅医療が果たす役割は今後ますます大きくなることが予想されます。本書が在宅医療を始めようとする診療所、病院の一歩を踏み出すきっかけとなり、一人でも多くの人に在宅療養という選択肢を届けることができたらうれしいです。

contents

はじめに 2

CHAPTER 1 在宅医療が求められる背景と目的 9

1.1 在宅医療の目的は患者の希望の実現とQOL向上 10

1.2 2040年まで増え続ける在宅医療需要 12

1.3 社会保障費の観点から 14

1.4 外来医療需要は2025年をピークに減少 16

1.5 まだまだ不足している在宅医療の提供体制 18

CHAPTER 2 在宅医療の基礎知識 21

2.1 在宅医療の仕組みと対象となる患者 22

2.2 在宅医療を提供する診療所の類型 24

2.3 在宅医療を提供する病院の類型 30

2.4 在宅医療の診療報酬の基本構造 34

2.5 在宅患者訪問診療料 36

2.6 往診料 40

2.7 在宅時医学総合管理料、施設入居時等医学総合管理料 44

2.8 施設基準に紐づく診療報酬上のメリット 48

2.9 同一建物居住者、単一建物診療患者数の考え方 50

2.10 在宅療養指導管理料 54

2.11 その他の診療報酬 58

2.12 居宅療養管理指導費(介護保険) 60

2.13 診療報酬の算定例 62

CHAPTER 3 数値で見る在宅医療経営 ······················ 67

3.1	在宅医療の収入（患者単価×患者数）の把握 ···················· 68
3.2	居住場所別の患者単価と月間の収入目安 ···················· 72
3.3	訪問診療のスケジュールの立て方と月間の収入目安 ···················· 78
3.4	診療枠数を増やした場合の月間の収入目安 ···················· 84
3.5	在宅医療の収支シミュレーション ···················· 90
3.6	在総管・施設総管の算定状況と患者の状態に応じた評価の方向性 ············ 96

CHAPTER 4 事例で見る実践のポイント：基本編 ·········· 99

4.1	地域の在宅医療の需要と提供体制の把握 ···················· 100
4.2	在宅医療中心の診療所の開業 ···················· 104
4.3	中小病院の生き残り戦略としての在宅医療 ···················· 106
4.4	訪問診療の診療体制（看護師、事務職員の同行） ···················· 110
4.5	在宅医療に必要な書類（契約書類、連携書類など） ···················· 112
4.6	診療報酬算定に必要な施設基準の届け出と療養計画の作成 ············ 116
4.7	往診バッグの準備 ···················· 122
4.8	患者紹介から初回訪問までの準備 ···················· 124
4.9	訪問診療当日の流れ ···················· 128
4.10	施設への訪問診療 ···················· 130
4.11	在宅医療におけるカルテ記載のポイント ···················· 134
4.12	在宅医療における処方の流れ ···················· 138
4.13	医療費の目安と徴収方法 ···················· 140
4.14	訪問看護との連携の強化 ···················· 142
4.15	介護保険サービスとの連携のポイント ···················· 148
4.16	院内外の情報共有の仕組みづくり ···················· 150

CHAPTER 5　事例で見る実践のポイント：応用編 ………… 153

5.1　在宅医療部門の経営指標 ………………………………………………… 154

5.2　集患のための取り組み ……………………………………………………… 156

5.3　24時間体制の構築 …………………………………………………………… 160

5.4　医療機関の類型のステップアップ ……………………………………… 166

5.5　中小病院を中心とした今後の機能強化型連携のあり方 …………… 172

5.6　がん末期患者への対応 …………………………………………………… 174

5.7　在宅看取りの実践 …………………………………………………………… 176

5.8　医師採用のポイント(魅力づくり、求人資料や雇用契約書の作成) …… 178

5.9　多職種による組織づくり …………………………………………………… 184

5.10　在宅医療に携わるスタッフの評価制度 ……………………………… 186

CHAPTER 6　在宅医療の経営・実践に関するQ&A ……… 193

巻末付録 ……………………………………………………………………… 201

〔巻末付録1〕　医療機関の類型別の1カ月当たり収入早見表 ………………… 203

〔巻末付録2〕　患者・家族向けの説明書類、契約書類 ………………………… 208

〔巻末付録3〕　多職種との連携に関する書類 …………………………………… 226

〔巻末付録4〕　医師の募集要項の例 ……………………………………………… 230

〔巻末付録5〕　患者が亡くなった後に家族に渡す案内の例 …………………… 240

おわりに ………………………………………………………………………………… 248

CHAPTER 1

在宅医療が求められる背景と目的

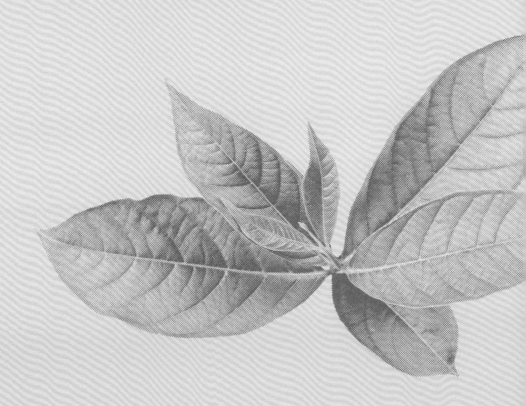

1.1 在宅医療の目的は患者の希望の実現とQOL向上

POINT

● 国民の約半数が人生の最終段階において自宅での医療・療養を希望

● 高齢者のADLは、長期入院により著しく低下することが分かっている

　在宅医療の最大の目的は患者の希望の実現とQOL向上にある。日本では、年間死亡者の約8割が医療機関で亡くなっている。だが、人生の最終段階において、自宅で医療・療養を受け、最期を迎えたいと考えている人は少なくない。

　厚生労働省の調査によると、「末期がんで回復の見込みがなく、およそ1年以内に死に至る」と診断された場合、一般国民の47.4%が自宅で医療・療養を受けることを希望した〔図1〕。このうち69.2%は、自宅で最期を迎えたいと答えた〔図2〕。興味深いことに、同じ調査で医師、看護師、介護職員の方が自宅での医療・療養を希望する割合が高かった。患者の終末期に触れている医療・介護従事者ほど、積極的な診療行為を伴わない自宅での医療・療養を肯定的にとらえている表れともいえるのではないだろうか。

高齢者のQOLは入院により低下する

　医療・介護の現場では、高齢者のQOLが入院によって大きく損なわれる場面に遭遇することがある。例えば認知症の高齢者が入院すると、自宅に帰ろうとして点滴の管を抜去したり、大声を上げる、徘徊するといった周辺症状が強くなることがある。これに対し、治療効果やケアの効率が優先される医療機関では鎮静剤やミトンなどを使って行動抑制の対応が取られることも少なくない。その結果、認知機能がさらに低下し、抑制によって筋力も衰える。認知症に限らず、入院中に適切な食事介助を受けられなかったり、治療を名目とした禁食によって嚥下機能の低下や栄養状態の悪化を招くこともある。

　高齢者が長期入院すると、若年層に比べてADLが著しく低下することが明らかになっている〔図3〕。患者のQOLの観点からも、入院期間はできるだけ短縮することが求められている。

自宅には患者を支える力がある

　一方で、高齢者が自宅に帰ると元気になるという例は数多く存在する。

　筆者が関わった90歳代の患者は、アルツハイマー型認知症が進行して経口摂取が困難になった。肺炎を繰り返して入院が長引き、少しずつ衰弱していたが、「本人が望んだ通り、自宅で最期を迎えさせてあげたい」という家族の思いから退院を決めた。いざ自宅に戻ると状態は良くなり、一時はアイスクリームを口にできるまで回復した。当初は不安感の強かった家族も、多職種のサポートを得て看病する自信がつき、患者と一緒に過ごす時間が増えたことを喜んでいた。

　医療機関は治療の場であり、効果的かつ効率的な治療が優先される。一方、自宅は患者にとって生活の場であり、必ずしも治療に最適な環境とはいえない。だが、自宅には、患者が最期まで自分らしく生きることを支える力がある。

〔図1〕人生の最終段階において医療・療養を受けたい場所

[ケース] 末期がんと診断され、状態が悪化し、今は食事が取りにくく呼吸が苦しいが、痛みはなく、意識や判断力は健康な時と同様に保たれている
※回復の見込みはなく、およそ1年以内に徐々にあるいは急に死に至る

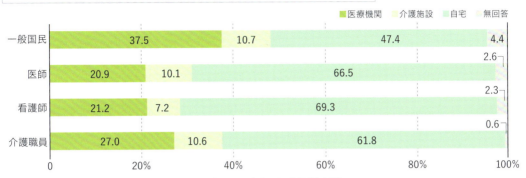

出典：厚生労働省「2017年度人生の最終段階における医療に関する意識調査」結果（確定版）

〔図2〕最期を迎えたい場所（医療・療養を受けたい場所で「自宅」と答えた人）

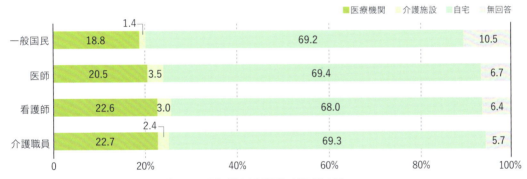

出典：厚生労働省「2017年度人生の最終段階における医療に関する意識調査」結果（確定版）

〔図3〕入院時のADLが自立（20点満点）の患者の入院中のADLの変化

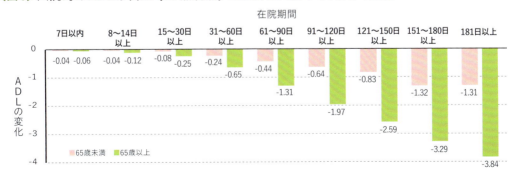

入院時にADLが自立している患者では、在院期間が長くなるほど退院時のADLが低下していた。特に、65歳以上の患者ではADLの低下が著しかった
出典：2013年度第7回入院医療等の調査・評価分科会（2013年7月31日）資料

1.2 2040年まで増え続ける在宅医療需要

POINT
● 現在の在宅患者数は約71万人。75歳以上がおよそ9割を占める
● 在宅患者は今後も増え続け、2040年ごろに約120万人となりピークを迎える

2040年には在宅患者数が病床数に迫る

厚生労働省が毎年公表している「社会医療診療行為別統計」によると、2017年6月審査分のレセプトにおいて、在宅患者訪問診療料を1回以上算定された患者は約71万人に上った〔図1〕。つまり、現在の日本の在宅患者数は約71万人と推計できる。その内訳を年齢階級別に見ると、75歳以上の患者が約9割を占めていることが分かる〔図2〕。国は現在、健康寿命の延伸に取り組んでおり、今後も在宅医療を利用する患者の大部分が75歳以上の高齢者であることには変わりないだろう。

一方、日本の高齢者人口は今後も緩やかに増え続ける見通しだ。内訳を見ると、75歳以上の高齢者が2015年から2030年にかけて約1.4倍に増える〔図3〕。団塊世代が75歳を迎える2022年から2024年にかけては、75歳以上人口が前年比4%程度増えると推計されている。

人口構造が変化し、75歳以上の高齢者の割合が高くなる中で、在宅医療を受ける患者も増えるとみられる。将来の人口推計と2017年の社会医療診療行為別統計の年齢階級別受療率を基に2020年以降の在宅患者数を推計すると、在宅患者は2030年には100万人を超え、2040年ごろに約120万人となり、ピークを迎える〔図4〕。

地域医療構想の推進で在宅患者が増加

高齢化の進展に伴う需要の変化だけでなく、厚労省が推進する政策によっても在宅医療の需要は増大する。国は団塊世代が75歳以上となる2025年に向けて、病院や施設の機能分化・連携を図り、切れ目なくサービスを提供する「2025年モデル」の構築を進めている。医療必要度の高い急性期入院に医療資源を集中的に投入して入院期間を短縮し、早期の在宅移行を目指す一方で、急性期後の患者の受け皿となる病床や在宅医療を充実させるものだ。

2025年モデルの構築に向けて、現在全国で地域医療構想の議論が進められている。地域医療構想とは、医療機関が報告する病床機能と2025年に必要と推計される病床数などを基に関係者が協議し、あるべき医療提供体制を整備していく政策手法だ。地域医療構想では、療養病床に入院する患者のうち医療区分（※）1の患者の70%、医療資源投入量の低い患者など約30万人について、在宅医療や介護施設、外来などで対応することになっている。さらに、療養病床の入院受療率は地域差が大きいため、在宅医療などで対応することで地域差の解消を図るとしている。

※医療の必要度を3段階で評価する指標のこと。医療区分1が最も軽い

〔図1〕在宅患者数の推移と内訳

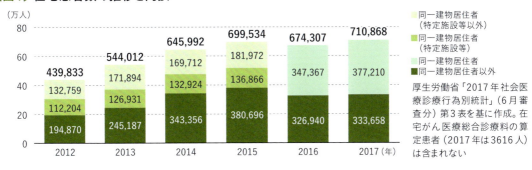

厚生労働省「2017年社会医療診療行為別統計」（6月審査分）第3表を基に作成。在宅がん医療総合診療料の算定患者（2017年は3616人）は含まれない

〔図2〕年齢階級別在宅患者数

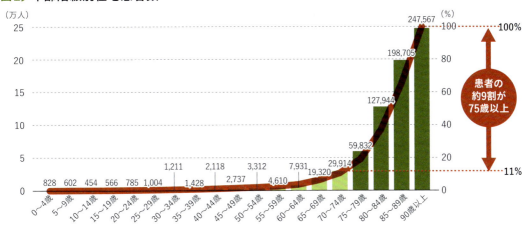

厚生労働省「2017年社会医療診療行為別統計」（6月審査分）第3表を基に作成

〔図3〕今後の高齢者人口の推移（推計）

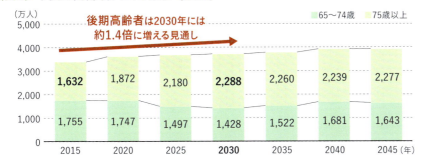

国立社会保障・人口問題研究所「日本の将来推計人口（2017年推計）」（出生中位・死亡中位仮定）を基に作成

〔図4〕在宅患者数の将来推計

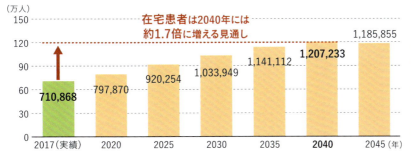

厚生労働省「2017年社会医療診療行為別統計」（6月審査分）第3表、年齢（5歳階級）、男女別人口（2017年5月確定値）、国立社会保障・人口問題研究所「日本の地域別将来推計人口（2018年推計）」を基に作成

CHAPTER 1　在宅医療が求められる背景と目的

1.3 社会保障費の観点から

POINT

● 医療費・介護費は増加基調で推移し、2014年に50兆円を突破
● 病院病床数と1人当たり医療費には強い相関関係が見られる

日本の医療費・介護費は、2016年に前年度比で減少に転じたものの、増加基調で推移している〔図1〕。2009年から2015年にかけては、前年度比1兆円を超えるペースで増えていた。

医療費の内訳を見ると、医療費全体の約6割が65歳以上の高齢者に使われていることが分かる〔図2〕。特に、人口構成では13.3％にすぎない75歳以上に医療費の36.5％が使われていた。世代別の1人当たり年間医療費を比較すると、15〜44歳の12.0万円に対し、75歳以上は90.9万円と、約8倍の開きがある。

医療費・介護費を含む社会保障費の財源には、国や都道府県、市町村の税金や現役世代が納める保険料が充てられている。だが、少子高齢化に伴い医療・介護を必要とする高齢者が増える一方、保険料を納める現役世代は減る。1965年には65歳以上の高齢者1人に対し、支え手となる20〜64歳の現役世代が9.1人いた（いわゆる「みこし型」）。2016年には高齢者1人を現役世代2.0人が支える「騎馬戦型」となり、2050年には高齢者1人を現役世代1.2人が支える「肩車型」になると予想される。このままでは社会保障費を税金や保険料で賄いきれず、制度が破綻しかねない状況にある。

在宅医療が医療費を抑える"切り札"に

こうした中、医療費や介護費が過剰に膨らまないよう、医療費や介護費の適正化が図られて

いる。政府が2018年6月に策定した「経済財政運営と改革の基本方針2018（骨太方針2018）」の中にも、「1人当たり医療費の地域差半減」「1人当たり介護費の地域差縮減」に向けた対応を検討するとある。

1人当たり医療費は、地域によって大きな開きがある。その要因として挙げられるのが病床の多寡だ。人口10万人当たりの病院病床数と1人当たり医療費を都道府県別に比較すると、病床数が最も多い高知県では医療費も最も高くなっており、高い相関が見られた〔図3〕。1人当たり医療費を減らすには、病床を削減することが効果的といえる。

入院患者を早期に退院させて在宅医療に移行すれば、医療費を大きく減らせる。検査や投薬、処置などの費用を含まない入院自体にかかる費用は、一般病棟では1カ月につき約50万〜60万円だ〔図4〕。療養病棟なら、検査や投薬、処置などの費用も含めて約50万円となる。一方で自宅で療養する場合、1カ月の医療費と介護費の合計は約20万円で、入院費用の約3分の1から半分で済む。つまり、1人分の入院費用で2、3人が自宅で療養できる計算になる。

在宅医療は家族や施設職員などの介護により支えられているため、家族などの介護者の負担を考慮する必要があるが、増え続ける社会保障費の抑制という観点からも在宅医療の普及が求められている。

〔図1〕医療費と介護費の推移

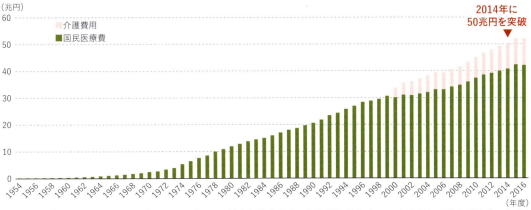

厚生労働省「2016年度国民医療費の概況」、第75回社会保障審議会・介護保険部会（2019年2月25日）資料を基に作成

〔図2〕世代別医療費の内訳

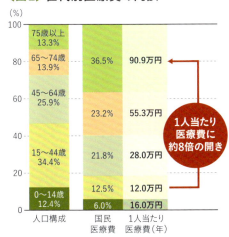

厚生労働省「2016年度国民医療費の概況」、総務省統計局人口推計（2016年10月1日時点）を基に作成

〔図4〕入院医療と在宅医療の1カ月の費用の比較（医療区分2、ADL区分2、要介護3と仮定）

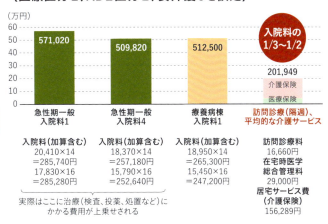

（株）メディヴァの分析による。介護保険の居宅サービス費は「2017年度介護給付費等実態調査の概況」の要介護3の平均給付単位数に10を乗じて算出した

〔図3〕都道府県別の病院病床数と医療費の関係

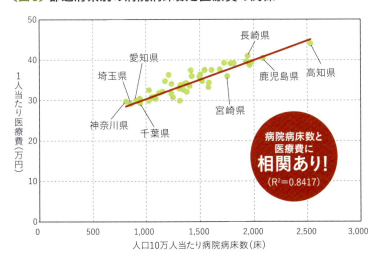

厚生労働省「2016年度国民医療費の概況」、「2016年医療施設（動態）調査」を基に作成

1.4 外来医療需要は 2025年をピークに減少

POINT

● 外来患者数は2025年にはピークを迎え、その後は減少に転じる

● 在宅患者1人の単価は外来患者5人分に相当。在宅医療に取り組めば経営安定化につながる

入院医療と外来医療の受療率を見ると、入院医療の受療率は加齢と共に上昇するが、外来医療の受療率は80～84歳がピークで85歳以降では低下する〔図1、2〕。これは、加齢に伴い通院困難な患者が増えるためと推測できる。

今後、高齢化により通院困難な患者は増えるとみられ、外来患者の確保はこれまで以上に難しくなるだろう。将来の人口推計と入院および外来の受療率を基に2020年以降の患者数を推計すると、入院患者数は2040年まで増え続けるが、外来患者数は2025年にピークを迎える〔図3、4〕。将来の外来医療需要の低下に備え、今から在宅医療に取り組んでおくことが重要だ。

「在宅患者1人」は、「外来患者5人」に相当

在宅医療を普及させるため、在宅医療には現在、手厚い診療報酬が設定されている。例えば、在宅療養支援診療所（在支診）を届け出ていない診療所が在宅患者に対して月2回訪問診療を行った場合、1カ月に算定できる診療報酬を積み上げた患者単価は5万1540円（5154点）となる〔図5〕。一方、外来患者の場合、月1回の受診で患者単価は5050円（505点）だ。診療1回当たりの単価で比較すると、在宅患者1人は外来患者5人分に相当することになる。

もちろん、在宅医療は患家に訪問する手間を考慮する必要があり、数字だけで単純比較はできない。だが、外来中心の医療機関が経営を安定させる上で、在宅医療は有力な選択肢となる。

外来・入院でも在宅医療の提供を評価

2018年度診療報酬改定では、外来医療や入院医療においても、在宅医療の提供実績を要件とする診療報酬項目が設けられた。

例えば、初診料と小児かかりつけ診療料の加算として機能強化加算（80点）が新設された。同加算の施設基準では、診療所または200床未満の病院で、地域包括診療料・加算、小児かかりつけ診療料、在宅時医学総合管理料（在総管）、施設入居時等医学総合管理料（施設総管）の算定を届け出ていることが要件とされた（在総管・施設総管については在支診・在支病のみ）。地域包括診療料・加算でも在宅医療の提供や、その患者への24時間対応が要件化されており、小児かかりつけ診療料を除いて在宅医療の提供が実質的な要件といえる。

地域包括ケア病棟入院料には、「地域包括ケアに関する実績」を満たす200床未満の病院のみが算定できる地域包括ケア病棟入院料1・3が新設〔図6〕。在宅医療の提供や自宅等からの入院の受け入れなどの実績を満たせば、入院料は改定前に比べて180点高くなる。

このように、在宅医療に取り組むことが外来や入院でも評価されるようになってきている。

〔図1〕年齢階級別の入院医療の受療率

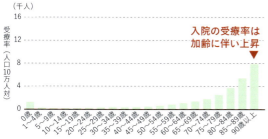

〔図2〕年齢階級別の外来医療の受療率

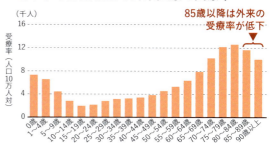

厚生労働省「2017年患者調査の概況」を基に作成（図1、2とも）

〔図3〕入院患者数の将来推計

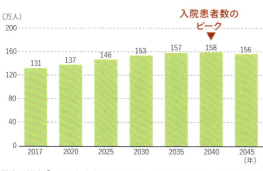

〔図4〕外来患者数の将来推計

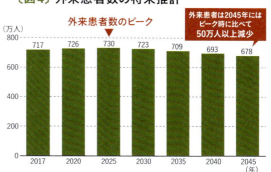

厚生労働省「2017年患者調査の概況」、国立社会保障・人口問題研究所「日本の地域別将来推計人口（2018年推計）」を基に作成（図3、4とも）

〔図5〕在宅患者と外来患者の1カ月当たり単価の比較（在支診・在支病以外の場合）

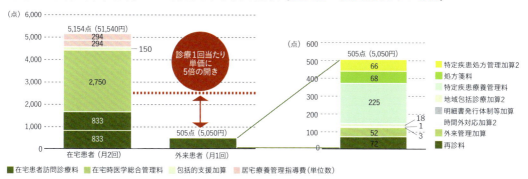

訪問診療は月2回、外来は月1回診療した場合の単価

〔図6〕地域包括ケア病棟入院料1・3における「地域包括ケアにかかる実績」要件（施設基準）

- 直近3カ月間に自宅等から入院した患者が1割以上
- 直近3カ月間に自宅等からの緊急入院患者の受け入れが3人以上
- 以下のア〜エのうち、少なくとも二つを満たすこと　　　　　訪問診療や訪問看護、介護サービスの提供が要件化
  - ア 在宅患者訪問診療料（Ⅰ）および（Ⅱ）の算定回数が直近3カ月で20回以上
  - イ 在宅患者訪問看護・指導料等の算定回数が直近3カ月で100回以上、または同一敷地内の訪問看護ステーションにおける訪問看護基本療養費等の算定回数が直近3カ月で500回以上
  - ウ 開放型病院共同指導料（Ⅰ）または（Ⅱ）の算定回数が直近3カ月で10回以上
  - エ 介護保険における訪問介護、訪問看護、訪問リハビリなどの介護サービスを提供する施設が同一敷地内にある
- 厚生労働省の「人生の最終段階における医療・ケアの決定プロセスに関するガイドライン」等の内容を踏まえ、看取りに対する指針を定めていること

1.5 まだまだ不足している在宅医療の提供体制

POINT

● 在支診の届け出は2016年がピーク。在支病の届け出は直近1年間で大幅に増加

● 在支診の約3割が過去1年間の看取り実績ゼロで、約8割は9人以下

ここまで解説したように、様々な背景から在宅医療が求められている。だが、現状では需要に供給が追いついていないのが実態だ。24時間の連絡・往診が可能な体制などを有する在宅療養支援診療所（在支診）は、2019年3月時点で1万4269施設ある〔図1〕。これは、診療所全体の14.1％、内科診療所の22.3％を占める（注；診療所と内科診療所の施設数は医療施設調査［2017年10月1日時点］のデータ）。

在支診の届け出は伸び悩み

在支診の届け出数は、2016年から2017年にかけて約1400施設減少した。これは、2016年度診療報酬改定で在宅医療の収入の根幹ともいえる在宅時医学総合管理料（在総管）と施設入居時等医学総合管理料（施設総管）の報酬体系が見直された影響とみられる。一つの建物で診ている患者数に応じて報酬が細分化され、10人以上の患者を診ている場合の点数は低く設定された。そのため、施設入居者を中心に診療していた診療所の一部は、経営の見通しが立たずに在宅医療から撤退した。その後は徐々に増えてはいるものの、2019年3月時点でもピーク時の届け出数を下回っている。

さらに、在支診の届け出により算定可能になる診療報酬項目があるため、届け出だけして実質的に稼働していない在支診が少なからずある

ようだ。全国47都道府県ごとの施設基準等の定例報告（2016年7月時点）によると、在支診の10.3％は過去1年間に訪問診療を1件も行っていなかった〔図3〕。さらに、33.3％は過去1年間の看取り実績が0人だった〔図4〕。看取り実績は「1～9人」が47.3％と最も多く、0人と合わせて約8割は過去1年間の看取り実績9人以下だった。

在支病は右肩上がりで増加

一方、在宅療養支援病院（在支病）は増え続けており、2019年3月時点で1409施設ある〔図2〕。これは、病院全体の16.7％を占める。なお、在支病を届け出られるのは、一部の例外を除いて許可病床200床未満の病院に限られており、許可病床200床未満の病院に占める在支病の割合は約24.3％となる（注；病院と200床未満の病院の施設数は医療施設調査［2017年10月1日時点］のデータ）。

在支病の届け出数の推移を見ると、2018年3月から2019年3月にかけて大きく増えている。これは、2018年度改定で地域包括ケア病棟入院料・入院医療管理料に在宅医療の提供実績を要件としたより高い入院料の区分が設けられたり、在総管・施設総管の届け出を要件とした機能強化加算（初診料、小児かかりつけ診療料の加算）が新設された影響とみられる。

〔図1〕在宅療養支援診療所の届け出の推移　　〔図2〕在宅療養支援病院の届け出の推移

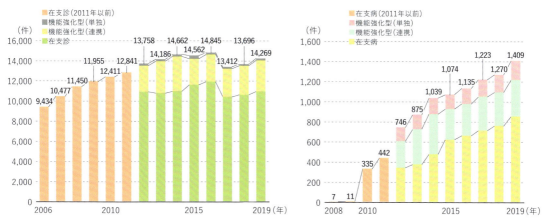

2017年以前は厚生労働省「主な施設基準の届出状況等」（各年7月時点）を基に作成。2018年、2019年については地方厚生（支）局の施設基準の届け出状況を（株）メディヴァが集計。2018年は1～3月時点、2019年は3、4月時点の届け出状況（厚生（支）局により時期が異なる）

〔図3〕在宅療養支援診療所における年間の在宅患者数

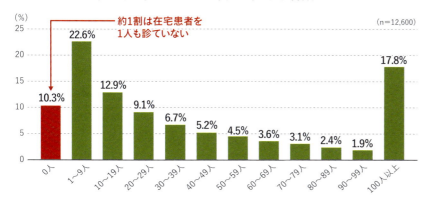

（株）メディヴァの分析による。47都道府県ごとの施設基準等の定例報告（2016年7月時点）を基に集計・作成した（図3、4とも）

〔図4〕在宅療養支援診療所における年間の在宅看取り件数

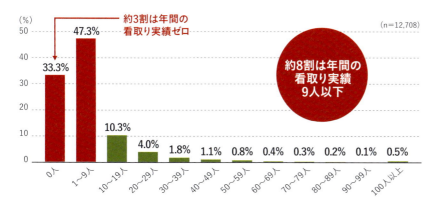

19

CHAPTER 2

在宅医療の基礎知識

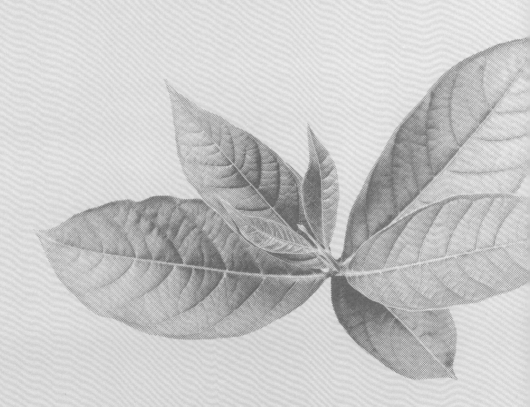

2.1 在宅医療の仕組みと対象となる患者

POINT

● 在宅医療とは、往診と訪問診療の二つの診療形態を組み合わせた医療

● 訪問診療の対象は通院困難な患者。年齢や要介護度などによる基準はない

往診と訪問診療の違い

在宅医療とは、自宅や施設などの生活の場に医師が訪問して行う医療だ。在宅医療の診療形態には、往診と訪問診療の二つがある〔**図1**〕。

往診は、急な状態悪化などの場合に、患者または家族等が医療機関に診療を求め、医師が必要性を認めて患家に訪問して行う診療のことをいう。往診は緊急的な診療であり、同意書を作成する必要はない。診療回数の制限もない。

一方の訪問診療は、患者の同意を得て、計画的な医学管理の下に定期的に訪問して行う診療のことをいう。訪問診療は計画的かつ定期的な診療であり、訪問診療を行う際はあらかじめ同意書を作成し、患者または家族等に署名してもらう必要がある。訪問診療は、「厚生労働大臣が定める疾病等」（「特掲診療料の施設基準等」別表第7）の患者を除いて週3回までしか行うことができない。

訪問診療のメリットは、日ごろから患者の状態を把握し、継続的にコミュニケーションを図ることで、急な病状変化のときにも患者や家族の希望に沿った対応をしやすくなることだ。

患者や家族が往診と訪問診療の違いをはっきり理解していることはまれだ。そのため、まずは在宅医療が往診と訪問診療を組み合わせた医療であること、自宅、施設のいずれにおいても、医師が継続的に関わることでより適切な判断、対応が可能になることを説明しておきたい。

在宅医療の対象となる患者の条件

個々の患者が在宅医療の対象になるかどうかは、保険診療上のルールにのっとり主治医が判断する。訪問診療の対象患者については、「在宅で療養する患者で、疾病、傷病のため通院による療養が困難な者」と定義されており、患者の年齢や重症度、要介護度、日常生活自立度（ADL）などによる基準はない。

2014年度診療報酬改定で「少なくとも独歩で家族・介助者等の助けを借りずに通院できる者などは、通院は容易と考えられる」という見解が示されており、こうした患者には訪問診療を提供できない。

在宅医療を提供できる範囲

在宅医療は、往診、訪問診療共に原則として医療機関の所在地から16km以内に提供範囲が限られる。16kmを超えて診療が認められるのは、患家の所在地から半径16km以内に患家の求める診療に専門的に対応できる医療機関がなかったり、専門的に対応できる医療機関が往診等を行っていないなどの絶対的理由がある場合に限られる。

在宅医療を提供できる場所は、居宅および医師の配置が義務づけられていない施設だ〔**表1**〕。ただし、介護老人保健施設・介護医療院の入所者に関しては、施設に併設する医療機関以外の医療機関は往診を行うことができる。

〔図1〕往診と訪問診療の違い

往診
患者または家族等、患者の看護等に当たる者が医療機関に電話などで直接往診を求め、医師が必要性を認めた場合に、可及的速やかに患家に赴いて行う診療

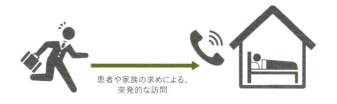

患者や家族の求めによる、突発的な訪問

訪問診療
通院が困難な者に対し、患者の同意を得て、計画的な医学管理の下に定期的に訪問して行う診療

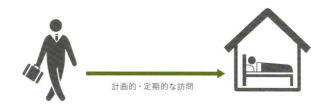

計画的・定期的な訪問

〔表1〕往診・訪問診療の対象となる患者の居住場所

	往診料	在宅患者訪問診療料	算定する医学管理料
戸建て住宅	○	○	在宅時医学総合管理料
マンション、アパートなど集合住宅	○	○	在宅時医学総合管理料
サービス付き高齢者向け住宅	○	○	施設入居時等医学総合管理料
有料老人ホーム	○	○	施設入居時等医学総合管理料
グループホーム	○	○	施設入居時等医学総合管理料
軽費老人ホーム（A型）	○	○	施設入居時等医学総合管理料
軽費老人ホーム（B型）	○	○	施設入居時等医学総合管理料
軽費老人ホーム（ケアハウス）	○	○	在宅時医学総合管理料
養護老人ホーム	○	○	施設入居時等医学総合管理料
（看護）小規模多機能型居宅介護事業所	○	△（※1）	在宅時医学総合管理料
特別養護老人ホーム	○（※2）	△（※3）	施設入居時等医学総合管理料
短期入所生活介護	○	△（※3）	施設入居時等医学総合管理料
介護老人保健施設	○（※4）	×	─
介護療養型医療施設	×	×	─
介護医療院	○（※4）	×	─

※1 宿泊日に限り、サービス利用前30日以内に在宅患者訪問診療料、在総管、施設総管などを算定した医療機関の医師のみ、サービス利用開始後30日まで（末期の悪性腫瘍患者を除く）算定可能
※2 配置医師を除く
※3 死亡日から遡って30日以内の患者または末期の悪性腫瘍患者に限る。短期入所生活介護の場合は、サービス利用前30日以内に在宅患者訪問診療料、在総管、施設総管などを算定した医療機関の医師のみ、サービス利用開始後30日まで（末期の悪性腫瘍患者を除く）算定可能
※4 介護老人保健施設・介護医療院の入所者に対し、併設する医療機関以外の医療機関が往診した場合は算定可能

2.2 在宅医療を提供する診療所の類型

> **POINT**
> - 在宅医療を提供する診療所の類型は様々。自院の診療体制に合った類型を選ぶ
> - 在支診の届け出の有無に関わらず、在総管・施設総管は全ての診療所で算定できる

〔図1〕在宅医療を提供する診療所の類型

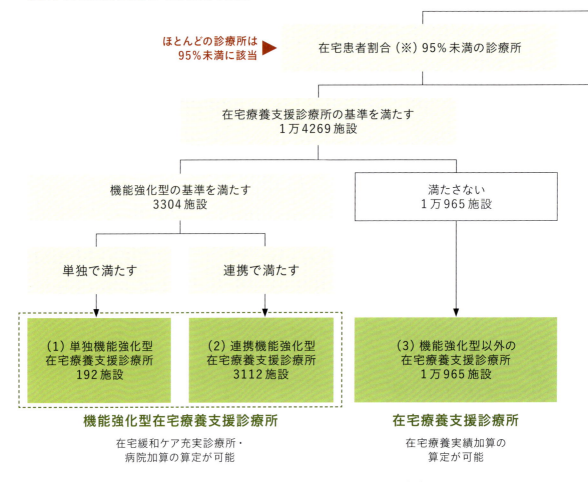

在支診（機能強化型を含む）の届け出施設数については、2019年3、4月時点の地方厚生（支）局の施設基準の届け出状況を（株）メディヴァが集計した

　往診と訪問診療からなる在宅医療は、常勤医師数や病床数を問わず全ての医療機関から提供できる。ただし、在宅医療の収入の大部分を占める在宅時医学総合管理料（在総管）・施設入居時等医学総合管理料（施設総管）のような医学管理料を算定する場合は、施設基準を満たして厚生（支）局に届け出る必要がある。これらの医学管理料は、24時間の連絡・往診が可能な体制などを有する在宅療養支援診療所（在支診）・在宅療養支援病院（在支病）、緊急往

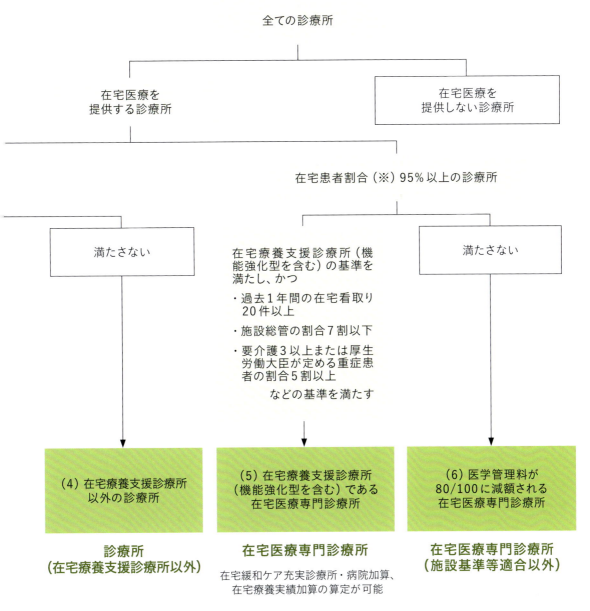

※直近1カ月に初診、再診、往診または訪問診療を行った患者のうち、往診または訪問診療を行った患者の割合

診や在宅看取りの実績を有する機能強化型在支診・在支病のように、施設基準の届け出のハードルが高くなるにつれて点数が高く設定されている（詳細は2.7参照）。

本項では、診療所の類型と施設基準について解説する。在宅医療を提供する診療所は、全て〔図1〕のいずれかの類型に当てはまる。各類型の施設基準〔表1〕をよく理解し、自院の診療体制や患者層、診療実績に合った類型を選択することが重要だ。

2.2 在宅医療を提供する診療所の類型

診療所の類型

在宅医療を提供する診療所は、在宅患者の割合や24時間の連絡・往診が可能な体制の有無、常勤医師数などにより類型が分かれている。

在宅患者の割合とは、「直近1カ月に初診、再診、往診または訪問診療を行った患者のうち、往診または訪問診療を行った患者の割合」のことを指す。在宅患者割合が95％以上の無床診療所は在宅医療専門診療所とみなされる。

在宅医療専門診療所以外の診療所は、24時間の連絡・往診が可能な体制などを有し、厚生（支）局に届け出を行う在支診と、届け出を行わない在支診以外の診療所に分類される。

在宅療養支援診療所以外の 診療所〔図1の（4）〕

在支診の届け出を行わず、無理のない範囲で往診や訪問診療を手がける診療所がこの類型に該当する。主に外来中心の医師1人の診療所が該当する。在支診の届け出を行っていなくても、在総管・施設総管の算定を届け出れば在総管・施設総管は算定できる（詳細は**4.6**参照）。

在支診を届け出ない理由としては、24時間の連絡・往診が可能な体制の整備が困難という声のほか、在支診を届け出ると患者の負担が増えてしまうという声もある。

厚生労働省の資料によると、訪問診療を行う診療所の約半数が在支診以外の診療所だった（第343回中央社会保険医療協議会［2017年1月11日］資料）。こうした状況を踏まえ、2018年度診療報酬改定では、これらの診療所のみ算定できる加算として在総管・施設総管に継続診療加算が新設された（詳細は**2.7**参照）。

在宅療養支援診療所〔図1の（3）〕

24時間の連絡・往診が可能な体制などを有する診療所は在支診に分類される。24時間連絡を受ける医師・看護職員を指定し、担当者の名前、直接連絡の取れる連絡先電話番号、緊急時の注意事項などを文書で提供する〔**表2**〕。さらに、自院または他の医療機関、訪問看護ステーションの看護師などと連携し、24時間の往診や訪問看護が可能な体制を確保することなどが要件となる。

在支診の届け出は1万4269施設（2019年3月時点）で、在支診全体の76.8％を占める。ただし、在支診の中には緊急往診（※）や在宅看取りの実績を多く有する診療所がある一方、過去1年間に訪問診療を1件も行っていない診療所が約1割、過去1年間の在宅看取り実績が0件の診療所が約3割あり、在宅医療の提供状況に大きな差がある。外来中心の医師1人の診療所も多いため、地域の訪問看護ステーションなどと連携し、いかに24時間対応の負担を軽減できるかが運営のポイントとなる。

在支診は、緊急往診や在宅看取りで一定の実績を満たせば在宅療養実績加算を算定できる（詳細は**2.8**参照）。在宅療養実績加算は在総管・施設総管や往診料の時間外の加算、在宅ターミナルケア加算などに加算できる。

単独機能強化型 在宅療養支援診療所〔図1の（1）〕

在支診の中でも高い機能を有する機能強化型在支診には、単独型と連携型がある。1施設単独で機能強化型の施設基準を満たす診療所を、単独機能強化型在支診という。

※緊急の往診とは、往診料の加算である緊急往診加算、夜間・休日往診加算、深夜往診加算を算定する往診のことをいう

〔表1〕 在宅医療を提供する診療所の類型ごとの主な施設基準

	単独型・機能強化型 （支援診1）	連携型・機能強化型 （支援診2）	在支診 （支援診3）	在宅医療専門診療所・在支診 （機能強化型を含む）
常勤医師数	3人以上（単独または連携内）		——	在支診（機能強化型を含む） に準じる
緩和ケア研修修了 常勤医師数	1人以上（在宅緩和ケア充実診療所・病院加算または在宅療養実績加算2を算定する場合）			
緊急往診件数	10件以上／年（単独または連携内） 連携型の場合は各診療所において4件以上／年 （在宅緩和ケア充実診療所・病院加算を算定する 場合は単独で15件以上／年）		在宅療養実績加算1 10件以上／年 在宅療養実績加算2 4件以上／年	在支診（機能強化型を含む） に準じる
在宅看取り件数	4件以上／年（単独または連携内）（※1） 連携型の場合は各診療所において2件以上／年 （在宅緩和ケア充実診療所・病院加算を算定する 場合は単独で20件以上／年）		在宅療養実績加算1 4件以上／年 在宅療養実績加算2 2件以上／年	20件以上／年（※2）
在宅患者割合	95％未満			95％以上
施設患者割合	——	——	——	7割以下
要介護3以上・厚生労働大 臣が定める重症患者割合				5割以上

※1 15歳未満の超重症児・準超重症児に対する在宅医療の実績と読み替えても可
※2 15歳未満の超重症児・準超重症児に対する在宅医療の実績10件以上でも可

単独機能強化型在支診は、在支診の要件に加えて「在宅医療を担当する常勤医師3人以上」「過去1年間の緊急往診実績10件以上」「過去1年間の在宅看取り実績4件以上または15歳未満の超重症児・準超重症児に対する在宅医療の実績4件以上」——などの要件を満たす必要がある〔表3〕。15歳未満の超重症児・準超重症児に対する在宅医療の実績とは、3回以上の定期的な訪問診療を実施し、在総管・施設総管を算定している場合のことを指す。

常勤医師が在宅医療をどの程度行わなければならないか、明確な規定はない。新たに非常勤医師を雇用して在宅医療を始める場合、常勤医師が定期訪問診療を行わず、緊急時のバックアップのみを担当する場合であっても、在宅医療を担当する常勤医師と扱って差し支えない。

単独機能強化型在支診の届け出は、2015年の345施設をピークに近年は横ばいで推移しており、2019年3月時点では192施設と在支診全体の1.3％しかない。少ない理由として、後述する連携機能強化型在支診に比べて診療報酬上のメリットがないこと、2016年度改定で施設入居者に対する医学管理料の点数が引き下げられ、常勤医師3人の雇用を維持するのが難しくなったことなどが挙げられる。

機能強化型在支診は、緊急往診や在宅看取りなどで一定の実績を満たせば在宅緩和ケア充実診療所・病院加算を算定できる（詳細は2.8参照）。

連携機能強化型
在宅療養支援診療所〔図1の（2）〕

複数の病院、診療所と連携して在宅医療を担当する常勤医師を3人以上確保し、連携医療機関の実績を足し合わせて「過去1年間の緊急往診実績10件以上」「過去1年間の在宅看取り実績4件以上」——などの要件を満たす診療所を、連携機能強化型在支診という。

27

2.2 在宅医療を提供する診療所の施設類型

連携機能強化型の場合、各医療機関においても「過去1年間の緊急往診実績4件以上」「過去1年間の在宅看取り実績2件以上または15歳未満の超重症児・準超重症児に対する在宅医療の実績2件以上」——などの要件を満たす必要がある〔表3〕。さらに、連携医療機関間で24時間直接連絡を受ける連絡先を一元化するほか、患者の診療情報の共有のため月1回以上定期的にカンファレンスを行うことが要件となる。もっとも、患者や家族等からの連絡については実際は個々の医療機関で受けているケースが多く、連絡先の一元化は施設基準を届け出る書類上にとどまっているのが実情だ。

在宅支援連携体制を構築する医療機関の数は、自院を含めて最大9カ所までとされている。在宅支援連携体制を構築する病院については、許可病床200床（「基本診療料の施設基準等」別表第6の2に掲げる医療資源の少ない地域にある病院は240床）未満の病院に限られる。無床診療所のみで在宅支援連携体制を構築する場合は緊急時に患者が入院できる病床を確保する必要があり、この場合は200床以上の病院と連携することもできる。

連携機能強化型在支診の届け出は3112施設（2019年3月時点）で、在支診全体の21.8%を占める。既に在支診を届け出ている診療所が新たに機能強化型を目指す場合、連携機能強化型在支診との連携も選択肢となる。

機能強化型在支診は、緊急往診や在宅看取りなどで一定の実績を満たせば在宅緩和ケア充実診療所・病院加算を算定できる（詳細は**2.8**参照）。

在宅医療専門診療所
〔図1の（5）、（6）〕

2016年度改定で、外来機能を持たず在宅医療を専門に手がける医療機関の新規開設が認められた〔表4〕。現在は診療報酬上、在宅患者割合が95%以上の無床診療所は在宅医療専門診療所とみなされる。有床診療所、病院にはこの類型はない。

在宅医療専門診療所が在支診（機能強化型を含む）を届け出る場合、在宅医療専門診療所以外の診療所に比べて厳しい要件を課される。具体的には、「過去1年間の在宅看取り実績20件以上または15歳未満の超重症児・準超重症児に対する在宅医療の実績10件以上」「直近1カ月間に在総管・施設総管を算定した患者のうち、施設総管を算定した患者の割合が7割以下」「直近1カ月間に在総管・施設総管を算定した患者のうち、要介護3以上または厚生労働大臣が定める重症患者の割合が5割以上」——などを満たす必要がある〔表5〕。

在宅患者割合が95%以上の在宅医療専門診療所のうち、上記に挙げた施設基準を満たさない医療機関は「施設基準等適合以外」として在総管・施設総管が在支診以外の診療所の点数の80/100に減額される。一方で、厳しい基準を満たしても診療報酬上のインセンティブはない。在宅看取り実績20件を満たすまでには相応の期間を必要とする上、在宅患者数がよほど多い診療所でない限り、上記の基準を満たすよりも在宅患者割合を95%未満にする方が容易なため、在宅医療専門診療所として在支診（機能強化型を含む）を届け出ている医療機関は全国的に見ても少ないとみられる。

〔表2〕在宅療養支援診療所の施設基準

1. 24時間連絡を受ける医師または看護職員をあらかじめ指定し、連絡先を患者および家族に文書で提供する
2. 自院または他の医療機関の医師との連携により、**24時間往診が可能な体制を確保し、往診担当医の氏名、担当日などを患家に文書で提供する**
3. 自院または他の医療機関、訪問看護ステーションの看護師などとの連携により、**24時間訪問看護の提供が可能な体制を確保し、訪問看護の担当者の氏名、担当日などを患家に文書で提供する**
4. **緊急時に患者が入院できる病床を常に確保し、受け入れ医療機関の名称などをあらかじめ地方厚生（支）局長に届け出る**
5. 他の医療機関、訪問看護ステーションと連携する場合、緊急時に円滑な対応ができるよう、あらかじめ患家の同意を得て必要な診療情報を連携医療機関などに文書で随時提供する
6. 診療記録管理を行うにつき必要な体制を整備する
7. 地域の他の医療・福祉サービスとの連携調整を担当する者と連携する
8. **年に1回、在宅看取り数などの実績を地方厚生（支）局長に報告する**
9. 直近1カ月に初診、再診、往診または訪問診療を実施した患者のうち、往診または訪問診療を実施した患者の割合が95%未満（※1、2）である

※1 精神科在宅患者支援管理料の届け出を行い、GAF尺度による判定が40以下の統合失調症の患者を10人以上診療している場合、在宅医療専門診療所には当たらない
※2 在宅患者割合が95%以上の在宅医療専門診療所が在支診の施設基準を満たさない場合、在宅時医学総合管理料・施設入居時等医学総合管理料の点数は在支診以外の診療所の点数の80/100に減額される

〔表3〕機能強化型在宅療養支援診療所の施設基準

1. 在宅医療を担当する**常勤医師を3人以上配置**（連携型の場合は連携先の常勤医師数を含める）
2. 24時間連絡を受ける医師または看護職員をあらかじめ指定し、連絡先を患者および家族に文書で提供する
3. 24時間往診が可能な体制を確保し、往診担当医の氏名、担当日などを患家に文書で提供する
4. 自院または他の医療機関、訪問看護ステーションの看護師などとの連携により、24時間訪問看護の提供が可能な体制を確保し、訪問看護の担当者の氏名、担当日などを患家に文書で提供する
5. 緊急時に患者が入院できる病床（有床診療所の場合は自院）を常に確保し、受け入れ医療機関の名称などをあらかじめ地方厚生（支）局長に届け出る
6. 他の医療機関、訪問看護ステーションと連携する場合、緊急時に円滑な対応ができるよう、あらかじめ患家の同意を得て必要な診療情報を連携医療機関などに文書で随時提供する
7. 診療記録管理を行うにつき必要な体制を整備する
8. 地域の他の医療・福祉サービスとの連携調整を担当する者と連携する
9. 年に1回、在宅看取り数などの実績を地方厚生（支）局長に報告する
10. **過去1年間の緊急往診実績が10件以上**（連携型の場合は連携先の実績を合算、かつ各医療機関において4件以上）
11. **過去1年間の在宅看取り実績が4件以上（※）**、または15歳未満の超重症児・準超重症児に対する在宅医療の実績（3回以上定期的な訪問診療を行い、在宅時医学総合管理料・施設入居時等医学総合管理料を算定する場合に限る）が4件以上（連携型の場合は連携先の実績を合算、かつ各医療機関において2件以上）

※あらかじめ聴取した患者・家族の意向に基づき、5.の医療機関で7日以内の入院を経て死亡した患者に対し、入院日を含む直近6カ月間に訪問診療を行っていた場合も在宅看取りの実績に含めることができる

〔表4〕在宅医療専門診療所の開設要件

1. 無床診療所
2. 在宅医療を提供する地域をあらかじめ規定し、その範囲（対象とする行政区域や住所など）を周知する
3. 2.の地域の患者から往診または訪問診療を求められた場合、医学的に正当な理由等なく断らない
4. 2.の地域内に協力医療機関を2カ所以上確保するか、地域医師会から協力の同意を得る
5. 2.の地域内で在宅医療を提供していること、在宅医療の導入にかかる相談に随時応じていること、診療所の連絡先などを広く周知する
6. 診療所の名称・診療科目等を公道などから容易に確認できるよう明示し、通常診療に応需する時間にわたり、患者や家族等からの相談に応じる設備・人員などの体制を備える
7. 緊急時を含め、随時連絡に応じる体制を整える

〔表5〕在宅医療専門診療所の在支診（機能強化型を含む）の施設基準

在支診、機能強化型在支診の施設基準に加えて以下を全て満たすこと

1. 直近1年間に5カ所以上の医療機関から文書で紹介を受けて訪問診療を開始した実績がある
2. **過去1年間の在宅看取り実績が20件以上**、または15歳未満の超重症児・準超重症児に対する在宅医療の実績（3回以上定期的な訪問診療を行い、在宅時医学総合管理料［在総管］・施設入居時等医学総合管理料［施設総管］を算定する場合に限る）が10件以上
3. 直近1カ月に在総管・施設総管を算定した患者のうち、**施設総管を算定した患者の割合が7割以下**
4. 直近1カ月に在総管・施設総管を算定した患者のうち、**要介護3以上または「特掲診療料の施設基準等」別表第8の2に掲げる厚生労働大臣が定める重症患者の割合が5割以上**

2.3 在宅医療を提供する病院の類型

> **POINT**
> - 在宅医療は病床数などの規模を問わず全ての病院から提供できる
> - ただし、在総管・施設総管は原則200床未満の病院しか算定できない

〔図1〕在宅医療を提供する病院の類型

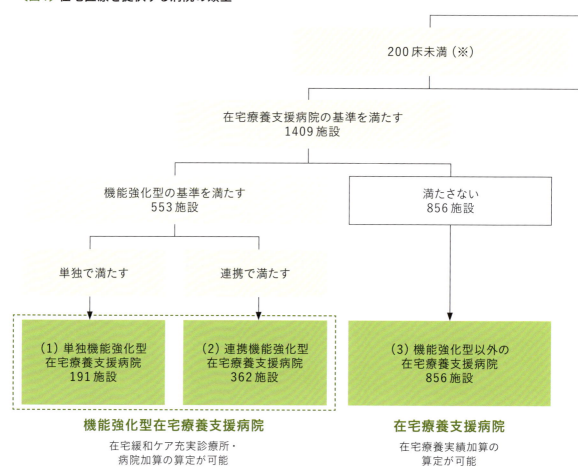

在支病（機能強化型を含む）の届け出施設数については、2019年3、4月時点の地方厚生（支）局の施設基準の届け出状況を（株）メディヴァが集計した

　在宅医療を提供する病院は、病床規模や24時間の連絡・往診が可能な体制の有無などによって類型が分かれている〔図1〕。
　往診と訪問診療は、病床数を問わず全ての病院から提供できるが、在宅時医学総合管理料（在総管）・施設入居時等医学総合管理料（施設総管）のような医学管理料を算定できるのは、原則として200床未満の病院に限られる。
　診療所には外来機能を持たない在宅医療専門診療所の類型があるが、病院にはない。

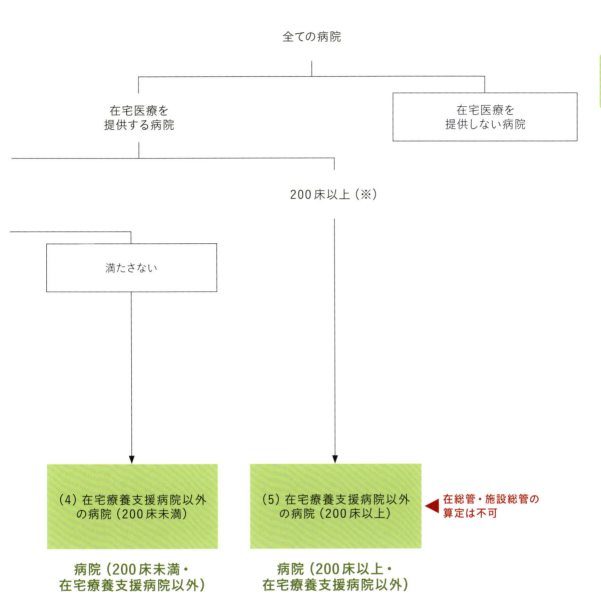

※「基本診療料の施設基準等」別表第6の2に掲げる医療資源の少ない地域の場合は240床と読み替える。
半径4km以内に診療所がない場合は、病床数を問わず在支病の届け出が可能

在宅療養支援病院以外の病院（200床未満）〔図1の（4）〕

24時間の連絡・往診が可能な体制の確保が難しいことなどを理由に、在宅療養支援病院（在支病）の届け出を行わずに往診や訪問診療を手がける病院がこの類型に含まれる。在支病の届け出を行っていなくても、様式19により在総管・施設総管の算定を届け出れば在総管・施設総管は算定できる（詳細は**4.6**参照）。

2.3 在宅医療を提供する病院の施設類型

在宅療養支援病院〔図1の(3)〕

　24時間の連絡・往診が可能な体制などを有する病院は在支病に分類される。24時間の連絡・往診や訪問看護が可能な体制の確保に加え、自院において緊急時に患者が入院できる病床を確保しておくことなどが要件となる〔**表1**〕。

　在支病（機能強化型を含む）を届け出られるのは、許可病床200床（「基本診療料の施設基準等」別表第6の2に掲げる医療資源の少ない地域の場合は240床）未満の病院または半径4km以内に診療所のない病院に限られる。

　在支病の届け出は増え続けており、2019年3月時点で856施設ある（機能強化型を含む在支病全体の60.8%）。

　在支病は緊急往診（※）や在宅看取りで一定の実績を満たせば在宅療養実績加算を算定できる（詳細は**2.8**参照）。在宅療養実績加算は在総管・施設総管や往診料の時間外の加算、在宅ターミナルケア加算などに加算できる。

単独機能強化型
在宅療養支援病院〔図1の(1)〕

　在支病の中でも高い機能を有する機能強化型在支病には、単独型と連携型がある。1施設単独で機能強化型の施設基準を満たす病院を、単独機能強化型在支病という。

　単独機能強化型在支病は、在支病の要件に加えて「在宅医療を担当する常勤医師3人以上」「過去1年間の緊急往診実績10件以上」「過去1年間の在宅看取り実績4件以上または15歳未満の超重症児・準超重症児に対する在宅医療の実績4件以上」——などの要件を満たす必要がある〔**表2**〕。15歳未満の超重症児・準

超重症児に対する在宅医療の実績とは、3回以上の定期的な訪問診療を実施し、在総管・施設総管を算定している場合のことを指す。

　単独機能強化型在支病の届け出は2014年から2015年にかけて減少に転じたものの、その後は増え続け、2019年3月時点で191施設ある（在支病全体の13.6%）。

　機能強化型在支病は、緊急往診や在宅看取りなどで一定の実績を満たせば在宅緩和ケア充実診療所・病院加算を算定できる（詳細は**2.8**参照）。

連携機能強化型
在宅療養支援病院〔図1の(2)〕

　複数の病院、診療所と連携して在宅医療を担当する常勤医師を3人以上確保し、連携医療機関の実績を足し合わせて「過去1年間の緊急往診実績10件以上」「過去1年間の在宅看取り実績4件以上」——などの要件を満たす病院を、連携機能強化型在支病という。

　連携機能強化型の場合、各医療機関においても「過去1年間の緊急往診実績4件以上」「過去1年間の在宅看取り実績2件以上または15歳未満の超重症児・準超重症児に対する在宅医療の実績2件以上」——などの要件を満たす必要がある〔**表2**〕。さらに、連携医療機関間で24時間直接連絡を受ける連絡先を一元化したり、月1回以上定期的にカンファレンスを行うことが要件となる。

　連携機能強化型在支病の届け出は362施設（2019年3月時点）で、在支病全体の25.7%を占める。

　機能強化型在支病は、緊急往診や在宅看取

※緊急の往診とは、往診料の加算である緊急往診加算、夜間・休日往診加算、深夜往診加算を算定する往診のことをいう

〔表1〕在宅療養支援病院の施設基準

1. 許可病床200床（「基本診療料の施設基準等」別表第6の2に掲げる医療資源の少ない地域の場合は240床）未満の病院または病院の半径4km以内に診療所のない病院
2. 24時間連絡を受ける担当者をあらかじめ指定し、連絡先を患者および家族に文書で提供する
3. 自院において24時間往診が可能な体制を確保し、往診担当医の氏名、担当日などを患者に文書で提供する
4. 往診を担当する医師と当直を担う医師は別の医師であること
5. 自院または訪問看護ステーションの看護師などとの連携により、24時間訪問看護の提供が可能な体制を確保し、訪問看護の担当者の氏名、担当日などを患家に文書で提供する
6. 自院において、緊急時に患者が入院できる病床を常に確保しておく
7. 訪問看護ステーションと連携する場合、緊急時に円滑な対応ができるよう、あらかじめ患家の同意を得て必要な診療情報を訪問看護ステーションに文書で随時提供する
8. 診療記録管理を行うにつき必要な体制を整備する
9. 地域の他の医療・福祉サービスとの連携調整を担当する者と連携する
10. 年に1回、在宅看取り数などの実績を地方厚生（支）局長に報告する

〔表2〕機能強化型在宅療養支援病院の施設基準

1. 許可病床200床（「基本診療料の施設基準等」別表第6の2に掲げる医療資源の少ない地域の場合は240床）未満の病院または病院の半径4km以内に診療所のない病院
2. 在宅医療を担当する常勤医師を3人以上配置（連携型の場合は連携先の常勤医師数を含める）
3. 24時間連絡を受ける担当者をあらかじめ指定し、連絡先を患者および家族に文書で提供する
4. 自院において24時間往診が可能な体制を確保し、往診担当医の氏名、担当日などを患者に文書で提供する
5. 往診を担当する医師と当直を担う医師は別の医師であること
6. 自院または訪問看護ステーションの看護師などとの連携により、24時間訪問看護の提供が可能な体制を確保し、訪問看護の担当者の氏名、担当日などを患家に文書で提供する
7. 自院において、緊急時に患者が入院できる病床を常に確保しておく
8. 訪問看護ステーションと連携する場合、緊急時に円滑な対応ができるよう、あらかじめ患家の同意を得て必要な診療情報を訪問看護ステーションに文書で随時提供する
9. 診療記録管理を行うにつき必要な体制を整備する
10. 地域の他の医療・福祉サービスとの連携調整を担当する者と連携する
11. 年に1回、在宅看取り数などの実績を地方厚生（支）局長に報告する
12. 過去1年間の緊急往診実績が10件以上（連携型の場合は連携先の実績を合算、かつ各医療機関において4件以上）
13. 過去1年間の在宅看取り実績が4件以上（※）、または15歳未満の超重症児・準超重症児に対する在宅医療の実績（3回以上定期的な訪問診療を行い、在宅時医学総合管理料・施設入居時等医学総合管理料を算定する場合に限る）が4件以上（連携型の場合は連携先の実績を合算、かつ各医療機関において2件以上）

※あらかじめ聴取した患者・家族の意向に基づき、自院で7日以内の入院を経て死亡した患者に対し、入院日を含む直近6カ月間に訪問診療を行っていた場合も在宅看取りの実績に含めることができる

りなどで一定の実績を満たせば在宅緩和ケア充実診療所・病院加算を算定できる（詳細は**2.8**参照）。

在支病の届け出を行っていない病院（200床以上）〔図1の(5)〕

　冒頭で触れた通り、往診と訪問診療は200床以上の病院からも提供できる。ただし、200床以上の病院は医療資源の少ない地域にあるか、半径4km以内に診療所がないなどの理由で在支病を届け出ている場合を除き、在総管・施設総管は算定できない。そのため、200床未満の病院に比べて在宅医療部門の収入は低くなる。一方、患者にとっては自己負担が大幅に下がることになる。

2.4 在宅医療の診療報酬の基本構造

POINT

● 月ごとに診療内容に応じた診療報酬項目を積み上げる出来高算定の構造になっている

● 在宅患者訪問診療料と在総管・施設総管は、一部の例外を除いて全ての患者に算定する

在宅医療の診療報酬は基本的に、提供した診療内容などに対応する診療報酬項目を患者ごとに積み上げる出来高算定の構造になっている〔**図1**〕。まず本項で全体像を示し、**2.5**以降で個別の診療報酬項目を詳しく解説する。

訪問診療料、在総管・施設総管、居宅療養管理指導費は全ての患者に算定

在宅医療の診療報酬の基本となるのが、在宅患者訪問診療料と在宅時医学総合管理料（在総管）・施設入居時等医学総合管理料（施設総管）だ。要支援・要介護認定を受けている患者の場合は、さらに介護保険の居宅療養管理指導費も算定する。これら三つの報酬は、がん末期の患者を対象とした在宅がん医療総合診療料を算定する患者などの一部の例外を除き、全ての患者に対して毎月算定する報酬項目となるため、最初に押さえておきたい。

在宅患者訪問診療料は在宅療養計画に基づいて定期的に訪問して診療を行った場合に算定する。1日1回、原則週3日まで算定できる。「同一建物居住者以外」と「同一建物居住者」で点数が異なり、医療機関に併設する施設などを除いて同一日に同一建物内で診療を行った患者の人数によって点数が決まる。算定に当たって特に届け出などは必要なく、全ての医療機関で算定できる（詳細は**2.5**参照）。

在総管・施設総管は在宅医療における収入の大部分を占める、在宅医療の経営において最も重要な報酬項目だ。在宅療養計画に基づいて定期的に訪問して診療を行った場合にいずれかを月1回算定できる。患者の居住場所、訪問診療の回数、患者の重症度、単一建物診療患者数（一つの建物内で在総管・施設総管を算定する患者数）などによって点数が変動するという特徴があり、これらの変動因子を理解することが在宅医療の診療報酬を理解する上での最大のポイントとなる（詳細は**3.1**参照）。在総管・施設総管の算定に当たっては、施設基準を満たして厚生（支）局に届け出る必要がある（詳細は**4.6**参照）。なお、在総管・施設総管を算定できるのは原則、診療所と200床未満の病院に限られており、200床以上の病院は算定できない。

居宅療養管理指導費は要支援・要介護認定を受けた利用者に対し、療養上の管理や指導、助言等を行った場合に算定する。医師、歯科医師、薬剤師など様々な職種で制度化されており、医師による居宅療養管理指導費はケアマネジャーに対して必要な情報を提供をしたり、利用者や家族等に対して介護サービスを利用する上での留意点を助言した場合などに月2回まで算定できる（詳細は**2.12**参照）。

全ての患者に対して算定するこれらの報酬に加えて、往診した場合はその都度往診料を算定する。在宅自己注射や在宅血液透析など、特定の診療行為や処置のために指導管理を必要とす

る患者に対しては、在宅療養指導管理料を算定できる。指導管理に必要な材料の費用は、在宅療養指導管理材料加算として算定可能だ。

そのほか、在総管・施設総管の包括範囲外となる検査や処置などにかかる費用についても算定できる（詳細は**2.11**参照）。

〔図1〕在宅医療の診療報酬の構造

提供した診療内容に対応する診療報酬項目を積み上げる出来高算定の構造となる

	主な報酬項目	主な特徴
介護報酬	居宅療養管理指導費 （2.12参照）	◎要支援・要介護認定を受けている患者に対し、療養上の指導を行い、連携先に情報共有した場合に算定。職種により単位数、算定回数の上限が異なる
その他の報酬	薬剤料、特定保険医療材料料、検査料、処置料など	◎在宅患者診療・指導料、在宅患者療養指導管理料の包括範囲外となる検査や処置を行った場合などに算定
在宅患者療養指導管理料	在宅療養指導管理材料加算 （2.10参照）	◎各指導管理に必要な材料を使用した場合などに算定 ◎在宅療養指導管理料を算定しない指導管理についても、要件を満たせば材料加算は算定できる
	在宅療養指導管理料 （2.10参照）	◎特定の診療行為や処置のため指導管理を行った場合に算定 ◎1人の患者に複数の指導管理を行う場合、主たる指導管理の1項目についてしか算定できない ◎在総管・施設総管などと併算定不可の報酬項目がある
在宅患者診療・指導料	往診料 （2.6参照）	◎患者または家族等からの直接の求めにより往診した場合に算定 ◎緊急、夜間・休日、深夜の往診に対する加算がある
	在宅時医学総合管理料、施設入居時等医学総合管理料 （2.7参照）	◎患者の同意を得て、計画的な医学管理の下に定期的な訪問診療を行った場合に算定 ◎患者の居住場所、訪問診療の回数、患者の重症度、単一建物診療患者数（一つの建物の中で在総管・施設総管を算定する患者数）、医療機関の類型によって点数が異なる ◎包括的支援加算、継続診療加算、在宅移行早期加算、頻回訪問加算などの加算がある
	在宅患者訪問診療料 （2.5参照）	◎患者の同意を得て、計画的な医学管理の下に定期的に訪問して診療した場合に算定 ◎同一建物居住者数（同一日に同一建物内で訪問診療した患者数）によって点数が異なる ◎初診料、再診料、外来診療料などと併算定不可

2.5 在宅患者訪問診療料

POINT

● 在宅患者訪問診療料は、患者の同意を得て、計画的に訪問して診療した場合に算定する

● 居宅の患者（833点）と施設の患者（203点）で点数に約4倍の差がある

　在宅患者訪問診療料は、患者の同意を得て、計画的な医学管理の下に定期的に訪問して診療を行った場合に算定する〔表1〕。(I) と (II) に分かれており、多くの場合は (I) を算定する。同一日に同一建物内で診る患者数で点数が異なり、1人の患者を診ることの多い居宅と、複数の患者を診ることの多い施設では点数に約4倍の差がある。(II) は、有料老人ホーム等に併設される医療機関が当該施設に入居する患者に対して訪問診療を行った場合の点数だ。

　訪問診療料のポイントは、患者の同意を得て行う診療であることで、算定に際しては同意書を作成し、患者またはその家族等に署名してもらう必要がある。計画的な医学管理の下に定期的に訪問して診療を行った場合の評価であり、初診料を算定する初回の診療では算定できない。ただし、医師、看護師等が退院前カンファレンスに赴き、退院時共同指導料1を算定する場合に限り、初回の診療から訪問診療料を算定できる。

　訪問診療料は患者1人につき週3回までしか算定できないが、「厚生労働大臣が定める疾病等」（「特掲診療料の施設基準等」別表第7、〔表2〕）の患者は週4回以上算定できる。

在宅患者訪問診療料（I）

　訪問診療料 (I) は、同一日に同一建物内で訪問診療を行う患者の人数によって点数が異なり、同一日に同一建物内で1人の患者を診る場合は「同一建物居住者以外の場合」（833点、2019年10月以降は888点）、複数の患者を診る場合は「同一建物居住者の場合」（203点、2019年10月以降は213点）を算定する〔図1〕。ただし、往診を行った患者、末期のがんと診断後に訪問診療を開始して60日以内の患者、死亡日から遡って30日以内の患者は同一建物居住者には含めず、同一建物居住者以外の場合の点数を算定できる。

　夫婦など、一つの世帯に同居する複数の患者を診た場合、1人目は訪問診療料の「同一建物居住者以外の場合」を算定する。2人目以降は訪問診療料は算定せず、再診料などのみ算定する〔図2〕。

　訪問診療料 (I) は1と2に分かれている。訪問診療料 (I) の1は、1人の患者に対して1カ所の医療機関が訪問診療の都度算定する。一方、訪問診療料 (I) の2は、主治医として定期的に訪問診療を行っている他の医療機関から依頼を受け、その医療機関が診療を求める傷病に対して訪問診療を行った場合に月1回に限り算定する。例えば、褥瘡などの皮膚トラブルで皮膚科医に診療を求めたり、がん末期で緩和ケアの対応を相談することなどが想定される。

在宅患者訪問診療料（II）

　有料老人ホーム等に併設される医療機関が、当該施設に入居する患者に対して訪問診療を

〔表1〕在宅患者訪問診療料（カッコ内は2019年10月以降の点数）

在宅患者訪問診療料（I）	
在宅患者訪問診療料1	
同一建物居住者以外の場合	833点（888点）
同一建物居住者の場合	203点（213点）
在宅患者訪問診療料2（他の医療機関の依頼による訪問診療）	
同一建物居住者以外の場合	830点（884点）
同一建物居住者の場合	178点（187点）

【在宅患者訪問診療料（I）の2の主な算定要件】
- 在宅時医学総合管理料（在総管）・施設入居時等医学総合管理料（施設総管）、在宅がん医療総合診療料の算定要件を満たす他の医療機関の求めに応じ、紹介された患者に対し、患者の同意を得て計画的な医学管理の下に訪問診療を行った場合、診療開始月を含めて6カ月を限度に月1回算定する
- 「厚生労働大臣が定める疾病等」（「特掲診療料の施設基準等」別表第7、〔表2〕）の患者については6カ月を超えて算定可

在宅患者訪問診療料（II）	
イ 定期的に訪問診療を行った場合	144点（150点）
ロ 他の医療機関の求めに応じて訪問診療を行った場	144点（150点）

【在宅患者訪問診療料（II）の算定要件】
- 有料老人ホーム等と同一敷地内または隣接する敷地内にある医療機関が、併設する有老ホーム等に入居する患者に対して訪問診療を行った場合に算定する

【有老ホーム等に入居する患者】
- 施設入居時等医学総合管理料（施設総管）の算定対象患者
- 障害者総合支援法に規定する障害福祉サービスを行う施設および事業所、福祉ホームに入居する患者
- 小規模多機能型居宅介護または看護小規模多機能型居宅介護の宿泊サービスを利用中の患者

〔表2〕厚生労働大臣が定める疾病等（「特掲診療料の施設基準等」別表第7）

1. 末期の悪性腫瘍
2. 多発性硬化症
3. 重症筋無力症
4. スモン
5. 筋萎縮性側索硬化症
6. 脊髄小脳変性症
7. ハンチントン病
8. 進行性筋ジストロフィー症
9. パーキンソン病関連疾患
   - 進行性核上性麻痺
   - 大脳皮質基底核変性症
   - パーキンソン病（ホーエン・ヤールの重症度分類ステージ3以上かつ生活機能障害度がII度またはIII度）
10. 多系統萎縮症
    - 線条体黒質変性症
    - オリーブ橋小脳萎縮症
    - シャイ・ドレーガー症候群
11. プリオン病
12. 亜急性硬化性全脳炎
13. ライソゾーム病
14. 副腎白質ジストロフィー
15. 脊髄性筋萎縮症
16. 球脊髄性筋萎縮症
17. 慢性炎症性脱髄性多発神経炎
18. 後天性免疫不全症候群
19. 頸髄損傷
20. 人工呼吸器を使用している状態

〔図1〕在宅患者訪問診療料（I）のイメージ（カッコ内は2019年10月以降の点数）

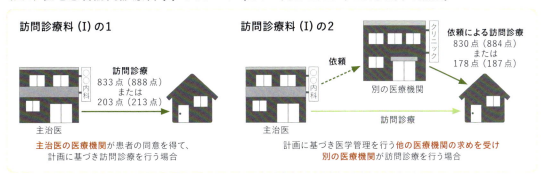

訪問診療料（I）の1：主治医の医療機関が患者の同意を得て、計画に基づき訪問診療を行う場合（訪問診療 833点（888点）または203点（213点））

訪問診療料（I）の2：計画に基づき医学管理を行う他の医療機関の求めを受け別の医療機関が訪問診療を行う場合（依頼による訪問診療 830点（884点）または178点（187点））

〔図2〕在宅患者訪問診療料の同一建物居住者の考え方（カッコ内は2019年10月以降の点数）

同一日に同一建物内の複数の患者を診た場合は、全員に「同一建物居住者の場合」の点数を算定する。ただし、夫婦など一つの世帯に同居する複数の患者を診た場合は、1人目は訪問診療料の「同一建物居住者以外の場合」、2人目以降は訪問診療料は算定せず、再診料などのみ算定する

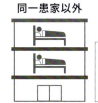

同一患家以外
- 全員
  在宅患者訪問診療料（I）の1
  「同一建物居住者の場合」
  203点（213点）

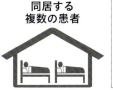

一つの世帯に同居する複数の患者
- 1人目
  在宅患者訪問診療料（I）の1
  「同一建物居住者以外の場合」
  833点（888点）
- 2人目以降
  再診料+外来管理加算
  72点（73点）+52点=124点（125点）

※初診の場合は初診料、200床以上の病院の場合は外来診療料を算定

2.5 在宅患者訪問診療料

行った場合、訪問診療料（II）を算定する〔**図3**〕。訪問にかかる手間が少ないことから、訪問診療料（I）の同一建物居住者の場合よりも点数が低く設定されている。計画的な医学管理の下に定期的に訪問して診療を行った場合（訪問診療料（I）の1に相当）はイの点数を算定する。他の医療機関から依頼を受け、紹介された患者に対して計画的な医学管理の下に訪問診療を行った場合（訪問診療料（I）の2に相当）はロの点数を算定する。いずれも点数は同じだ。

乳幼児加算

6歳未満の乳幼児に対する訪問診療では、乳幼児加算（400点）を算定する。

患家診療時間加算

診療時間が1時間を超えた場合、30分またはその端数を増すごとに、患家診療時間加算（100点）を算定する。

在宅ターミナルケア加算

在宅で死亡した患者（往診または訪問診療の後、24時間以内に在宅以外で亡くなった患者を含む）に対し、亡くなる前に往診、訪問診療を行っていた場合、在宅ターミナルケア加算を算定する〔**表3**〕。同加算は、亡くなる前にターミナルケアを行っていたことに対する評価で、死亡日および死亡日前14日以内に2回以上往診、訪問診療（訪問診療料（I）の1、（II）のイを算定する訪問診療）を行っていることが要件となる。

在宅ターミナルケア加算は、有料老人ホーム等に入居する患者とそれ以外の患者で区分されている。いずれも点数は同じだ。

在宅ターミナルケア加算は、医療機関の類型によって点数が異なり、在宅療養支援診療所（在支診）・在宅療養支援病院（在支病）（機能強化型を含む）ではより高い点数を算定できる。在宅療養実績加算（在支診・在支病の加算）、在宅緩和ケア充実診療所・病院加算（機能強化型在支診・在支病の加算）を届け出ている場合は、これらの加算に加算できる。

看取り加算

往診または訪問診療（訪問診療料（I）の1、（II）のイを算定する訪問診療）を行い、在宅で患者を看取った場合、看取り加算（3000点）を算定する。同加算は、患者や家族等の療養上の不安を解消するための事前の説明などを踏まえ、死亡日に患者を診療したことを評価するものだ。必ずしも、患者が息を引き取る瞬間に医師が立ち会うことを求めるものではない。

同加算には死亡診断にかかる評価も含まれるため、看取り加算と死亡診断加算は併算定できず、いずれか一方のみを算定する。

死亡診断加算

往診または訪問診療（訪問診療料（I）の1、（II）のイを算定する訪問診療）を行い、死亡診断を行った場合は死亡診断加算（200点）を算定する。同加算は、亡くなった後に死亡診断を行ったことを評価するものだ。

看取り加算と死亡診断加算は併算定できず、いずれか一方のみを算定する。

他の医療機関から依頼を受け、その医療機関が診療を求める傷病に対して訪問診療を行った場合に算定する訪問診療料（I）の2、（II）のロを算定する場合、在宅ターミナルケア加算、看取り加算、死亡診断加算は算定できない〔**表4**〕。さらに、在総管・施設総管も算定できない。

〔図3〕在宅患者訪問診療料（II）のイメージ（カッコ内は2019年10月以降の点数）

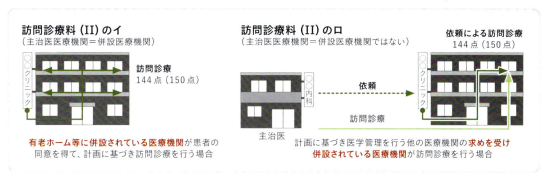

〔表3〕在宅患者訪問診療料（I）（II）の在宅ターミナルケア加算

報酬項目名	機能強化型在支診・在支病 病床あり	機能強化型在支診・在支病 病床なし	在支診・在支病	在支診・在支病以外
在宅ターミナルケア加算（在宅患者訪問診療料（I）の1の加算、有料老人ホーム等に入居する患者（※）以外の患者）	6500点	5500点	4500点	3500点
在宅ターミナルケア加算（在宅患者訪問診療料（I）の1の加算、有料老人ホーム等に入居する患者（※））	6500点	5500点	4500点	3500点
在宅ターミナルケア加算（在宅患者訪問診療料（II）のイの加算）	6200点	5200点	4200点	3200点
在宅緩和ケア充実診療所・病院加算	+1000点	+1000点	―	―
在宅療養実績加算1	―	―	+750点	―
在宅療養実績加算2	―	―	+500点	―
酸素療法加算	+2000点			

※有料老人ホーム等に入居する患者とは、以下のいずれかに該当する患者をいう
1. 施設入居時等医学総合管理料の算定対象とされる患者
2. 障害福祉サービスを行う施設および事業所、福祉ホームに入居する患者
3. 小規模多機能型居宅介護または看護小規模多機能型居宅介護における宿泊サービス利用者

〔表4〕在宅患者訪問診療料における加算の算定可否（カッコ内は2019年10月以降の点数）

他の医療機関から依頼を受けて訪問診療を行う医療機関（訪問診療料（I）の2、（II）のロを算定する場合）は、**在宅ターミナルケア加算、看取り加算、死亡診断加算、在宅時医学総合管理料、施設入居時等医学総合管理料を算定できない**

			乳幼児加算	患家診療時間加算	在宅ターミナルケア加算	看取り加算	死亡診断加算	在総管・施設総管
在宅患者訪問診療料（I）	在宅患者訪問診療料1	同一建物居住者以外 833点（888点）	○	○	○	○	○	○
		同一建物居住者 203点（213点）	○	○	○	○	○	○
	在宅患者訪問診療料2（他の医療機関の依頼による訪問診療）	同一建物居住者以外 830点（884点）	○	○	×	×	×	×
		同一建物居住者 178点（187点）	○	○	×	×	×	×
在宅患者訪問診療料（II）	イ 併設する医療機関による訪問診療 144点（150点）		○	○	○	○	○	○
	ロ 併設する医療機関が他の医療機関の求めに応じて行う訪問診療 144点（150点）		○	○	×	×	×	×

2.6 往診料

POINT

● 往診料は病状悪化などで患者や家族等の求めに応じて緊急的に訪問した場合に算定

● 緊急、夜間・休日、深夜の往診に対する加算があり、深夜の往診は2万5000円を超える

往診料（720点）は、患者または家族等、患者の看護等に当たる者から電話などで直接往診の求めがあり、医師が必要性を認めて可及的速やかに患家に赴いて診療した場合に算定する〔表1〕。患家の求めにより診療日当日に決まった診療は往診料を、診療日の前日またはそれ以前に決まった診療では計画的な診療として在宅患者訪問診療料を算定するのが一般的だ。

往診料の算定に際しては、同意書を作成する必要はない。往診料の算定回数には制限はなく、患者または看護等に当たる者からの求めに応じて1日に複数回往診した場合はその都度往診料を算定できる。「可及的速やかに」がどれぐらいの期間であるかは、「依頼の詳細に応じて医師の医学的判断による」とされる（2018年5月25日厚生労働省保険局医療課事務連絡）。

2.5で解説する在宅患者訪問診療料は、患者の同意を得て、計画的な医学管理の下に定期的に訪問して診療を行った場合の評価となる。そのため、初回の診療では往診料と初診料（282点、2019年10月以降は288点）を算定するのが一般的だ。ただし、医師、看護師等が退院前カンファレンスに赴き、退院時共同指導料1を算定する患者では、初回の診療から在宅患者訪問診療料を算定できる。再診患者への往診では、往診料と再診料（72点、2019年10月以降は73点）または外来診療料（73点、2019年10月以降は74点）を算定する。

同一の患家または有料老人ホーム等で、その形態から当該ホーム全体を同一の患家とみなすことが適当なケースで、2人以上の患者を診療した場合、2人目以降は往診料は算定せず、初診料や再診料などのみ算定する〔図1〕。

緊急、夜間・休日、深夜の加算

往診料には、緊急往診加算、夜間・休日往診加算、深夜往診加算といった加算がある〔表1〕。緊急往診加算は、外来・在宅医療に従事しているときに患者または看護等に当たる者からの緊急の求めにより往診した場合に算定する。算定できるのは医療機関の標榜時間内で「おおむね8時～13時の間」とされているが、実際には上記以外の時間帯でも標榜時間内の往診であれば算定している医療機関もある。

緊急の求めによる往診とは、往診の結果、急性心筋梗塞、脳血管障害、急性腹症等が予想される場合をいう。2018年度診療報酬改定で、「医学的に終末期と考えられる患者（当該医療機関または連携する医療機関が訪問診療している患者に限る）」についても緊急往診加算を算定できるようになった。

夜間・休日往診加算は、18時～翌朝8時（深夜往診加算の算定対象となる時間帯を除く）または日曜日、国民の祝日に関する法律第3条に規定する休日、1月2日、3日、12月29日、30日、31日に往診した場合に算定する。深夜往診

〔表1〕往診料と加算

報酬項目名	施設類型ごとの点数 機能強化型在支診・在支病 病床あり	機能強化型在支診・在支病 病床なし	在支診・在支病	在支診・在支病以外
往診料	720点			
緊急往診加算（標榜時間内かつ8〜13時の緊急の往診）	850点	750点	650点	325点
夜間・休日往診加算（18時〜翌朝8時または休日）	1700点	1500点	1300点	650点
深夜往診加算（22時〜翌朝6時）	2700点	2500点	2300点	1300点
在宅緩和ケア充実診療所・病院加算	+100点	+100点	—	—
在宅療養実績加算1	—	—	+75点	—
在宅療養実績加算2	—	—	+50点	—
患家診療時間加算（診療時間が1時間を超えた場合、30分増すごとに）	+100点			
死亡診断加算（死亡診断を行った場合）	+200点			

〔図1〕往診料の算定ルール（カッコ内は2019年10月以降の点数）

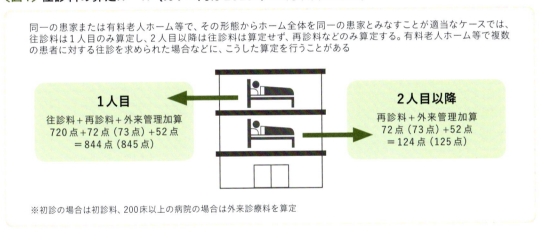

同一の患家または有料老人ホーム等で、その形態からホーム全体を同一の患家とみなすことが適当なケースでは、往診料は1人目のみ算定し、2人目以降は往診料は算定せず、再診料などのみ算定する。有料老人ホーム等で複数の患者に対する往診を求められた場合などに、こうした算定を行うことがある

1人目
往診料＋再診料＋外来管理加算
720点＋72点（73点）＋52点
＝844点（845点）

2人目以降
再診料＋外来管理加算
72点（73点）＋52点
＝124点（125点）

※初診の場合は初診料、200床以上の病院の場合は外来診療料を算定

加算は、22時〜翌朝6時に往診した場合に算定する。なお、上記の時間帯が標榜時間に含まれる場合、これらの加算は算定できない。

往診を行った場合、往診料に加えて初・再診料などを算定する。夜間や休日などの往診では往診料や初・再診料の加算も算定可能だ。例えば在宅療養支援診療所（在支診）・在宅療養支援病院（在支病）を届け出ていない医療機関が23時に往診すると、往診料と深夜往診加算（1300点）、再診料と深夜加算（420点）、外来管理加算（52点）で2万5640円となる。

在支診・在支病（機能強化型を含む）では夜間や休日などの往診の加算の点数が高く設定されており、在支診・在支病を届け出るメリットといえるだろう。在宅療養実績加算（在支診・在支病の加算）、在宅緩和ケア充実診療所・病院加算（機能強化型在支診・在支病の加算）を届け出ている場合は、これらの加算に加算できる。

2.6 往診料

往診を行った場合、往診料に加えて初・再診料などを算定できる。以下では、医療機関が往診した際に算定可能な往診料、再診料と各種加算を医療機関の診療日・標榜時間などのパターンごとに示す。

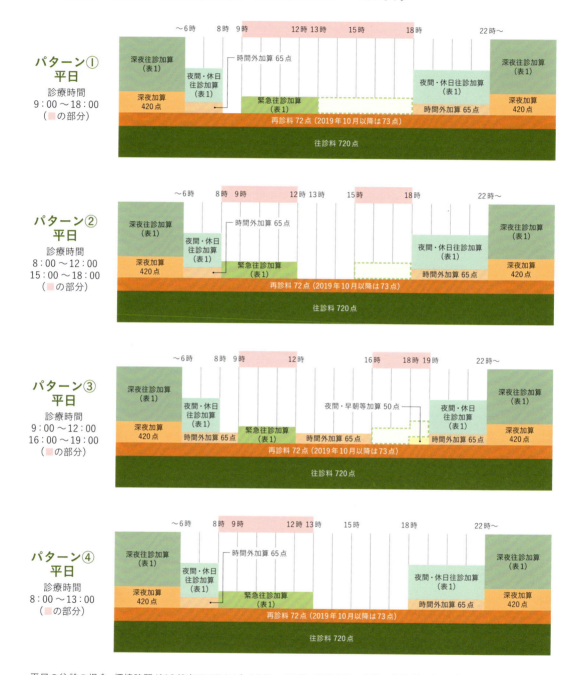

平日の往診の場合、標榜時間が18時までであれば、18時〜22時、翌朝6時〜8時は往診料と夜間・休日往診加算、再診料と時間外加算を、22時〜翌朝6時は往診料と深夜往診加算、再診料と深夜加算を算定する（パターン①、②、④）。いずれの加算も、これらの時間帯が標榜時間に含まれる場合は算定できないが、標榜時間の合計が週30時間以上の診療所の場合、上記の加算の代わりに夜間・早朝等加算を加算できる。夜間・早朝等加算は診療所にのみ設定されており、病院では算定できない。

午前中および18時以降を診療時間とする医療機関については、標榜時間以外を時間外と取り扱い、再診料と時間外加算を算定する（パターン③の6時〜9時、12時〜16時、19時〜22時）。18時〜22時、翌朝6時〜8時が標榜時間に含まれる場合、夜間・早朝等加算を算定する（パターン③の18時〜19時）。

42

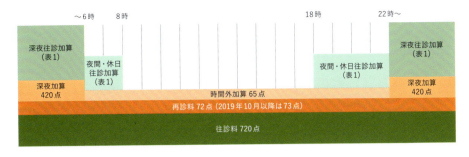

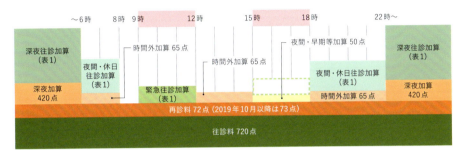

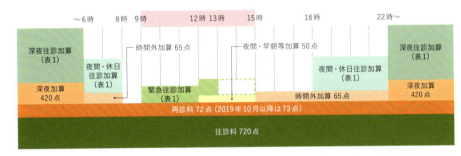

土曜日の往診では、往診料は18時〜22時、翌朝6時〜8時は往診料と夜間・休日往診加算、22時〜翌朝6時は往診料と深夜往診加算を算定する。再診料については標榜時間によって算定可能な加算が異なる。終日休診の場合は6時〜22時は時間外加算を算定（パターン⑤）。診療を行っている場合は、8時〜12時以外の時間帯について、標榜時間内は夜間・早朝等加算（パターン⑥の15時〜18時、パターン⑦の12時〜15時）、標榜時間外は時間外加算（パターン⑥の6時〜8時、12時〜15時、18時〜22時、パターン⑦の6時〜8時、15時〜22時）を算定できる。いずれの場合も、22時〜翌朝6時は深夜加算を算定する。

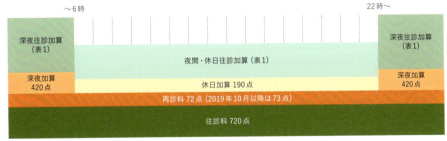

日曜日・祝日等の往診では、6時〜22時は往診料と夜間・休日往診加算、再診料と休日加算を、22時〜翌朝6時は往診料と深夜往診加算、再診料と深夜加算を算定する（パターン⑧）。日曜日・祝日等に診療時間を標榜して診療を行っている場合、これらの加算は算定できないが、夜間・早朝等加算を算定できる。

緊急往診加算は標榜時間内で外来・在宅医療に従事しているときに患者または看護等に当たる者からの緊急に求めにより往診した場合に算定する（パターン①、②、③、④、⑥、⑦）。算定できるのは「おおむね8時〜13時の間」とされているが、実際には標榜時間内の往診であれば算定している医療機関もある（図の点線部分）。

2.7 在宅時医学総合管理料、施設入居時等医学総合管理料

POINT

● 在総管・施設総管は患者単価の半分以上を占める、在宅医療で最も重要な診療報酬

● 医療機関の類型や患者の重症度などが上がるほど高い点数を算定できる

在宅時医学総合管理料（在総管）、施設入居時等医学総合管理料（施設総管）は、在宅医療の収入の大部分を占める極めて重要な報酬項目だ〔表1〕。患者の同意を得て、計画的な医学管理の下に定期的な訪問診療を行った場合に、在宅患者訪問診療料と併せて月1回算定する。

在総管と施設総管のどちらを算定するかは、患者の居住場所によって異なる。在総管は戸建て住宅などの居宅、施設総管は施設に入居する患者に対して算定する。診療報酬上は施設総管を算定する患者が規定されており、それ以外の患者で在総管を算定するルールとなっている〔表2〕。施設の場合、1回の訪問で複数の患者を効率的に診療できるため、施設総管は在総管よりも点数が低く設定されている。

在総管・施設総管の変動因子

在総管・施設総管は、（1）訪問診療の回数、（2）患者の重症度、（3）単一建物診療患者数——に応じて点数が設定されている。

（1）訪問診療の回数は、在宅患者訪問診療料を算定する回数が「月1回」か「月2回以上」かで点数が異なる。そのため、「月2回以上」の点数を算定する場合、2回目の訪問診療料と併せて算定することが多い。夫婦など、一つの世帯に同居するの複数の患者を診る場合、2人目以降は訪問診療料は算定せず再診料などのみ

算定するが、訪問診療の回数には含められる。

（2）患者の重症度が高いほど、在総管・施設総管の点数も高くなる。最も高いのは、「厚生労働大臣が定める状態」（「特掲診療料の施設基準等」別表第8の2、〔表3〕）に該当する重症患者だ。別表第8の2には該当しないものの、「厚生労働大臣が定める状態」（「特掲診療料の施設基準等」別表第8の3、〔表4〕）に該当する場合、包括的支援加算（150点）を算定する。

在総管・施設総管の点数は、（3）単一建物診療患者数によっても異なる。単一建物診療患者数とは、ある医療機関が一つの建物の中で訪問診療を行い、在総管・施設総管を算定する患者の人数のこと（詳細は2.9参照）。在総管・施設総管は単一建物診療患者数に応じて「1人」「2〜9人」「10人以上」の3区分の点数が設定されている。

ただし、夫婦など一つの世帯に患者が2人以上いる場合には、それぞれ「1人」の点数を算定する。在総管については、医学管理を行う患者数が建物の戸数の10％以下の場合や、建物の戸数が20戸未満で患者が2人未満の場合にも「1人」の点数を算定する。このほか、ユニット数が3以下のグループホームについては、各ユニットにおいて施設総管を算定する人数を単一建物診療患者数とみなす（そのため、患者数は最大でも9人となる）。

〔表1〕 在宅時医学総合管理料・施設入居時等医学総合管理料（処方箋を交付する場合（※1））

	訪問頻度	単一建物診療患者数	機能強化型在支診・在支病（病床あり）	機能強化型在支診・在支病（病床なし）	在支診・在支病	在支診・在支病以外	在宅医療専門診療所・施設基準等適合以外（※2）
在宅時医学総合管理料	月2回以上（厚生労働大臣が定める重症患者 [表3]）	1人	5400点	5000点	4600点	3450点	2760点
		2〜9人	4500点	4140点	3780点	2835点	2268点
		10人以上	2880点	2640点	2400点	1800点	1440点
	月2回以上	1人	4500点	4100点	3700点	2750点	2200点
		2〜9人	2400点	2200点	2000点	1475点	1180点
		10人以上	1200点	1100点	1000点	750点	600点
	月1回	1人	2760点	2520点	2300点	1760点	1408点
		2〜9人	1500点	1380点	1280点	995点	796点
		10人以上	780点	720点	680点	560点	448点
施設入居時等医学総合管理料	月2回以上（厚生労働大臣が定める重症患者 [表3]）	1人	3900点	3600点	3300点	2450点	1960点
		2〜9人	3240点	2970点	2700点	2025点	1620点
		10人以上	2880点	2640点	2400点	1800点	1440点
	月2回以上	1人	3200点	2900点	2600点	1950点	1560点
		2〜9人	1700点	1550点	1400点	1025点	820点
		10人以上	1200点	1100点	1000点	750点	600点
	月1回	1人	1980点	1800点	1640点	1280点	1024点
		2〜9人	1080点	990点	920点	725点	580点
		10人以上	780点	720点	680点	560点	448点

継続診療加算（216点）の対象

包括的支援加算（150点）の対象

※1 処方箋を交付しない場合は300点を加算
※2 在宅医療専門診療所で、過去1年間の在宅看取り実績20件以上などの要件を満たさない場合、「施設基準等適合以外」として在支診・在支病以外の80/100の点数を算定する

機能強化型在支診・在支病、在支診・在支病の加算

	単一建物診療患者数	在宅緩和ケア充実診療所・病院加算	在宅療養実績加算	
			加算1	加算2
在宅時医学総合管理料	1人	400点	300点	200点
	2〜9人	200点	150点	100点
	10人以上	100点	75点	50点
施設入居時等医学総合管理料	1人	300点	225点	150点
	2〜9人	150点	110点	75点
	10人以上	75点	56点	40点

〔表2〕 在総管・施設総管の算定対象患者

在宅時医学総合管理料

以下のいずれかの建物等で療養する患者
- 戸建て住宅
- 集合住宅
- 軽費老人ホーム（ケアハウス）

以下のサービスを利用する患者
- （看護）小規模多機能型居宅介護事業所（宿泊サービス利用時のみ。サービス利用前30日以内に訪問診療料等を算定した医師に限り、サービス利用開始後30日まで（※））

施設入居時等医学総合管理料

以下のいずれかの施設で療養する患者
- サービス付き高齢者向け住宅
- グループホーム
- 軽費老人ホーム（A型）
- 養護老人ホーム（定員110人以下）
- 特別養護老人ホーム

以下のサービスを利用する患者
- （介護予防）短期入所生活介護（サービス利用前30日以内に訪問診療料等を算定した医師に限り、サービス利用開始後30日まで（※））

※末期悪性腫瘍患者では「サービス利用開始後30日まで」の制限がない

〔表3〕 厚生労働大臣が定める状態（「特掲診療料の施設基準等」別表第8の2）

次に掲げる疾患に罹患している患者
- 末期の悪性腫瘍
- 指定難病
- 脊髄損傷
- スモン
- 後天性免疫不全症候群
- 真皮を越える褥瘡

次に掲げる状態の患者
- 在宅自己連続携行式腹膜灌流を行っている状態
- 在宅血液透析を行っている状態
- 在宅酸素療法を行っている状態
- 在宅中心静脈栄養法を行っている状態
- 在宅成分栄養経管栄養法を行っている状態
- 在宅自己導尿を行っている状態
- 在宅人工呼吸を行っている状態
- 植込型脳・脊髄刺激装置による疼痛管理を行っている状態
- 肺高血圧症であって、プロスタグランジンI_2製剤を投与されている状態
- 気管切開を行っている状態
- 気管カニューレを使用している状態
- ドレーンチューブまたは留置カテーテルを使用している状態
- 人工肛門または人工膀胱を設置している状態

※「留置カテーテルを使用している状態」には、胃瘻カテーテルは含まれない

2.7 在宅時医学総合管理料、施設入居時等医学総合管理料

在総管・施設総管の施設基準

　在総管・施設総管を算定するには、施設基準を満たした上で厚生（支）局に届け出が必要となる（〔表5〕、詳細は**4.6**参照）。2018年度診療報酬改定で、がんの末期と判断された患者については、予後や今後想定される病状の変化、変化に合わせて必要となるサービス等の情報をケアマネジャーに提供することが要件化された。

　在総管・施設総管は医療機関の類型によって点数が異なり、在宅療養支援診療所（在支診）・在宅療養支援病院（在支病）（機能強化型を含む）では点数が高くなる。在宅療養実績加算、在宅緩和ケア充実診療所・病院加算を届け出ている場合は、在総管・施設総管の点数に加算する。在宅療養実績加算、在宅緩和ケア充実診療所・病院加算を含めた点数を**2.8**の〔表1〕に示す。

包括的支援加算

　在総管・施設総管の厚生労働大臣が定める重症患者以外の点数を算定するケースで、患者が「厚生労働大臣が定める状態」（「特掲診療料の施設基準等」別表第8の3、〔表4〕）に該当する場合、包括的支援加算（150点）を算定する。要介護2以上、認知症高齢者日常生活自立度ランクIIb以上などが対象となる。

　包括的支援加算に関しては、点数そのものよりも、こうした患者への対応が評価されたことが非常に大きな意味を持つ。現在、在総管の「月2回以上」「月1回」のいずれを算定するかは医師自身が決められる。だが、将来は「月2回以上」を算定できる患者に一定の基準が設けられたり、在宅医療を提供できる対象患者が絞り込まれる可能性がある。包括的支援加算の対象患者は、その基準の目安となりそうだ。

継続診療加算（診療所のみ）

　在支診を届け出ていない診療所において、外来を4回以上受診した後に訪問診療に移行した患者に対し、一定の要件を満たして訪問診療を行った場合、継続診療加算（216点）を算定する〔表6〕。他の医療機関の協力を得るなどして24時間の連絡・往診が可能な体制や訪問看護を提供する体制を確保したり、連絡担当者の名前、直接連絡の取れる連絡先電話番号、緊急時の注意事項などを患者または家族に文書で提供することが要件となる。

オンライン在宅管理料

　在総管の「月1回」の点数を算定するケースで、訪問診療とは別の日にビデオ通話が可能なスマートフォン、パソコンを用いた診察による医学管理を行った場合、在総管にオンライン在宅管理料（100点）を加算する〔表6〕。オンライン在宅管理料は在総管にのみ設定されており、施設入居者では算定できない。

在宅移行早期加算

　退院後に在宅医療を始めた患者では、在総管・施設総管を算定した日を含む月から起算して3カ月以内の期間は、在総管・施設総管に在宅移行早期加算（100点）を加算する〔表6〕。ただし、在宅医療に移行してから1年を経過した患者については算定できない。

頻回訪問加算

　「厚生労働大臣が定める状態等」（「特掲診療料の施設基準等」別表第3の1の2、〔表7〕）に該当する患者に対し、1カ月に4回以上の往診、訪問診療を行った場合、在総管・施設総管に頻回訪問加算（600点）を加算する〔表6〕。

〔表4〕厚生労働大臣が定める状態（「特掲診療料の施設基準等」別表第8の3）

- ●要介護2以上または障害支援区分2以上
- ●認知症高齢者の日常生活自立度ランクIIb以上
- ●週1回以上の訪問看護を受けている
- ●訪問診療または訪問看護時に注射、喀痰吸引、経管栄養（※1）、鼻腔栄養を受けている
- ●（特定施設入居者等の場合）医師の指示を受け、施設に配置された看護職員による注射、喀痰吸引、経管栄養（※1）、鼻腔栄養を受けている
- ●その他、関係機関との調整等のために特別な医学管理を必要とする状態（以下のいずれかに該当）
  - ・脳性麻痺、先天性心疾患、ネフローゼ症候群など（※2）に該当する状態である15歳未満の患者
  - ・出生時体重1500g未満の1歳未満の患者
  - ・「超重症児・準超重症児の判定基準」の判定スコアが10以上の患者
  - ・医師・医師の指示を受けた看護職員の指導管理に基づき、家族等が注射、喀痰吸引、経管栄養（※1）等の処置（※3）を行っている患者

※1 胃瘻、腸瘻も含まれる

※2 15歳未満で以下に該当する患者が対象となる
・脳性麻痺 ・先天性心疾患 ・ネフローゼ症候群
・ダウン症等の染色体異常
・川崎病で冠動脈瘤のあるもの ・脂質代謝障害 ・腎炎
・溶血性貧血 ・再生不良性貧血 ・血友病 ・血小板減少性紫斑病
・先天性股関節脱臼 ・内反足 ・二分脊椎 ・骨系統疾患
・先天性四肢欠損 ・分娩麻痺 ・先天性多発関節拘縮症
・小児慢性特定疾病医療支援の対象者 ・児童福祉法に規定する障害児

※3 以下に該当する処置が対象となる
・創傷処置 ・爪甲除去 ・穿刺排膿後薬液注入 ・喀痰吸引
・干渉低周波去痰器による喀痰排出 ・ストーマ処置 ・皮膚科軟膏処置
・膀胱洗浄 ・後部尿道洗浄 ・留置カテーテル設置
・尿道拡張を要する導尿
・介達牽引 ・矯正固定 ・変形機械矯正術 ・消炎鎮痛等処置
・腰部・胸部固定帯固定 ・低出力レーザー照射 ・肛門処置 ・鼻腔栄養

〔表5〕在総管・施設総管の施設基準

(1) 以下の要件をいずれも満たすこと
　①介護支援専門員（ケアマネジャー）、社会福祉士等の保健医療サービスおよび福祉サービスとの連携調整を担当する者を配置すること
　②在宅医療を担当する常勤医師が勤務し、継続的に訪問診療等を行う体制を確保すること
(2) 他の保健医療サービスおよび福祉サービスとの連携調整に努めるとともに、当該医療機関は、市町村、在宅介護支援センター等に対する情報提供にも併せて努めること
(3) 地域医師会等の協力・調整等の下、緊急時等の協力体制を整えることが望ましい

〔表6〕在総管・施設総管の加算

報酬項目名	点数
包括的支援加算	150点
継続診療加算（在支診以外の診療所のみ）	216点
オンライン在宅管理料（在総管のみ）	100点
在宅移行早期加算	100点
頻回訪問加算	600点

〔表7〕厚生労働大臣が定める状態等（「特掲診療料の施設基準等」別表第3の1の2）

1. 末期の悪性腫瘍患者置
2. ①であって、②または③の状態である患者
①以下の指導管理を受けている状態にある者

- ●在宅自己腹膜灌流指導管理
- ●在宅人工呼吸指導管理
- ●在宅血液透析指導管理
- ●在宅悪性腫瘍等患者指導管理
- ●在宅酸素療法指導管理
- ●在宅自己疼痛管理指導管理
- ●在宅中心静脈栄養法指導管理
- ●在宅肺高血圧症患者指導管理
- ●在宅成分栄養経管栄養法指導管理
- ●在宅気管切開患者指導管理

②ドレーンチューブまたは留置カテーテルを使用している状態（※）
③人工肛門または人工膀胱を設置している状態

3. 居宅において療養を行っている患者であって、2.の①に掲げる指導管理を二つ以上行っている患者

※「留置カテーテルを使用している状態」には、胃瘻カテーテルは含まれない

2.8 施設基準に紐づく診療報酬上のメリット

POINT

● 在支診・在支病を届け出ると、在総管や施設総管でより高い点数を算定できる

● 機能強化型の届け出や在宅療養実績加算の算定によりさらに増収可能に

在宅療養支援診療所（在支診）・在宅療養支援病院（在支病）などを届け出ると、在宅時医学総合管理料（在総管）や施設入居時等医学総合管理料（施設総管）でより高い点数を算定できる〔表1〕。機能強化型在支診・在支病については、連携医療機関の中に病床を有する医療機関があるかどうかでも点数が異なる。

さらに、在支診・在支病（機能強化型を含む）のみが算定できる在宅療養実績加算や在宅緩和ケア充実診療所・病院加算もある。これらの加算は在総管・施設総管や往診料の時間外の加算、在宅ターミナルケア加算に加算できる。

在宅療養実績加算

在宅療養実績加算は、緊急往診などの実績はあるものの、在宅医療を担当する常勤医師を3人確保できないことなどを理由に機能強化型を届け出ていない在支診・在支病の加算だ〔表2〕。加算1は「過去1年間の緊急往診実績10件以上」かつ「過去1年間の在宅看取り実績4件以上」、加算2は「過去1年間の緊急往診実績4件以上」かつ「過去1年間の在宅看取り実績2件以上」で、厚生労働大臣が定める緩和ケアの研修を修了した常勤医師がいることが要件となる〔表3〕。加算の算定に当たっては、施設基準を満たした上で届け出が必要となる。

加算2に求められる実績は、連携機能強化型在支診において各医療機関に求められる実績と同じである。この実績を満たす在支診の場合、他の医療機関と連携して常勤医師を3人確保し、連携機能強化型を届け出ることも選択肢となるが、届け出る際は緊急時の連絡先の一元化、定期的なカンファレンスの実施などが必要になる。そのため、あえて在支診にとどまり、在宅療養実績加算を算定することを選ぶ診療所も少なくない。

在宅緩和ケア充実診療所・病院加算

在宅緩和ケア充実診療所・病院加算は、機能強化型在支診・在支病の加算だ〔表4〕。在宅緩和ケア充実診療所・病院加算は、「過去1年間の緊急往診実績15件以上」かつ「過去1年間の在宅看取り実績20件以上」、オピオイド系鎮痛薬を用いた鎮痛療法を実施した実績や緩和ケアの研修を修了した常勤医師がいることなどが要件となる。在宅緩和ケア充実診療所・病院加算の算定に当たっては、施設基準を満たした上で届け出が必要となる。

これらの加算の届け出は必須ではないが、届け出れば在総管・施設総管や各種加算に加算でき、増収につながる。24時間の連絡・往診が可能な体制の有無や緊急往診実績、在宅看取り実績などによって医療機関の類型のステップアップが可能であることを押さえておきたい。

〔表1〕在宅時医学総合管理料・施設入居時等医学総合管理料（処方箋を交付する場合（※1））

訪問頻度	単一建物診療患者数	機能強化型在支診・在支病（病床あり）加算あり〔表4〕		機能強化型在支診・在支病（病床なし）加算あり〔表4〕		在支診・在支病 加算1あり〔表2〕	在支診・在支病 加算2あり〔表2〕	在支診・在支病	在支診・在支病以外	在宅医療専門診療所・施設基準等適合以外（※2）
在宅時医学総合管理料 月2回以上（厚生労働大臣が定める重症患者）	1人	5800点	5400点	5400点	5000点	4900点	4800点	4600点	3450点	2760点
	2〜9人	4700点	4500点	4340点	4140点	3930点	3880点	3780点	2835点	2268点
	10人以上	2980点	2880点	2740点	2640点	2475点	2450点	2400点	1800点	1440点
月2回以上	1人	4900点	4500点	4500点	4100点	4000点	3900点	3700点	2750点	2200点
	2〜9人	2600点	2400点	2400点	2200点	2150点	2100点	2000点	1475点	1180点
	10人以上	1300点	1200点	1200点	1100点	1075点	1050点	1000点	750点	600点
月1回	1人	3160点	2760点	2920点	2520点	2600点	2500点	2300点	1760点	1408点
	2〜9人	1700点	1500点	1580点	1380点	1430点	1380点	1280点	995点	796点
	10人以上	880点	780点	820点	720点	755点	730点	680点	560点	448点
施設入居時等医学総合管理料 月2回以上（厚生労働大臣が定める重症患者）	1人	4200点	3900点	3900点	3600点	3525点	3450点	3300点	2450点	1960点
	2〜9人	3390点	3240点	3120点	2970点	2810点	2775点	2700点	2025点	1620点
	10人以上	2955点	2880点	2715点	2640点	2456点	2440点	2400点	1800点	1440点
月2回以上	1人	3500点	3200点	3200点	2900点	2825点	2750点	2600点	1950点	1560点
	2〜9人	1850点	1700点	1700点	1550点	1510点	1475点	1400点	1025点	820点
	10人以上	1275点	1200点	1175点	1100点	1056点	1040点	1000点	750点	600点
月1回	1人	2280点	1980点	2100点	1800点	1865点	1790点	1640点	1280点	1024点
	2〜9人	1230点	1080点	1140点	990点	1030点	995点	920点	725点	580点
	10人以上	855点	780点	795点	720点	736点	720点	680点	560点	448点

※1 処方箋を交付しない場合は300点を加算
※2 在宅医療専門診療所で、過去1年間の在宅看取り実績20件以上などの要件を満たさない場合、「施設基準等適合以外」として在支診・在支病以外の80/100の点数を算定する

〔表2〕在宅療養実績加算

	在宅療養実績加算 加算1	在宅療養実績加算 加算2
緊急、夜間・休日または深夜の往診	75点	50点
ターミナルケア加算	750点	500点
在宅時医学総合管理料		
・単一建物診療患者数が1人	300点	200点
・単一建物診療患者数が2〜9人	150点	100点
・単一建物診療患者数が10人以上	75点	50点
施設入居時等医学総合管理料		
・単一建物診療患者数が1人	225点	150点
・単一建物診療患者数が2〜9人	110点	75点
・単一建物診療患者数が10人以上	56点	40点
在宅がん医療総合診療料	110点	75点

〔表3〕在宅療養実績加算の施設基準

	在宅療養実績加算 加算1	在宅療養実績加算 加算2
緊急往診実績（過去1年間）	10件以上	4件以上
在宅看取り実績（過去1年間）	4件以上	2件以上
緩和ケアに関する研修	―	がん性疼痛緩和指導管理料の施設基準に定める緩和ケアに関する研修（※）を修了した常勤医師がいること

※「がん等の診療に携わる医師等に対する緩和ケア研修会の開催指針に準拠した緩和ケア研修会」または「緩和ケアの基本教育のための都道府県指導者研修会等」

〔表4〕在宅緩和ケア充実診療所・病院加算

在宅緩和ケア充実診療所・病院加算	
緊急、夜間・休日または深夜の往診	100点
ターミナルケア加算	1000点
在宅時医学総合管理料	
・単一建物診療患者数が1人	400点
・単一建物診療患者数が2〜9人	200点
・単一建物診療患者数が10人以上	100点
施設入居時等医学総合管理料	
・単一建物診療患者数が1人	300点
・単一建物診療患者数が2〜9人	150点
・単一建物診療患者数が10人以上	75点
在宅がん医療総合診療料	150点

【主な施設基準】
・機能強化型在支診・在支病（連携型を含む）
・過去1年間の緊急往診実績15件以上かつ在宅看取り実績20件以上
・末期のがんなどの患者で、鎮痛薬の経口投与で疼痛が改善しない場合に、オピオイド系鎮痛薬の患者自己注射を実施・指導した実績が過去1年間に2件以上。または、過去に5件以上実施した経験のある常勤医師が配置され、適切な方法によってオピオイド系鎮痛薬を投与（投与経路は問わない）した実績が過去1年間に10件以上
・がん性疼痛緩和指導管理料の施設基準に定める緩和ケアに関する研修（※）を修了した常勤医師がいること
・緩和ケア病棟または在宅での1年間の看取り実績10件以上の医療機関で3カ月以上勤務歴がある常勤医師がいること（在宅医療を担当する医師に限る）

※「がん等の診療に携わる医師等に対する緩和ケア研修会の開催指針に準拠した緩和ケア研修会」または「緩和ケアの基本教育のための都道府県指導者研修会等」

2.9 同一建物居住者、単一建物診療患者数の考え方

> **POINT**
> - 同一建物居住者は、一つの建物で「同一日」に訪問診療を行った患者数で判断
> - 単一建物診療患者数は、一つの建物で「同一月」に在総管・施設総管を算定する患者数で判断

　一つの世帯に同居する複数の患者や集合住宅、有料老人ホーム、グループホームなどの入居者は、戸建て住宅に比べて効率的に診療できる。そのため、在宅患者訪問診療料や在宅時医学総合管理料（在総管）・施設入居時等医学総合管理料（施設総管）の点数が戸建て住宅に比べて低めに設定されている。

　「同一建物居住者」と「単一建物診療患者数」の考え方はやや難解だ。在宅患者訪問診療料に適用する「同一建物居住者」は、一つの建物に居住する者のうち同一日に訪問診療を行った患者数で判断する。1人の場合は同一建物居住者以外、2人以上の場合は同一建物居住者となる。一方、在総管・施設総管に適用する「単一建物診療患者数」は、一つの建物に居住する者のうち、同一月に在総管・施設総管を算定する患者数を指す。

　以下にいくつかの例を挙げ、在宅患者訪問診療料の同一建物居住者、在総管・施設総管の単一建物診療患者数の考え方を解説するとともに、在宅療養支援診療所（在支診）が診療した場合の診療報酬の算定例を示す。なお、〔例1〜5〕は同一建物居住者、単一建物診療患者数の考え方を説明するための例であり、実際の訪問スケジュールとは異なる部分もある。

同一患家で複数の患者を診療

　〔例1〕は夫婦など、一つの世帯に同居する複数の患者（同一患家）に訪問診療を行ったケースだ。一つの世帯に同居する複数の患者を診た場合、1人目（Aさん）は訪問診療料（I）の1の「同一建物居住者以外の場合」（833点）

〔例1〕同一患家で2人を診療

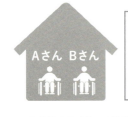

ある月の診療内容
- 1日にAさん、Bさんに訪問診療
- 15日にAさん、Bさんに訪問診療

厚生労働大臣が定める状態（別表第8の3）に該当し、包括的支援加算の算定対象となる患者2人

患者	算定する診療報酬項目	
Aさん	・在宅患者訪問診療料（I）の1 ・在宅時医学総合管理料 　（月2回以上、1人） ・包括的支援加算	833点×2 3700点 150点
	合計5516点（5万5160円）	
Bさん	・再診料 ・外来管理加算 ・在宅時医学総合管理料 　（月2回以上、1人） ・包括的支援加算	72点×2 52点×2 3700点 150点
	合計4098点（4万980円）	

※居宅療養管理指導費、薬剤情報提供料、訪問看護指示料、検査、注射等は省略

を算定する。2人目以降(Bさん)は訪問診療料は算定せず、初・再診料などのみ算定する。在総管の単一建物診療患者数については、同一患家に患者が2人以上いる場合には、全員「1人」の点数を算定する。

2人目以降は訪問診療料を算定していないものの、訪問診療の回数には含められる。そのため、Bさんも在総管の「月2回以上」(3700点)を算定できる。この場合、レセプトの摘要欄に「同一日の同一患家の2人目以降のため訪問診療料を算定していない」ことを記載しておく。

集合住宅で複数の患者を診療

〔例2〕は、マンションなどの集合住宅(40戸)に居住する患者3人に訪問診療を行ったケースだ。同一建物内で同一患家でない複数の患者を診た場合、全員に訪問診療料(I)の1の「同一建物居住者の場合」(203点)を算定する。訪問診療料(I)は、「同一建物居住者の場合」と「同一建物居住者以外の場合」で点数に

〔例2〕集合住宅(40戸)で3人を診療

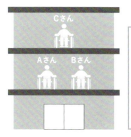

ある月の診療内容
・1日にAさん、Bさん、Cさんに訪問診療
・15日にAさん、Bさんに訪問診療
・16日にCさんに訪問診療

厚生労働大臣が定める状態(別表第8の3)に該当し、包括的支援加算の算定対象となる患者3人

患者	算定する診療報酬項目
Aさん Bさん	・在宅患者訪問診療料(I)の1　　203点×2 ・在宅時医学総合管理料　　　　　3700点 　(月2回以上、1人) ・包括的支援加算　　　　　　　　150点 **合計4256点(4万2560円)**
Cさん	・在宅患者訪問診療料(I)の1(1日) 　　　　　　　　　　　　　　　203点×1 ・在宅患者訪問診療料(I)の1(16日) 　　　　　　　　　　　　　　　833点×1 ・在宅時医学総合管理料　　　　　3700点 　(月2回以上、1人) ・包括的支援加算　　　　　　　　150点 **合計4886点(4万8860円)**

〔例3〕有料老人ホーム(50戸)で6人を診療

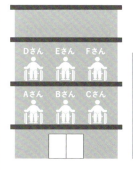

ある月の診療内容
・1日に6人全員(A〜Fさん)に訪問診療
・15日にAさん、Bさん、Cさん、Dさんに訪問診療

厚生労働大臣が定める状態(別表第8の3)に該当し、包括的支援加算の算定対象となる患者6人

患者	算定する診療報酬項目
A〜Dさん	・在宅患者訪問診療料(I)の1　　203点×2 ・施設入居時等医学総合管理料　　1400点 　(月2回以上、2〜9人) ・包括的支援加算　　　　　　　　150点 **合計1956点(1万9560円)**
Eさん Fさん	・在宅患者訪問診療料(I)の1　　203点×1 ・施設入居時等医学総合管理料　　920点 　(月1回、2〜9人) ・包括的支援加算　　　　　　　　150点 **合計1273点(1万2730円)**

2.9 同一建物居住者、単一建物診療患者数の考え方

約4倍の差がある。同一建物内に複数の患者がいても、当日に1人しか診ない場合は訪問診療料(I)の1の「同一建物居住者以外の場合」(833点)を算定できる(16日のCさん)。実際、このように日をずらして1人だけを訪問診療している医療機関もある。

在総管については、医学管理を行う患者数が建物の戸数の10%以下の場合、全員に「1人」の点数を算定する。今回は40戸の集合住宅で3人を診ており、患者数が建物の戸数の10%以下のため、全員に「1人」の点数を算定する。訪問診療を月2回行ったため、全員に在総管の「月2回以上」(3700点)を算定する。

有料老人ホームで複数の患者を診療

〔例3〕は有料老人ホーム(50戸)に居住する患者6人に訪問診療を行ったケースだ。同一建物で同一患家でない複数の患者を診た場合、全員に訪問診療料(I)の1の「同一建物居住者の場合」(203点)を算定する。

有料老人ホームに入居する患者には、施設総管を算定する。同一月に施設総管を算定する患者が6人いるため、施設総管は全員に「2〜9人」の点数を算定する。訪問診療を月2回行ったA〜Dさんは「月2回以上」(1400点)、Eさん、Fさんは「月1回」(920点)を算定する。

末期がん患者の看取りが含まれる場合

〔例4〕は有料老人ホーム(50戸)に居住する患者10人に訪問診療を行ったケースだ。「厚生労働大臣が定める状態」(「特掲診療料の施設基準等」別表第8の2)に該当する末期がん患者が1人おり、当月中に亡くなった。末期がん患者と診断した後に訪問診療を始めた日から60日以内、または死亡日から遡って30日以内の患者は、同一建物居住者であっても「同一建

〔例4〕**有料老人ホーム(50戸)で10人を診療**

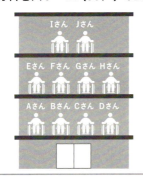

ある月の診療内容
・1日に10人全員(A〜Jさん)に訪問診療
・8日にAさんに訪問診療
・11日にAさんに往診
・12日にAさんに往診(看取り)
・15日に9人全員(B〜Jさん)に訪問診療

末期がん患者1人(Aさん)、
厚生労働大臣が定める状態(別表第8の3)に該当し、
包括的支援加算の算定対象となる患者9人

患者	算定する診療報酬項目	
Aさん	・在宅患者訪問診療料(I)の1 ・往診料(11、12日) ・再診料(11、12日) ・外来管理加算(11、12日) ・在宅ターミナルケア加算 ・看取り加算 ・施設入居時等医学総合管理料 (月2回以上[厚生労働大臣が定める重症患者]、10人以上)	833点×2 720点×2 72点×2 52点×2 4500点 3000点 2400点
	合計13254点(13万2540円)	
B〜Jさん	・在宅患者訪問診療料(I)の1 ・施設入居時等医学総合管理料 (月2回以上、10人以上) ・包括的支援加算	203点×2 1000点 150点
	合計1556点(1万5560円)	

※居宅療養管理指導費、薬剤情報提供料、訪問看護指示料、検査、注射等は省略

物居住者以外の場合」を算定できる。そのため、1日のAさんは訪問診療料（Ⅰ）の1の「同一建物居住者以外の場合」（833点）を算定する。Aさん以外の患者は、訪問診療料（Ⅰ）の1の「同一建物居住者の場合」（203点）を算定する。

単一建物診療患者数は、同一月に在総管・施設総管を算定する患者数を指す。月の途中で死亡、転居などにより患者数が変わった場合も、単一建物診療患者数は同一月に訪問診療を行い、施設総管を算定する患者数により判断する。そのため、全員に「10人以上」の点数を算定する。Aさんについては、「月2回以上（厚生労働大臣が定める重症患者）」（2400点）、B～Jさんは「月2回以上」（1000点）を算定する。

グループホームで複数の患者を診療

〔例5〕はグループホーム（2ユニット定員18人）に居住する患者5人に訪問診療を行ったケースだ。ユニット①で1人、ユニット②で4人の患者を診た。同一建物で同一患家でない複数の患者を診た場合、全員に訪問診療料（Ⅰ）の1の「同一建物居住者の場合」（203点）を算定する。ただし、同一建物内に複数の患者がいても、当日に1人しか診ない場合は「同一建物居住者以外の場合」を算定できるため、22日のAさんは訪問診療料（Ⅰ）の1の「同一建物居住者以外の場合」（833点）を算定する。

グループホームに入居する患者には、施設総管を算定する。ユニット数が3以下のグループホームは、各ユニットにおいて施設総管を算定する人数を単一建物診療患者数とみなす。そのため、ユニット①のAさんは「1人」、ユニット②のB～Eさんは「2～9人」の点数を算定する。

同一のグループホームであっても、同一日に診療する患者数や同一月に各ユニットにおいて診療する患者数によって点数が大きく異なる。

〔例5〕グループホーム（2ユニット）で 5人を診療

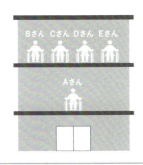

ある月の診療内容
・1日に5人全員（A～Eさん）に訪問診療
・8日にAさん、Bさんに訪問診療
・15日にCさん、Dさんに訪問診療
・22日にAさんに訪問診療

厚生労働大臣が定める状態（別表第8の3）に該当し、包括的支援加算の算定対象となる患者5人（ユニット①に1人、ユニット②に4人）

患者	算定する診療報酬項目	
Aさん	・在宅患者訪問診療料（Ⅰ）の1（1、8日）	203点×2
	・在宅患者訪問診療料（Ⅰ）の1（22日）	833点×1
	・施設入居時等医学総合管理料 （月2回以上、1人）	2600点
	・包括的支援加算	150点
	合計3989点（3万9890円）	
B～Dさん	・在宅患者訪問診療料（Ⅰ）の1	203点×2
	・施設入居時等医学総合管理料 （月2回以上、2～9人）	1400点
	・包括的支援加算	150点
	合計1956点（1万9560円）	
Eさん	・在宅患者訪問診療料（Ⅰ）の1	203点×1
	・施設入居時等医学総合管理料 （月1回、2～9人）	920点
	・包括的支援加算	150点
	合計1273点（1万2730円）	

2.10 在宅療養指導管理料

POINT

● 特定の診療行為・処置が必要な患者に指導管理を行った場合、在宅療養指導管理料を算定

● 1人の患者に複数の指導管理を行っても、在宅療養指導管理料は1項目しか算定できない

在宅医療の部の主な報酬項目は、第1節「在宅患者診療・指導料」と第2節「在宅療養指導管理料」に分かれている。第1節の在宅患者診療・指導料に含まれる往診料や在宅患者訪問診療料、在宅時医学総合管理料（在総管）・施設入居時等医学総合管理料（施設総管）などは、診療や医学管理に対する報酬だ。

一方、第2節の在宅療養指導管理料は、特定の診療行為や処置が必要な患者への指導管理に対する報酬となる。特定の指導管理が必要と医師が判断し、患者または患者の看護に当たる者に療養上必要な事項について注意、指導した上で医学管理を行った場合に算定する。現在、在宅療養指導管理料は28項目ある〔表1〕。

実際の診療において特に算定頻度の高い項目としては、在宅自己注射指導管理料、在宅持続陽圧呼吸療法指導管理料、在宅酸素療法指導管理料などがある。在宅自己注射指導管理料は糖尿病患者にインスリン製剤、グルカゴン様ペプチド（GLP）-1受容体作動薬の自己注射を指導した場合などに算定する。在宅持続陽圧呼吸療法指導管理料は睡眠時無呼吸症候群または慢性心不全の患者、在宅酸素療法指導管理料は高度慢性呼吸不全、肺高血圧症、慢性心不全の患者などが対象となる。

在宅療養指導管理料は、1人の患者につき主たる指導管理の1項目についてのみ、月1回算定する。1人の患者に対して複数の医療機関が同一の指導管理を行った場合、特に規定する場合を除いて1カ所の医療機関しか在宅療養指導管理料を算定できない。

指導管理に要する衛生材料、酸素、注射器、注射針、翼状針、カテーテルなどは医療機関が提供する必要がある。これらの医療材料の費用は加算等として評価されている場合を除いて所定点数に含まれており、別に算定できない。

在宅患者診療・指導料と在宅療養指導管理料は一部の例外を除いて併算定できる。例えば在総管・施設総管は、在宅寝たきり患者処置指導管理料以外の在宅療養指導管理料・材料加算と併算定できる。末期がんの患者が対象となる在宅がん医療総合診療料は、在宅療養指導管理料・材料加算ともに併算定できない。

在宅療養指導管理材料加算

在宅療養指導管理料には、それぞれ対応する在宅療養指導管理材料加算が設定されている。在宅療養指導管理材料加算の算定要件を満たせば、在宅療養指導管理料を算定しない場合にも材料加算のみを算定できる。同一の医療機関が二つ以上の指導管理を行った場合、在宅療養指導管理料は主たる指導管理の1項目についてしか算定できないが、在宅療養指導管理料を算定しない指導管理に対応する材料加算や指導管理に使用した薬剤、特定保険医療材料の費用などは要件を満たせば算定できる。

〔表1〕在宅療養指導管理料と各種加算

項目			点数	算定回数
退院前在宅療養指導管理料			120点	外泊時1回
	乳幼児加算（6歳未満）		200点	
在宅自己注射指導管理料	**1** 複雑な場合		1230点	月1回
	2 1以外の場合	月27回以下の場合	650点	
		月28回以上の場合	750点	
	導入初期加算（3カ月以内）		580点	
	血糖自己測定器加算	月20回以上	350点	3カ月に3回まで
		月30回以上	465点	
		月40回以上	580点	
		月60回以上	830点	
		月90回以上（1型糖尿病患者のみ算定可）	1170点	
		月120回以上（1型糖尿病患者のみ算定可）	1490点	
	注入器加算		300点	月1回（処方時）
	間歇注入シリンジポンプ加算	**1** プログラム付きシリンジポンプ	2500点	2カ月に2回まで
		2 1以外のシリンジポンプ	1500点	
	持続血糖測定器加算	2個以下	1320点	月1回
		4個以下	2640点	
		5個以上	3300点	
	トランスミッターを使用した場合	プログラム付きシリンジポンプ	3230点	
		上記以外のシリンジポンプ	2230点	
	注入器用注射針加算	**1** 1型糖尿病、血友病またはこれらの患者に準ずる状態の患者の場合	200点	
		2 1以外の場合	130点	
	注入ポンプ加算		1250点	
在宅小児低血糖症患者指導管理料（12歳未満の小児低血糖症患者のみ）			820点	月1回
	血糖自己測定器加算	月20回以上	350点	3カ月に3回まで
		月30回以上	465点	
		月40回以上	580点	
		月60回以上	830点	
		月90回以上	1170点	
		月120回以上	1490点	
在宅妊娠糖尿病患者指導管理料			150点	月1回
	血糖自己測定器加算	月20回以上	350点	3カ月に3回まで
		月30回以上	465点	
		月40回以上	580点	
		月60回以上	830点	
		月90回以上	1170点	
		月120回以上	1490点	

CHAPTER **2**

在宅医療の基礎知識

2.10 在宅療養指導管理料

〔表1〕在宅療養指導管理料と各種加算（続き）

項目			点数	算定回数
在宅自己腹膜灌流指導管理料			4000点	月1回
	頻回に指導管理を行う必要がある場合の同一月の2回目以降		2000点	月2回まで
	紫外線殺菌器加算		360点	月1回
	自動腹膜灌流装置加算		2500点	
在宅血液透析指導管理料			8000点	月1回
	頻回に指導管理を行う必要がある場合の同一月の2回目以降		2000点	月2回まで（算定初日から2カ月間）
	透析液供給装置加算		10000点	月1回
在宅酸素療法指導管理料	チアノーゼ型先天性心疾患の場合		520点	月1回
	その他の場合		2400点	
		遠隔モニタリング加算	150点	月1回（連続する2カ月を限度）
	酸素ボンベ加算	1 携帯用酸素ボンベ	880点	
		2 1以外の酸素ボンベ	3950点	
	酸素濃縮装置加算		4000点	
	液化酸素装置加算	設置型液化酸素装置	3970点	3カ月に3回まで
		携帯型液化酸素装置	880点	
	呼吸同調式デマンドバルブ加算		300点	
	在宅酸素療法材料加算	チアノーゼ型先天性心疾患の場合	780点	
		その他の場合	100点	
在宅中心静脈栄養法指導管理料			3000点	
	在宅中心静脈栄養法用輸液セット加算		2000点	月1回
	注入ポンプ加算		1250点	
在宅成分栄養経管栄養法指導管理料			2500点	
	注入ポンプ加算		1250点	月1回
	在宅経管栄養法用栄養管セット加算		2000点	
在宅小児経管栄養法指導管理料			1050点	
	注入ポンプ加算		1250点	月1回
	在宅経管栄養法用栄養管セット加算		2000点	
在宅半固形栄養経管栄養法指導管理料			2500点	月1回（厚生労働大臣が定める者に限り、1年を限度）
	在宅経管栄養法用栄養管セット加算		2000点	
在宅自己導尿指導管理料			1800点	
	特殊カテーテル加算	間歇導尿用ディスポーザブルカテーテル（親水性コーティングあり）	960点	月1回
		間歇導尿用ディスポーザブルカテーテル（上記以外）	600点	
		間歇バルーンカテーテル	600点	
在宅人工呼吸指導管理料			2800点	
	人工呼吸器加算	陽圧式人工呼吸器	7480点	月1回
		人工呼吸器	6480点	
		陰圧式人工呼吸器	7480点	
	排痰補助装置加算		1800点	

項目			点数	算定回数
在宅持続陽圧呼吸療法指導管理料	在宅持続陽圧呼吸療法指導管理料1		2250点	月1回
	在宅持続陽圧呼吸療法指導管理料2		250点	
		遠隔モニタリング加算	150点	月1回（連続する2カ月を限度）
	在宅持続陽圧呼吸療法用治療器加算	ASVを使用した場合	3750点	3カ月に3回まで
		CPAPを使用した場合	1000点	
	在宅持続陽圧呼吸療法材料加算		100点	
在宅悪性腫瘍等患者指導管理料			1500点	月1回
	注入ポンプ加算		1250点	
	携帯型ディスポーザブル注入ポンプ加算		2500点	
在宅悪性腫瘍患者共同指導管理料			1500点	月1回
	注入ポンプ加算		1250点	
	携帯型ディスポーザブル注入ポンプ加算		2500点	
在宅寝たきり患者処置指導管理料			1050点	月1回
在宅自己疼痛管理指導管理料			1300点	月1回
	疼痛等管理用送信器加算		600点	
在宅振戦等刺激装置治療指導管理料			810点	月1回
	導入期加算（術後3カ月まで）		140点	
	疼痛等管理用送信器加算		600点	
在宅迷走神経電気刺激治療指導管理料			810点	月1回
	導入期加算（術後3カ月まで）		140点	
	疼痛等管理用送信器加算		600点	
在宅仙骨神経刺激療法指導管理料			810点	月1回
在宅肺高血圧症患者指導管理料			1500点	月1回
	携帯型精密輸液ポンプ加算		10000点	
	携帯型精密ネブライザー加算		3200点	
在宅気管切開患者指導管理料			900点	月1回
	気管切開患者用人工鼻加算		1500点	
在宅難治性皮膚疾患処置指導管理料			1000点	月1回
在宅植込型補助人工心臓（非拍動流型）指導管理料			45000点	月1回
在宅経腸投薬指導管理料			1500点	月1回
	経腸投薬用ポンプ加算		2500点	2カ月に2回まで
在宅腫瘍治療電場療法指導管理料			2800点	月1回
在宅経肛門的自己洗腸指導管理料			950点	月1回
	導入初期加算（初回のみ）		500点	

2.11 その他の診療報酬

POINT

● 看護師や介護職員などに指示書を交付することが診療報酬上評価されている

● 検査や投薬、処置などの費用は算定できるが、在総管・施設総管に包括される項目もある

指示料・管理指導料

在宅患者診療・指導料には、医師と多職種との連携対応を評価した報酬項目もある。

医師が診療に基づき訪問看護の必要性を認め、患者の同意を得て、患者が選定する訪問看護ステーションなどに対して訪問看護指示書を交付した場合、訪問看護指示料（300点）を月1回を限度に算定する〔表1〕。指示書には有効期間（6カ月以内）を記載する必要があるが、1カ月の指示を行う場合は、有効期間を記載しなくてもよい（詳細は**4.5**参照）。

急性増悪、終末期、退院直後等により、一時的に週4日以上の頻回の訪問看護が必要だと判断して特別訪問看護指示書を交付した場合、訪問看護指示料の特別訪問看護指示加算（100点）を算定する〔表1〕。医療保険の訪問看護は通常、週3日までしか実施できないが、特別訪問看護指示書を交付すると週4回（日）以上実施可能になる。特別訪問看護指示の有効期間は指示日から14日間。特別訪問看護指示加算の算定は月1回が限度だが、①気管カニューレを使用する状態にある患者、②真皮を越える褥瘡の状態（NPUAP分類III度またはIV度、DESIGN-R分類のD3、D4、D5）にある患者に対しては月2回算定できる。

医師が週3日以上の点滴注射を行う必要性を認め、訪問看護ステーションなどの看護師または准看護師に対して在宅患者訪問点滴注射

指示書を交付して必要な管理指導を行った場合、在宅患者訪問点滴注射管理指導料（100点）を算定する〔表2〕。指示日から7日間のうち3日以上、看護師などが患家を訪問して点滴注射を行った場合、3日目に算定する。

医師が介護職員などによる喀痰吸引や経管栄養の必要を認め、介護事業者などに対して介護職員等喀痰吸引等指示書を交付した場合、介護職員等喀痰吸引等指示料（240点）を3カ月に1回に限り算定する〔表3〕。指示書には有効期間（6カ月以内）を記載する。

検査・投薬・処置

そのほか、特掲診療料の第3部「検査」、第5部「投薬」、第9部「処置」で規定されている報酬項目も算定できる。実際の診療で特に算定頻度の高い項目としては、血液化学検査、超音波検査、認知機能検査（長谷川式など）、重度褥瘡処置などがある。もっとも、在宅患者で算定する頻度の高い在宅時医学総合管理料・施設入居時等医学総合管理料には、投薬や処置にかかる報酬項目が包括されるため注意したい〔表4〕。**2.10**で解説した在宅療養指導管理料についても一部、併算定できない処置料がある。

処置などに使用する材料のうち、医療用医薬品のように価格（保険償還価格）が定められている特定保険医療材料については、在宅医療においても保険請求が可能だ。

〔表1〕訪問看護指示料

訪問看護指示料（月1回）	
訪問看護指示料	300点
特別訪問看護指示加算	100点
衛生材料等提供加算	80点

・訪問看護の必要性を認め、訪問看護ステーションに訪問看護指示書を交付した場合、訪問看護指示料を算定する

・一時的に週4回（日）以上の頻回の訪問看護を行う必要を認め、訪問看護ステーションに特別訪問看護指示書を交付した場合、特別訪問看護指示加算を算定する

・必要な衛生材料、保険医療材料を提供した場合、衛生材料等提供加算を加算する

・衛生材料等提供加算は在総管、施設総管、在宅がん医療総合診療料、在宅患者訪問点滴注射管理指導料、在宅療養指導管理料を算定する場合は算定不可

〔表2〕在宅患者訪問点滴注射管理指導料

在宅患者訪問点滴注射管理指導料（週1回）	
在宅患者訪問点滴注射管理指導料	100点

・週3日以上の点滴注射を行う必要を認め、訪問看護ステーションなどの看護師または准看護師に在宅患者訪問点滴注射指示書を交付し、必要な管理指導を行った場合に算定する

・点滴注射にかかる薬剤料は別に算定できる。週3日以上の点滴注射ができなかった場合、同管理指導料は算定できないが、使用した分の薬剤料は算定できる

〔表3〕介護職員等喀痰吸引等指示料

介護職員等喀痰吸引等指示料（3カ月に1回）	
介護職員等喀痰吸引等指示料	240点

・喀痰吸引や経管栄養の必要を認め、介護事業者などに介護職員等喀痰吸引等指示書を交付した場合に算定する

・対象となる行為は、口腔内の喀痰吸引、鼻腔内の喀痰吸引、気管カニューレ内部の喀痰吸引、胃瘻による経管栄養、腸瘻による経管栄養、経鼻経管栄養

〔表4〕在総管・施設総管に包括される報酬項目

[第1部 医学管理等]
B000 特定疾患療養管理料
B001 4 小児特定疾患カウンセリング料
B001 5 小児科療養指導料
B001 6 てんかん指導料
B001 7 難病外来指導管理料
B001 8 皮膚科特定疾患指導管理料
B001 18 小児悪性腫瘍患者指導管理料
B001 27 糖尿病透析予防指導管理料
B001-3 生活習慣病管理料

[第2部 在宅医療]
C007 注3に規定する衛生材料等提供加算
C109 在宅寝たきり患者処置指導管理料

[第5部 投薬]
投薬費用（外来受診時の投薬費用を含む）

[第8部 精神科専門療法]
I012-2 注3に規定する衛生材料等提供加算

[第9部 処置]
J000 創傷処置
J001-7 爪甲除去
J001-8 穿刺排膿後薬液注入
J018 喀痰吸引
J018-3 干渉低周波去痰器による喀痰排出
J043-3 ストーマ処置
J053 皮膚科軟膏処置
J060 膀胱洗浄
J060-2 後部尿道洗浄
J063 留置カテーテル設置
J064 導尿
J118 介達牽引
J118-2 矯正固定
J118-3 変形機械矯正術
J119 消炎鎮痛等処置
J119-2 腰部または胸部固定帯固定
J119-3 低出力レーザー照射
J119-4 肛門処置
J120 鼻腔栄養

2.12 居宅療養管理指導費(介護保険)

POINT
● 医師は患者が自宅や施設での生活を継続できるよう療養上の管理や指導を行う
● ケアマネジャーへの情報提供などにより居宅療養管理指導費を月2回まで算定できる

　介護保険では、医師や歯科医師などの様々な職種が要支援・要介護認定を受けた利用者の居宅等を訪問し、療養上の管理や指導、助言等を行う(介護予防)居宅療養管理指導サービスが制度化されている〔**表1**〕。医師の場合、訪問診療の際に療養上の管理や指導、助言等を併せて行うことにより、居宅療養管理指導費を算定しているケースが多い。

　居宅療養管理指導は医師や歯科医師が必要性を判断し、その他の職種は医師や歯科医師の指示を受けて行う。医師や歯科医師、薬剤師、管理栄養士などの職種ごとに報酬が設定されている。職種ごとに算定回数の上限も異なる。

　居宅療養管理指導費は、介護サービスを1〜3割の自己負担で利用できる1カ月当たりの上限額(区分支給限度基準額)に含まれない。そのため、既に区分支給限度基準額いっぱいまで介護サービスを利用している患者も全額自己負担ではなく1〜3割負担で居宅療養管理指導を受けられる。この点は患者や家族から質問されることも多いため、しっかり理解しておきたい。なお、要支援・要介護認定の効力は申請日に遡るため、要支援1以上が見込まれる利用者に対し、申請日以降に居宅療養管理指導を行った場合も居宅療養管理指導費を算定できる。

　2018年度介護報酬改定で居宅療養管理指導費の報酬体系が見直され、単一建物居住者数に応じて「1人」「2〜9人」「10人以上」の3区分の単位数が設定された。単一建物居住者数とは、一つの建物に居住する者のうち、同一月に居宅療養管理指導費を算定する利用者数のことをいう。ただし、夫婦など同一患家において利用者が2人以上いる場合には、それぞれ「1人」の単位数を算定する。居宅療養管理指導を行う利用者が建物の戸数の10%以下の場合や、建物の戸数が20戸未満で利用者が2人以下の場合にも「1人」の単位数を算定する。このほか、ユニット数が3以下のグループホームについては、各ユニットにおいて居宅療養管理指導費を算定する人数を単一建物居住者数とみなす(そのため、単一建物居住者数は最大でも9人となる)。

　居宅療養管理指導費には重症度による区分はなく、要支援・要介護度に関係なく同じ単位数を算定する。また、地域区分に関係なく「1単位=10円」となる。

　居宅療養管理指導費は介護報酬のため、使用する電子カルテが介護報酬請求に対応していない場合はシステム導入が必要になる。介護報酬請求ソフトとしては、日本医師会ORCA管理機構が「給管帳クラウド」を提供している。

医師による居宅療養管理指導

　医師による居宅療養管理指導費は、計画的かつ継続的な医学管理に基づき、ケアマネジャーに対してケアプラン作成等に必要な情報を提供

〔表1〕職種ごとの居宅療養管理指導費

職種	単位数		算定要件など
医師	**居宅療養管理指導費 (I)** 単一建物居住者数1人 単一建物居住者数2〜9人 単一建物居住者数10人以上 **居宅療養管理指導費 (II)** 単一建物居住者数1人 単一建物居住者数2〜9人 単一建物居住者数10人以上	507単位 483単位 442単位 294単位 284単位 260単位	・同一月に在総管・施設総管を算定する場合は (II) を、それ以外は (I) を算定 ・月2回まで
歯科医師	単一建物居住者数1人 単一建物居住者数2〜9人 単一建物居住者数10人以上	507単位 483単位 442単位	・月2回まで
薬剤師 （病院・診療所）	単一建物居住者数1人 単一建物居住者数2〜9人 単一建物居住者数10人以上	558単位 414単位 378単位	・月2回まで
薬剤師（薬局）	単一建物居住者数1人 単一建物居住者数2〜9人 単一建物居住者数10人以上	507単位 376単位 344単位	・月4回まで。がん末期、中心静脈栄養を受けている利用者は週2回かつ月8回まで
管理栄養士	単一建物居住者数1人 単一建物居住者数2〜9人 単一建物居住者数10人以上	537単位 483単位 442単位	・栄養管理にかかる情報提供、栄養食事相談、助言を30分以上行った場合に算定 ・月2回まで
歯科衛生士等	単一建物居住者数1人 単一建物居住者数2〜9人 単一建物居住者数10人以上	355単位 323単位 295単位	・療養上必要な実地指導を20分以上行った場合に算定。日常的な口腔清掃などでは算定不可 ・歯科医師の訪問診療から3カ月以内に行った場合に算定 ・月4回まで

したり、利用者や家族等に対して介護サービスを利用する上での留意点、介護方法等について指導、助言を行った場合に算定する。口頭で指導、助言を行った場合は要点をカルテに記載し、下線を引いたり、枠で囲むなどして居宅療養管理指導であることが分かるようにする（詳細は**4.11**参照）。ケアマネジャーへの情報提供がない場合は算定できない。

医師が同一月に同一患者に対して在総管・施設総管を算定する場合、居宅療養管理指導費 (II) を月2回まで算定できる。計画的な医学管理の下に定期的な訪問診療を行っている場合、在総管・施設総管を算定するケースが多いた

め、要支援・要介護認定を受けている患者では在総管・施設総管を算定した上で、居宅療養管理指導費 (II) を算定するのが一般的だ。初回の訪問で往診料と初診料を算定する場合にも、情報提供などを行えば居宅療養指導管理費を算定できる。その場合、同一月に訪問診療を行い在総管・施設総管を算定するときは居宅療養管理指導費 (II) を、算定しないときは居宅療養管理指導費 (I) を算定する。

なお、居宅療養管理指導費を算定するには事前に居宅療養管理指導契約書と重要事項説明書を用いて契約を交わす必要がある（詳細は**4.5**参照）。

2.13 診療報酬の算定例

POINT

- 在宅医療の診療報酬の算定の基本パターンを理解しておく
- 頻回な訪問診療や往診、看取りなど、医師の負担に応じて報酬は高くなる

　本項では、診療報酬の基本的な算定例を示す。医療機関の類型は在宅療養支援診療所（在支診）・在宅療養支援病院（在支病）とする。

　〔例1〕は、外来で診ていた患者が通院困難になり、在宅移行したケースだ。訪問診療は18日の1回のため、在宅時医学総合管理料（在総管）は「月1回」「1人」を算定する。要介護2のため包括的支援加算を算定し、居宅療養管理指導費（Ⅱ）も1回分算定する。4日の外来で特定疾患療養管理料、処方箋料などを算定しているが、これらは在総管に包括されるため、後日返金を行う。在宅移行が決まっている患者では、算定しない方が事務手続きは少なくて済む。

　〔例2〕は、他院の紹介で通院歴のない患者に在宅医療を始めたケースだ。4日は初診になるため、往診料と初診料を算定する。在支診が在総管の算定を届け出ている場合、初診料の機能強化加算を算定できる。訪問診療は11、18、25日の3回行っており、施設入居時等医学総合管理料は「月2回以上」「10人以上」を算定する。包括的支援加算に加え、退院直後のため、在宅移行早期加算も算定する。同加算を算定する場合、レセプトの摘要欄に在総管・施設総管の算定開始日を記載する必要があるが、査定を避けるため退院日と訪問診療の開始日まで記載している医療機関もある。単一建物居住者数が

〔例1〕外来から在宅移行したケース

75歳女性　要介護2

傷病名：認知症、骨粗鬆症、高血圧症、慢性胃炎
医療処置：なし
居住場所：自宅

2018年7月

日	月	火	水	木	金	土
1	2	3	4 ☆	5	6	7
8	9	10	11	12	13	14
15	16	17	18 ●	19	20	21
22	23	24	25	26	27	28
29	30	31				

☆：再診（外来）　●：訪問診療

【算定例】

⑫再診料（4日）	72点
外来管理加算	52点
⑬特定疾患療養管理料	225点
㉕処方箋料	68点
特定疾患処方管理加算2	66点
※上記は外来診療時に窓口精算	
⑭在宅患者訪問診療料（Ⅰ）の1	833点
同一建物居住者以外（18日）	
在宅時医学総合管理料（月1回）	2300点
包括的支援加算	150点
居宅療養管理指導費（Ⅱ）	294単位

合計 3577点（3万5770円）

※薬剤情報提供料、訪問看護指示料、検査、注射等は省略。費用が高額になる場合、一定の金額（自己負担限度額）を超えた部分が払い戻される「高額療養費制度」を利用できる

10人以上のため、居宅療養管理指導費（II）は「10人以上」の単位数を月2回算定する。

〔例3〕は、他院の紹介でがん末期の患者に退院後に在宅医療を始めたケースだ。4日に患者が入院する病院の退院前カンファレンスに参加し、退院後の在宅療養で必要な説明や指導を行っており、退院時共同指導料1を算定する。退院時共同指導料1を算定する場合、初回の訪問から在宅患者訪問診療料を算定できるため、訪問診療は11日と25日の2回となる。末期が

〔例2〕退院後に在宅医療を始めたケース

82歳男性　要介護2
傷病名：肺炎、脳梗塞後遺症、高血圧症
医療処置：なし
居住場所：有料老人ホーム

2018年7月

日	月	火	水	木	金	土
1	2	3	4 ★	5	6	7
8	9	10	11 ●	12	13	14
15	16	17	18 ●	19	20	21
22	23	24	25 ●	26	27	28
29	30	31				

★：初診　●：訪問診療

【算定例】

⑪初診料（4日）		282点
機能強化加算		80点
⑭往診料（4日）		720点
在宅患者訪問診療料（I）の1		203点×3
同一建物居住者（11、18、25日）		
施設入居時等医学総合管理料		1000点
（月2回以上、10人以上）		
包括的支援加算		150点
在宅移行早期加算		100点

（算定時は在総管の算定開始日を記載する。この場合は2018年7月18日となり、9月まで算定できる）

居宅療養管理指導費（II）		260単位×2

合計 3461点（3万4610円）

〔例3〕退院時共同指導を行った上で、退院後に在宅医療を始めたケース

85歳男性　要介護2
傷病名：胃がん（末期）
医療処置：なし
居住場所：自宅

2018年7月

日	月	火	水	木	金	土
1	2	3	4 ◎	5	6	7
8	9	10 退院	11 ★	12	13	14
15	16 ▲	17	18	19	20	21
22	23	24	25 ●	26	27	28
29	30	31				

◎：退院時共同指導　★：初診
▲：往診　●：訪問診療

【算定例】

⑫再診料（16日）		72点
外来管理加算		52点
⑬退院時共同指導料1		1500点
（入院日を記載する）		
⑭往診料（16日）		720点
在宅患者訪問診療料（I）の1		833点×2
同一建物居住者以外（11、25日）		
在宅時医学総合管理料		4600点
（月2回以上［厚生労働大臣が定める重症患者］）		
在宅移行早期加算		100点

（算定時は在総管の算定開始日を記載する。この場合は2018年7月25日となり、9月まで算定できる）

居宅療養管理指導費（II）		294単位×2

合計 9298点（9万2980円）

2.13 診療報酬の算定例

ん患者のため、在総管は「月2回以上（厚生労働大臣が定める重症患者）」「1人」を算定する。

〔例4〕は、退院後の患者に入院元の病院が在宅医療を始めたケースだ。もともと診ていた患者のため、初回から在宅患者訪問診療料を算定でき、訪問診療は4、11、25日の3回となる。退院直後は特別訪問看護指示書を交付すれば医療保険の訪問看護を毎日実施できる。その場合、訪問看護指示料（300点）と特別訪問看護指示加算（100点）を算定する。20日は夜間に往診を行ったため、往診料の夜間・休日往診加算、再診料の時間外加算を算定する。

〔例5〕は、在宅中心静脈栄養法と在宅酸素療法を受けている患者に指導管理を行ったケースだ。1人の患者に複数の指導管理を行う場合、在宅療養指導管理料は主たる指導管理の1項目についてしか算定できず、この患者には在宅中心静脈栄養法指導管理料を算定している。ただし、在宅療養指導管理料を算定しない指導管理についても材料加算は算定でき、このケース

では酸素濃縮装置加算、在宅酸素療法材料加算を算定する。在宅酸素療法指導管理料（今回は加算のみ）を算定する場合、レセプトの摘要欄にSpO_2の測定値を必ず記載する。厚生労働大臣が定める状態等（「特掲診療料の施設基準等」別表第3の1の2）に該当する患者に対し、月4回以上の往診、訪問診療を行った場合は在総管・施設総管の頻回訪問加算を算定する。

〔例6〕はがん末期の患者にターミナルケアを行ったケースだ。訪問診療は4、6、9、11日の4回、往診は10、12日の2回で、12日に看取りを行った。死亡日および死亡日前14日以内の計15日間に往診または訪問診療を2回以上行い、患者が在宅で死亡した場合、在宅ターミナルケア加算を算定できる（往診または訪問診療後、24時間以内に在宅以外で亡くなった患者を含む）。2018年度診療報酬改定で、ターミナルケアの実施については厚生労働省「人生の最終段階における医療・ケアの決定プロセスに関するガイドライン」等の内容を踏まえた対応を

〔例4〕退院後に入院元の医療機関が在宅医療を始めたケース

82歳女性　要介護2
傷病名：廃用症候群、慢性心不全、肺炎
医療処置：なし
居住場所：自宅

2018年7月

日	月	火	水	木	金	土
1	2	3 退院	4 ●	5	6	7
8	9	10	11 ●	12	13	14
15	16	17	18	19	20 ▲夜間	21
22	23	24	25 ●	26	27	28
29	30	31				

▲：往診　●：訪問診療

【算定例】

⑪再診料（20日）	72点
外来管理加算	52点
時間外加算	65点
⑭往診料（20日）	720点
夜間・休日往診加算	1300点
在宅患者訪問診療料（I）の1	833点×3
同一建物居住者以外（4、11、25日）	
在宅時医学総合管理料（月2回以上）	3700点
包括的支援加算	150点
在宅移行早期加算	100点

（算定時は在総管の算定開始日を記載する。この場合は2018年7月11日となり、9月まで算定できる）

居宅療養管理指導費（II）	294単位×2

合計9246点（9万2460円）

※薬剤情報提供料、訪問看護指示料、検査、注射等は省略。費用が高額になる場合、一定の金額（自己負担限度額）を超えた部分が払い戻される「高額療養費制度」を利用できる

行うことが要件化された。事前に患者や家族に十分な説明を行い、在宅で看取りを行った場合には看取り加算も算定できる。

外来・在宅医療に従事しているときに緊急の求めにより往診した場合、往診料の緊急往診加算を算定する。医学的に終末期と考えられる患者への往診は緊急の求めによる往診とみなされるため、緊急往診加算を算定できる。

〔例5〕在宅中心静脈栄養法、在宅酸素療法への指導管理を行ったケース

85歳男性　要介護2
傷病名：胃がん、多発肺転移、狭心症、低酸素血症、高度慢性呼吸不全
医療処置：中心静脈栄養、在宅酸素
居住場所：自宅

2018年7月

日	月	火	水	木	金	土
1	2 ●	3	4	5	6	7
8	9 ●	10	11	12	13	14
15	16 ●	17	18	19	20	21
22	23 ●	24	25	26	27	28
29	30 ●	31				

●：訪問診療

【算定例】

⑪在宅患者訪問診療料（I）の1	833点×5	
同一建物居住者以外（2、9、16、23、30日）		
在宅時医学総合管理料	4600点	
（月2回以上［厚生労働大臣が定める重症患者］）		
頻回訪問加算	600点	
在宅中心静脈栄養法指導管理料	3000点	
在宅中心静脈栄養法用輸液セット加算	2000点	
注入ポンプ加算	1250点	
酸素濃縮装置加算	4000点	
（「SpO_2 95%」のようにSpO_2の測定値を記載する）		
在宅酸素療法材料加算（その他の場合）	100点	
居宅療養管理指導費（II）	294単位×2	

合計20303点（20万3030円）

〔例6〕がん末期の患者にターミナルケアを行ったケース

78歳男性　要介護2
傷病名：直腸がん（末期）
医療処置：なし
居住場所：自宅

2018年7月

日	月	火	水	木	金	土
1	2	3	4 ●	5	6 ●	7
8	9 ●	10 ▲	11 ●	12 死亡	13	14
15	16	17	18	19	20	21
22	23	24	25	26	27	28
29	30	31				

▲：往診　●：訪問診療

【算定例】

⑫再診料（10、12日）	72点×2	
外来管理加算	52点	
⑭往診料（10、12日）	720点×2	
緊急往診加算	650点×2	
在宅患者訪問診療料（I）の1	833点×4	
同一建物居住者以外（4、6、9、11日）		
患者診療時間加算（11日、1時間20分）	100点	
在宅ターミナルケア加算	4500点	
在宅看取り加算	3000点	
在宅時医学総合管理料	4600点	
（月2回以上［厚生労働大臣が定める重症患者］）		
在宅移行早期加算		
（この患者は2018年5月30日に算定を開始しており、7月まで算定できる）		
頻回訪問加算	600点	
居宅療養管理指導費（II）	294単位×2	

合計19756点（19万7560円）

CHAPTER 3

数値で見る
在宅医療経営

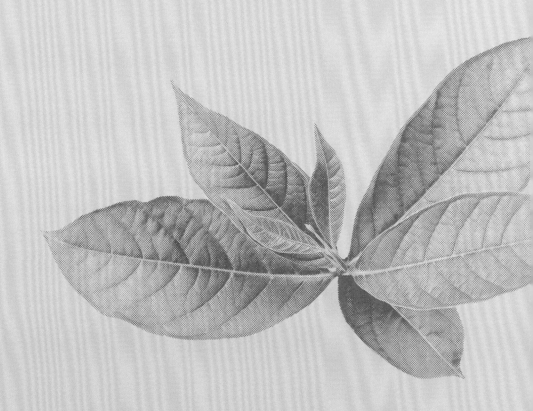

3.1 在宅医療の収入（患者単価×患者数）の把握

POINT
● 在支診・在支病を届け出ていなくても、居宅患者の月間の診療単価は約5万円
● 在宅医療の収入の把握のためには、患者単価の変動要因を理解することが重要

在宅医療の収入は、「患者1人の1カ月当たりの診療単価（患者単価）×患者数」で決まる。患者数が増えれば増収となるが、在宅医療では診療報酬の構造上、患者単価の把握が難しく、変動も大きい。そこで、在宅医療経営では患者単価の仕組みを理解することが重要になる。

3.1、3.2では患者単価に影響を与える変動要因について、3.3、3.4では患者数が診療枠によりどの程度増加するかを例を挙げて解説する。

患者単価には三つの因子が影響する

患者単価は、在宅患者訪問診療料と在宅時医学総合管理料（在総管）・施設入居時等医学総合管理料（施設総管）などからなる基本部分と、実際の診療内容に応じた実績部分で構成される〔図1〕。居宅患者の場合、在総管・施設総管が患者単価の基本部分の半分以上を占めている〔図2〕。患者単価が変動するのは、この在総管・施設総管の点数が、（1）患者属性、（2）医療機関の類型（施設基準）、（3）診療実績——という三つの因子によって大きく変わるためだ〔図3〕。これらの変動因子の影響についてはしっかり押さえておきたい。

（1）患者属性

患者属性には、患者の重症度と居住場所の二つの要素がある。重症度は、①重症患者（「特掲診療料の施設基準等」別表第8の2に該当）、②通院が特に困難な一定の状態にある患者（「特掲診療料の施設基準等」別表第8の3に該当）、③その他——の3段階に分かれている。①の重症患者は在総管・施設総管の点数自体が高く設定されており、②の一定の状態にある患者は在総管・施設総管の包括的支援加算（150点）を算定できる。②の一定の状態にある患者とは、①の重症患者に該当しないまでも、要介護2以上、認知症高齢者の日常生活自立度ランクⅡb以上などに該当する患者をいう（詳細は2.7参照）。①〜③の中で②の患者の割合が最も多いことから、本書では②の一定の状態にある患者を「標準的な患者」と表記する。

居住場所は、在総管・施設総管のいずれを算定するかを決める因子だ（詳細は3.2参照）。点数は居宅患者などに算定する在総管の方が高く設定されている。

（2）医療機関の類型（施設基準）

在総管・施設総管の点数は、在宅療養支援診療所（在支診）・在宅療養支援病院（在支病）などの医療機関の類型によっても異なる。医療機関の類型には、①機能強化型在支診・在支病（病床あり）、②機能強化型在支診・在支病（病床なし）、③在支診・在支病、④在支診・在支病以外、⑤在宅医療専門診療所（施設基準等適合以外）——があり、①から順に在総管・施設総管の点数が高く設定されている。

〔図1〕在宅医療の収入の構造

収入
患者単価 × 患者数
詳細は3.4参照

基本部分 …基本的に全ての患者で算定
・在宅患者訪問診療料
・在宅時医学総合管理料
　または
　施設入居時等医学総合管理料
・居宅療養管理指導費

実績部分 …実施した診療行為に応じて算定
・往診料
・在宅療養指導管理料　など

〔図2〕居宅患者の診療単価（※1）

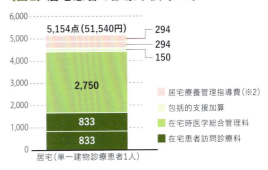

在支診・在支病以外の医療機関が、標準的な患者に月2回訪問診療した場合の点数

※1 2019年10月以降は在宅患者訪問診療料、居宅療養管理指導費の引き上げに伴い1120円アップする
※2 居宅療養管理指導費は介護報酬のため単位数となる

〔図3〕在宅時医学総合管理料・施設入居時等医学総合管理料の変動因子

患者属性		医療機関の類型 （施設基準）	診療実績	
患者の重症度	居住場所		訪問診療回数	単一建物診療患者数
・重症患者（別表第8の2） ・一定の状態にある患者（別表第8の3） ・その他（上記以外）	・居宅 ・グループホーム ・サービス付き高齢者向け住宅 ・有料老人ホーム 　　　　　　など	・機能強化型在支診・在支病（病床あり） ・機能強化型在支診・在支病（病床なし） ・在支診・在支病 ・在支病・在支病以外 ・在宅医療専門診療所（施設基準等適合以外）	・月2回以上 ・月1回	・1人 ・2〜9人 ・10人以上

点数　高 ↕ 低

〔図4〕在総管・施設総管の変動因子による患者単価への影響

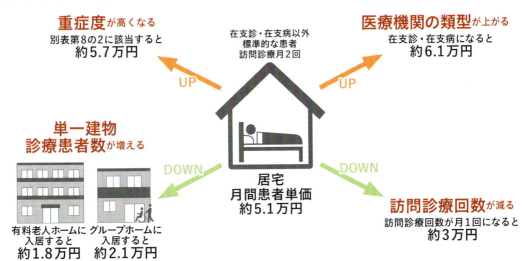

※患者単価は端数を切り捨て

3.1 在宅医療の収入（患者単価×患者数）の把握

（3）診療実績

　診療実績には、患者に実施した訪問診療の回数と単一建物診療患者数の二つの要素がある。訪問診療回数は「月1回」「月2回以上」に分かれ、月2回以上の方が点数が高い。

　単一建物診療患者数は、一つの建物の中で同一月に在総管・施設総管を算定する患者数のことで、「1人」「2～9人」「10人以上」の3区分がある。診療の効率性の観点から、人数が増えるごとに点数は低く設定されている。有料老人ホームなどで9人の患者に施設総管を算定していて、月の途中で新たに患者が1人増え、この患者にも施設総管を算定する場合は全員に「10人以上」の点数を算定することになる。

居宅患者の単価は「約5万円」

　在支診・在支病以外の医療機関における居宅患者の単価は「約5万円」となる〔図2〕。

　現状、在宅患者に対しては隔週で月2回の訪問診療を行うのが一般的であり、在宅患者訪問診療料を2回算定する。居宅患者の標準的な単価を把握するため、ここでは重症患者以外の在総管（月2回以上）と包括的支援加算を算定する。さらに、要支援・要介護認定を受けている患者が大半のため、在宅患者訪問診療料と併せて介護保険の居宅療養管理指導費を算定している。これらを合計すると、在支診・在支病以外の医療機関が居宅の患者に訪問診療を行った場合の患者単価は5万1540円となるわけだ。

　次の、この患者を例に変動因子によって患者単価がどの程度変動するかを見てみよう〔図4〕。患者の重症度が高くなると、単価は約5万7000円に上がる。患者の居住場所が居宅から施設に変わると在総管ではなく施設総管を算定することになり、単価はグループホーム（単一建物診療患者数2～9人）で約2万1000円、有料老人ホーム（単一建物診療患者数10人以上）では約1万8000円に下がる。

　この患者に診療を行っている医療機関が新たに在支診・在支病を届け出ると、単価は約6万1000円に上がる。訪問診療の回数が月2回から月1回に減ると、単価は約3万円に下がる。

医療機関の類型のステップアップで増収

　患者単価には、医療機関の類型が大きく影響する。在支診・在支病以外の医療機関が、24時間の連絡・往診が可能な体制などを整えて在支診・在支病を届け出た場合などの1カ月の収入を比較した〔図5〕。

　例えば、居宅患者を8人診療していた場合、月の収入は約41万円から約48万円（18％増）になる（収入目安は端数を切り捨て）。グループホーム患者18人（2ユニット）であれば約38万円から約45万円（17％増）、有料老人ホーム患者50人であれば約91万円から約103万円（14％増）と、在支診・在支病にステップアップすることで1～2割の増収になる。他の医療機関と連携して機能強化型を届け出れば、それ以上の増収につながる。

在宅医療の診療報酬は外来よりも高い

　在宅医療の収入を感覚でつかむには、外来と比較するとよいだろう。外来患者の診療単価を5000円と仮定すると、1日に40人診た場合の収入は約20万円。一方、在支診・在支病以外の医療機関が居宅の患者に月2回訪問診療した場合の患者単価を5万円と仮定すると、診療1回（1日）当たりの単価は2万5000円となり、外来患者40人と居宅患者8人の1日当たりの収入がほぼ同じとなる〔図6〕。

〔図5〕医療機関の類型ごとの患者単価と収入目安

● 居宅患者8人を診療する場合

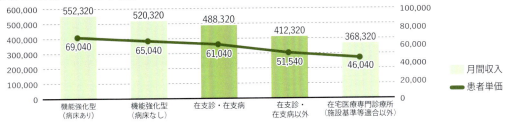

居宅の場合、在支診・在支病で在宅療養実績加算1（300点）を算定する場合は月2万4000円、加算2（200点）を算定する場合は月1万6000円高くなる。機能強化型在支診・在支病で在宅緩和ケア充実診療所・病院加算（400点）を算定する場合は月3万2000円高くなる

● グループホーム患者18人（2ユニット）を診療する場合

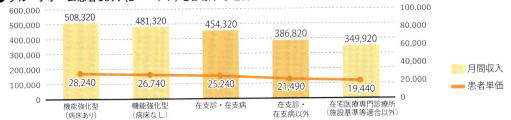

グループホームの場合、在支診・在支病で在宅療養実績加算1（110点）を算定する場合は月1万9800円、加算2（75点）を算定する場合は月1万3500円高くなる。機能強化型在支診・在支病で在宅緩和ケア充実診療所・病院加算（150点）を算定する場合は月2万7000円高くなる

● 有料老人ホーム患者50人を診療する場合

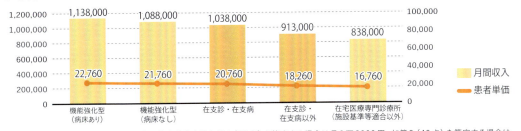

有料老人ホームの場合、在支診・在支病で在宅療養実績加算1（56点）を算定する場合は月2万8000円、加算2（40点）を算定する場合は月2万円高くなる。機能強化型在支診・在支病で在宅緩和ケア充実診療所・病院加算（75点）を算定する場合は月3万7500円高くなる

〔図6〕外来患者と在宅患者の1日当たり収入の比較（在支診・在支病以外の場合）

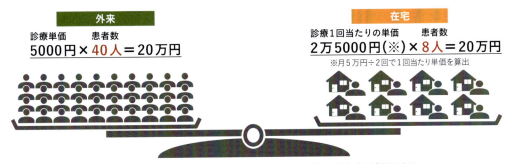

外来患者の診療単価を5000円と仮定すると、外来患者40人と居宅患者8人の1日当たり収入がほぼ同じとなる

3.2 居住場所別の患者単価と月間の収入目安

POINT

● 居宅に比べて、グループホームや有料老人ホームの患者単価は低い

● 在支診・在支病や機能強化型などの医療機関の類型のステップアップで患者単価は高くなる

在宅医療の患者単価は、患者の居住場所（患者属性）によって大きく変動するので、居住場所別の患者単価の把握をしておく必要がある。本項では、（1）戸建て住宅やマンションなどの居宅、（2）グループホーム、（3）有料老人ホーム——の三つの居住場所別に患者単価の増減を見ていく。医療機関の類型がステップアップすることで、どの程度収入が増加するかについても把握しておきたい。

（1）居宅における患者単価

在宅療養支援診療所（在支診）・在宅療養支援病院（在支病）を届け出ていない医療機関が戸建て住宅やマンションなどの居宅に訪問診療した場合の重症度、訪問診療回数別の単価を〔図1〕に示す（単一建物診療患者数は「1人」とした）。

重症度の標準的な患者（要介護2以上、認知症高齢者自立度ランクIIb以上など、「特掲診療料の施設基準等」別表第8の3に該当し、包括的支援加算の算定対象となる患者）に月2回訪問した場合の単価は5万1540円だ。厚生労働大臣が定める重症患者（「特掲診療料の施設基準等」別表第8の2に該当）に月2回訪問した場合は5万7040円となり、重症患者の方が単価は5500円高くなる。月1回の場合の単価は3万370円と、月2回の場合の単価

の6割程度となる。月1回の場合は、厚生労働大臣が定める重症患者の報酬区分はない。

在支診・在支病は単価が9500円アップ

次に、在支診・在支病などの医療機関の類型ごとの居宅の患者単価を〔表1〕に示す。重症度を標準的な患者、訪問診療回数を月2回に固定した場合、在支診・在支病以外の医療機関の単価は5万1540円〔表1の赤色部分〕だが、在支診・在支病を届け出ると単価は6万1040円〔表1のオレンジ色部分〕と9500円高くなる。さらに、在支診・在支病（加算なし）が他の医療機関などと連携して機能強化型を届け出ると、病床なしの場合の単価は6万5040円〔表1の青色部分〕と4000円高くなり、病床ありの場合の単価は6万9040円〔表1の紫色部分〕と8000円高くなる。在宅療養実績加算や在宅緩和ケア充実診療所・病院加算を算定すると、患者単価はさらに高くなる。

医療機関の類型がステップアップするということは、24時間対応や緊急往診、在宅看取りなどの対応力を上げていくことになる。それに伴い患者単価が高くなり、増収につながる。

患者の居住場所、重症度、訪問診療の頻度、単一建物診療患者数に応じた月の収入の早見表を巻末（203ページ）に示したので、参考にしてほしい。

〔図1〕居宅における患者の重症度、訪問診療回数別の単価

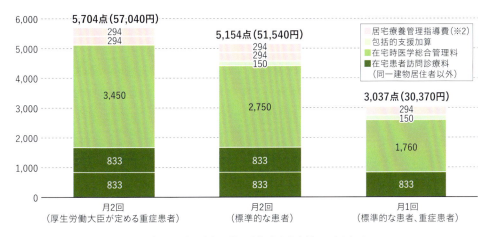

在支診・在支病以外の医療機関が訪問診療した場合の単価。単一建物診療患者数は1人と仮定
※1 2019年10月以降は在宅患者訪問診療料、居宅療養管理指導費の引き上げに伴い、月2回の場合1120円、月1回の場合560円単価がアップする
※2 居宅療養管理指導費は介護報酬のため単位数となる

〔表1〕居宅における医療機関の類型ごとの月の収入の目安（全体版は203ページ参照）

患者数	在支診・在支病 機能強化型 病床あり 在宅緩和ケア充実診療所・病院加算 加算あり	加算なし	機能強化型 病床なし 在宅緩和ケア充実診療所・病院加算 加算あり	加算なし	機能強化型以外 在宅療養実績加算 加算1	加算2	加算なし	在支診・在支病以外	在宅医療専門診療所（施設基準等適合以外）
1	73,040	69,040	69,040	65,040	64,040	63,040	61,040	51,540	46,040
2	146,080	138,080	138,080	130,080	128,080	126,080	122,080	103,080	92,080
3	219,120	207,120	207,120	195,120	192,120	189,120	183,120	154,620	138,120
4	292,160	276,160	276,160	260,160	256,160	252,160	244,160	206,160	184,160
5	365,200	345,200	345,200	325,200	320,200	315,200	305,200	257,700	230,200
6	438,240	414,240	414,240	390,240	384,240	378,240	366,240	309,240	276,240
7	511,280	483,280	483,280	455,280	448,280	441,280	427,280	360,780	322,280
8	584,320	552,320	552,320	520,320	512,320	504,320	488,320	412,320	368,320
9	657,360	621,360	621,360	585,360	576,360	567,360	549,360	463,860	414,360
10	730,400	690,400	690,400	650,400	640,400	630,400	610,400	515,400	460,400
11	803,440	759,440	759,440	715,440	704,440	693,440	671,440	566,940	506,440
12	876,480	828,480	828,480	780,480	768,480	756,480	732,480	618,480	552,480
13	949,520	897,520	897,520	845,520	832,520	819,520	793,520	670,020	598,520
14	1,022,560	966,560	966,560	910,560	896,560	882,560	854,560	721,560	644,560
15	1,095,600	1,035,600	1,035,600	975,600	960,600	945,600	915,600	773,100	690,600
16	1,168,640	1,104,640	1,104,640	1,040,640	1,024,640	1,008,640	976,640	824,640	736,640
17	1,241,680	1,173,680	1,173,680	1,105,680	1,088,680	1,071,680	1,037,680	876,180	782,680
18	1,314,720	1,242,720	1,242,720	1,170,720	1,152,720	1,134,720	1,098,720	927,720	828,720
19	1,387,760	1,311,760	1,311,760	1,235,760	1,216,760	1,197,760	1,159,760	979,260	874,760
20	1,460,800	1,380,800	1,380,800	1,300,800	1,280,800	1,260,800	1,220,800	1,030,800	920,800

標準的な患者に対し、在宅患者訪問診療料（2回）、在宅時医学総合管理料（月2回以上の場合）、包括的支援加算、居宅療養管理指導費（2回）を算定した場合の試算。2019年10月以降は在宅患者訪問診療料、居宅療養管理指導費の引き上げに伴い、1人につき1120円アップする

3.2 居住場所別の患者単価と月間の収入目安

（2）グループホームにおける患者単価

有料老人ホーム、サービス付き高齢者向け住宅、グループホームなどの施設に入居する患者では、施設総管を算定する。これらの施設では、1回の訪問につき10人以上の患者を診ることも珍しくない。ただし、ユニット数が3以下のグループホームに限り、各ユニットで施設総管を算定する人数を単一建物診療患者数とみなすことになっており、患者が1人の場合を除いて単一建物診療患者数が「2〜9人」の点数を算定する。

在支診・在支病を届け出ていない医療機関がグループホームに訪問診療した場合の重症度、訪問診療回数別の単価を〔図2〕に示す（単一建物診療患者数は「2〜9人」とした）。

重症度の標準的な患者に月2回訪問した場合の単価は2万1490円だ。厚生労働大臣が定める重症患者に月2回訪問した場合は2万9990円となり、重症患者の方が単価は8500円高くなる。訪問診療回数が月1回の場合の単価は1万3620円と低くなるが、居宅と同様に月2回の場合の単価の6割程度となる。月1回の場合は、厚生労働大臣が定める重症患者の報酬区分はない。

なお、グループホームに入居する患者1人を診療する場合、在宅患者訪問診療料は「同一建物居住者以外」、施設総管は単一建物診療患者数が「1人」の点数を算定することになる。

在支診・在支病は単価が3750円アップ

次に、在支診・在支病などの医療機関の類型ごとのグループホームの患者単価を〔表2〕に示す。重症度を標準的な患者、訪問診療回数を月2回に固定した場合、在支診・在支病以外の医療機関の単価は2万1490円（2人の

場合の4万2980円〔表2の赤色部分〕÷2）だが、在支診・在支病を届け出ると単価は2万5240円（2人の場合の5万480円〔表2のオレンジ色部分〕÷2）と3750円高くなる。さらに、在支診・在支病（加算なし）が他の医療機関などと連携して機能強化型を届け出ると、病床なしの場合の単価は2万6740円（2人の場合の5万3480円〔表2の青色部分〕÷2）と1500円高くなり、病床ありの場合の単価は2万8240円（2人の場合の5万6480円〔表2の紫色部分〕÷2）と3000円高くなる。在宅療養実績加算や在宅緩和ケア充実診療所・病院加算を算定すると、患者単価はさらに高くなる。居宅と同様、医療機関の類型がステップアップに伴い患者単価は高くなり、増収につながる。

患者の居住場所、重症度、訪問診療の頻度、単一建物診療患者数に応じた月の収入の早見表を巻末（206ページ）に示したので、参考にしてほしい。

グループホーム18人の収入が居宅8人分とほぼ同じ

「患者単価×患者数」で算出した収入を月の訪問診療回数で割った「診療1回当たりの収入」を居宅と比較すると、グループホーム1施設（2ユニット18人）と居宅患者8人の収入がほぼ同じことが分かる〔図3〕。

居宅の場合、1枠（午前または午後の半日、3〜4時間）で診療できるのは4人程度だ。一方、グループホームの場合は1枠あれば2ユニット18人は診ることができる。患者単価が低くても、大人数を効率よく診ることができるため、施設在宅医療を適切に組み合わせることで収益性を高められるといえる。

〔図2〕グループホームにおける患者の重症度、訪問診療回数別の単価（※1）

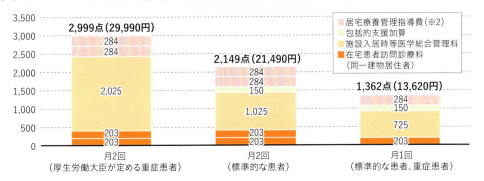

在支診・在支病以外の診療所・病院が訪問診療した場合の単価。単一建物診療患者数は2〜9人と仮定
※1 2019年10月以降は在宅患者訪問診療料、居宅療養管理指導費の引き上げに伴い、月2回の場合220円、月1回の場合110円単価がアップする
※2 居宅療養管理指導費は介護報酬のため単位数となる

〔表2〕グループホームにおける医療機関の類型ごとの月の収入の目安（全体版は206ページ参照）

患者数	在支診・在支病 機能強化型 病床あり 在宅緩和ケア充実診療所・病院加算 加算あり	加算なし	機能強化型 病床なし 在宅緩和ケア充実診療所・病院加算 加算あり	加算なし	機能強化型以外 在宅療養実績加算 加算1	加算2	加算なし	在支診・在支病以外	在宅医療専門診療所（施設基準等適合以外）
2	59,480	56,480	56,480	53,480	52,680	51,980	50,480	42,980	38,880
3	89,220	84,720	84,720	80,220	79,020	77,970	75,720	64,470	58,320
4	118,960	112,960	112,960	106,960	105,360	103,960	100,960	85,960	77,760
5	148,700	141,200	141,200	133,700	131,700	129,950	126,200	107,450	97,200
6	178,440	169,440	169,440	160,440	158,040	155,940	151,440	128,940	116,640
7	208,180	197,680	197,680	187,180	184,380	181,930	176,680	150,430	136,080
8	237,920	225,920	225,920	213,920	210,720	207,920	201,920	171,920	155,520
9	267,660	254,160	254,160	240,660	237,060	233,910	227,160	193,410	174,960

標準的な患者に対し、在宅患者訪問診療料（2回）、施設入居時等医学総合管理料（月2回以上の場合）、包括的支援加算、居宅療養管理指導費（2回）を算定した場合の試算。2019年10月以降は在宅患者訪問診療料、居宅療養管理指導費の引き上げに伴い、1人につき220円アップする

〔図3〕グループホーム患者と居宅患者の診療1回当たり収入の比較（在支診・在支病以外の場合）

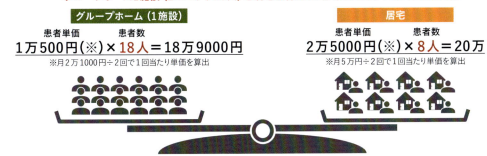

3.2 居住場所別の患者単価と月間の収入目安

（3）有料老人ホームにおける患者単価

有料老人ホームやサービス付き高齢者向け住宅などの施設では、1回の訪問につき10人以上の患者を診ることが珍しくない。そのため、施設総管については単一建物診療患者数が「10人以上」の点数を算定することが多い。

在支診・在支病を届け出ていない医療機関が有料老人ホームなどの施設に訪問診療した場合の重症度、訪問診療回数別の単価を〔図4〕に示す（単一建物診療患者数は「10人以上」とした）。

重症度の標準的な患者に月2回訪問した場合の単価は1万8260円だ。厚生労働大臣が定める重症患者に月2回訪問した場合は2万7260円となり、重症患者の方が単価は9000円高くなる。訪問診療回数が月1回の場合の単価は1万1730円と低くなるが、居宅、グループホームと同様に月2回の場合の単価の6割程度となる。月1回の場合は、厚生労働大臣が定める重症患者の報酬区分はない。

なお、有料老人ホームに入居する患者1人を診療する場合、在宅患者訪問診療料は「同一建物居住者以外」、施設総管は単一建物診療患者数が「1人」の点数を算定することになる。患者2～9人を診療する場合、在宅患者訪問診療料は「同一建物居住者」、施設総管は単一建物診療患者数が「2～9人」の点数を算定することになる。

在支診・在支病は患者単価が2500円増

次に、在支診・在支病などの医療機関の類型ごとの有料老人ホームの患者単価を〔表3〕に示す。重症度を標準的な患者、訪問診療回数を月2回に固定した場合、在支診・在支病以外の医療機関の単価は1万8260円（10人の場合の18万2600円〔表3の赤色部分〕÷10）だが、在支診・在支病を届け出ると単価は2万760円（10人の場合の20万7600円〔表3のオレンジ色部分〕÷10）と2500円高くなる。さらに、在支診・在支病（加算なし）が他の医療機関などと連携して機能強化型を届け出ると、病床なしの場合の単価は2万1760円（10人の場合の21万7600円〔表3の青色部分〕÷10）と1000円高くなり、病床ありの場合の単価は2万2760円（10人の場合は22万7600円〔表3の紫色部分〕÷10）と2000円高くなる。在宅療養実績加算や在宅緩和ケア充実診療所・病院加算を算定すると、患者単価はさらに高くなる。居宅・グループホームと同様に、医療機関の類型がステップアップすると患者単価は高くなり、増収につながる。

患者の居住場所、重症度、訪問診療の頻度、単一建物診療患者数に応じた月の収入の早見表を巻末（207ページ）に示したので、参考にしてほしい。

有料老人ホーム22人分の収入が居宅8人分とほぼ同じ

「患者単価×患者数」で算出した収入を月の訪問診療回数で割った「診療1回当たりの収入」を居宅と比較すると、有料老人ホーム患者22人と居宅患者8人の収入がほぼ同じことが分かる〔図5〕。

居宅の場合、1枠（午前または午後の3～4時間）で診療できるのは4人程度だ。一方、有料老人ホームなどの施設の場合は1枠あれば25人程度は診ることができる。グループホーム同様、施設在宅医療を組み合わせることで収益性を高められるといえる。

〔図4〕**有料老人ホームにおける患者の重症度、訪問診療回数別の単価（※1）**

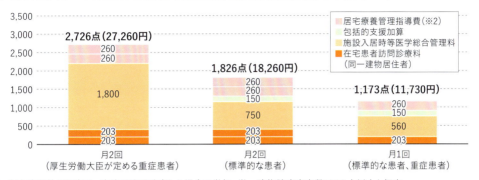

在支診・在支病以外の診療所・病院が訪問診療した場合の単価。単一建物診療患者数は10人以上と仮定
※1 2019年10月以降は在宅患者訪問診療料、居宅療養管理指導費の引き上げに伴い、月2回の場合220円、月1回の場合110円単価がアップする
※2 居宅療養管理指導費は介護報酬のため単位数となる

〔表3〕**有料老人ホームにおける医療機関の類型ごとの月の収入の目安（全体版は207ページ参照）**

患者数	在支診・在支病 機能強化型 病床あり 在宅緩和ケア充実診療所・病院加算 加算あり	加算なし	在支診・在支病 機能強化型 病床なし 在宅緩和ケア充実診療所・病院加算 加算あり	加算なし	機能強化型以外 在宅療養実績加算 加算1	加算2	加算なし	在支診・在支病以外	在宅医療専門診療所（施設基準等適合以外）
10	235,100	227,600	225,100	217,600	213,200	211,600	207,600	182,600	167,600
20	470,200	455,200	450,200	435,200	426,400	423,200	415,200	365,200	335,200
30	705,300	682,800	675,300	652,800	639,600	634,800	622,800	547,800	502,800
40	940,400	910,400	900,400	870,400	852,800	846,400	830,400	730,400	670,400
50	1,175,500	1,138,000	1,125,500	1,088,000	1,066,000	1,058,000	1,038,000	913,000	838,000
100	2,351,000	2,276,000	2,251,000	2,176,000	2,132,000	2,116,000	2,076,000	1,826,000	1,676,000
150	3,526,500	3,414,000	3,376,500	3,264,000	3,198,000	3,174,000	3,114,000	2,739,000	2,514,000
200	4,702,000	4,552,000	4,502,000	4,352,000	4,264,000	4,232,000	4,152,000	3,652,000	3,352,000
250	5,877,500	5,690,000	5,627,500	5,440,000	5,330,000	5,290,000	5,190,000	4,565,000	4,190,000
300	7,053,000	6,828,000	6,753,000	6,528,000	6,396,000	6,348,000	6,228,000	5,478,000	5,028,000

標準的な患者に対し、在宅患者訪問診療料（2回）、施設入居時等医学総合管理料（月2回以上の場合）、包括的支援加算、居宅療養管理指導費（2回）を算定した場合の試算。2019年10月以降は在宅患者訪問診療料、居宅療養管理指導費の引き上げに伴い、1人につき220円アップする

〔図5〕**有料老人ホーム患者と居宅患者の診療1回当たり収入の比較（在支診・在支病以外の場合）**

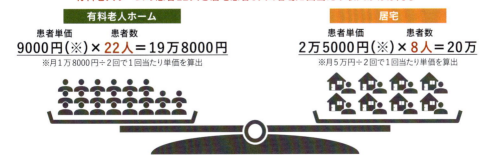

3.3 訪問診療のスケジュールの立て方と月間の収入目安

POINT

● 週1日・昼休みに訪問診療するだけで、在支診・在支病以外でも月約20万円の増収

● 新たに非常勤医師を雇用しても1枠（半日）で居宅患者を4人診てもらえれば収支はプラス

　本項では、訪問診療の週間スケジュールと訪問場所に応じた収入の目安を、(1) 週1日、昼休みに診療する、(2) 週1枠診療する、(3) 週2枠 (1日または半日×2回) 診療する、(4) 毎日午後に診療する——の4パターンについて見ていく。収入の目安が分かれば、どれだけ診療枠を設けて在宅医療を始めたらよいかを判断しやすくなる。なお、本書では半日 (3〜4時間)を「1枠」と取り扱う。

　なお、(1)〜(3)は在宅療養支援診療所 (在支診)・在宅療養支援病院 (在支病)を届け出ていない医療機関と在支診・在支病、(4) は在支診・在支病と機能強化型在支診・在支病で比較する。一般的な収入の目安を示すため、患者の重症度は標準的な患者 (包括的支援加算を算定)、訪問診療の回数は月2回で統一する。

(1)週1日、昼休みに診療するパターン

　新たに在宅医療を始める場合で最もハードルが低いのは、週1日、昼休みに訪問診療するパターンだ〔**図1**〕。昼休みの2〜3時間で、戸建て住宅やマンションなどの居宅患者であれば移動時間を考慮しても最低2人の訪問診療が可能だ。隔週で月2回の訪問診療を行うと、第1・3週に2人、第2・4週に別の2人を診るため、実患者数は4人となる。在支診・在支病以外の場合、患者単価は5万1540円で、月の収入は約20万円。在支診・在支病なら単価は6万1040円で、月の収入は約24万円になる。

　グループホームや有料老人ホームなど施設入居時等医学総合管理料の算定対象となる施設では、複数の患者がいるため、2〜3時間で20人程度の診療も可能だ。グループホーム (2ユニット18人) でユニットごとに隔週で月2回の訪問診療を行うと、第1・3週に一方のユニット (9人)、第2・4週にもう一方のユニット (9人)を診ることになる。在支診・在支病以外の場合、患者単価は2万1490円で、月の収入は約38万円。在支診・在支病なら単価は2万5240円で、月の収入は約45万円になる。

　有料老人ホームで在宅医療が必要な患者が40人と仮定し、隔週で月2回の訪問診療を行うと、第1・3週に20人、第2・4週に別の20人を診ることになる。在支診・在支病以外の場合、患者単価は1万8260円で、月の収入は約73万円。在支診・在支病なら単価は2万760円で、月の収入は約83万円になる。

　昼休みを使って訪問診療すれば、外来を閉めることによる減収のリスクなく在宅医療を始められ、一定の収入を得られる。ただし、午前の外来が長引いて訪問診療の時間を十分に確保できなかったり、午後の外来再開が遅れるといったリスクが生じる。医師やスタッフの休憩時間が削られることによる負担も考慮する必要がある。

（2）週1枠を診療枠にするパターン

週1枠（3〜4時間）、外来を閉めて訪問診療する場合のスケジュールと収入の目安は〔図2〕のようになる。3〜4時間で、戸建て住宅やマンションなどの居宅患者であれば4人の診療

が目安だ。隔週で月2回の訪問診療を行うと、実患者数は8人となる。在支診・在支病以外の場合、月の収入は約41万円で、1枠当たりの収入は約10万円だ。仮に非常勤医師を1枠につき5万円で雇用しても、1枠につき4人診療して

〔図1〕週1日、昼休みに訪問診療する場合のスケジュールと収入の目安

●週間スケジュール（週1日、昼休みに訪問診療）

	月	火	水	木	金
9:00〜12:00	外来	外来	外来	外来	外来
12:00〜14:00	昼休み	昼休み	在宅	昼休み	昼休み
14:00〜18:00	外来	外来	外来	外来	外来

●戸建て、マンションなど（単一建物診療患者数1人）

	月	火	水	木	金
第1週			2人		
第2週			2人		
第3週			2人		
第4週			2人		

訪問診療回数は月2回、各患者に隔週で診療

	在支診・在支病以外	在支診・在支病
1回当たり診療患者数	2人	
実患者数	4人	
患者単価	51,540円	61,040円
収入目安（※）	約20万円	約24万円

●グループホームなど（単一建物診療患者数2〜9人）

	月	火	水	木	金
第1週			9人		
第2週			9人		
第3週			9人		
第4週			9人		

グループホーム（2ユニット18人）1施設を二つのユニットに分け、それぞれ隔週で月2回診療

	在支診・在支病以外	在支診・在支病
1回当たり診療患者数	9人（1ユニット）	
実患者数	18人（2ユニット）	
患者単価	21,490円	25,240円
収入目安（※）	約38万円	約45万円

●有料老人ホーム、サ高住など（単一建物診療患者数10人以上）

	月	火	水	木	金
第1週			20人		
第2週			20人		
第3週			20人		
第4週			20人		

有料老人ホームで在宅医療が必要な患者が40人と仮定し、20人ずつグループに分け、それぞれ隔週で月2回診療

	在支診・在支病以外	在支診・在支病
1回当たり診療患者数	20人	
実患者数	40人	
患者単価	18,260円	20,760円
収入目安（※）	約73万円	約83万円

※収入目安は端数を切り捨て

3.3 訪問診療のスケジュールの立て方と月間の収入目安

もらえれば十分にペイできる。施設の場合、グループホームなら1回の診療につき1施設18人（隔週で訪問するため実患者数は2施設で合計36人）、有料老人ホーム（患者が50人と仮定）なら1回の診療につき25人（実患者数50人）を診療すると仮定して収入を算出した。

外来患者の診療単価を5000円と仮定し、同じ収入を外来で確保しようとした場合に必要となる患者数の目安を「外来換算」として示した。外来患者数が外来換算を大幅に下回っているようであれば、外来患者を別の曜日に移して訪問診療への切り替えを検討してもよいだろう。

〔図2〕週1枠訪問診療する場合のスケジュールと収入の目安

●週間スケジュール（週1枠［半日・4時間］訪問診療）

	月	火	水	木	金
9:00〜12:00	外来	外来	外来	外来	外来
12:00〜14:00	昼休み	昼休み	昼休み	昼休み	昼休み
14:00〜18:00	外来	外来	在宅	外来	外来

●戸建て、マンションなど（単一建物診療患者数1人）

	月	火	水	木	金
第1週			4人		
第2週			4人		
第3週			4人		
第4週			4人		

訪問診療回数は月2回、各患者に隔週で診療

	在支診・在支病以外	在支診・在支病
1枠当たり診療患者数	4人	
実患者数	8人	
患者単価	51,540円	61,040円
収入目安（※1）	約41万円	約48万円
外来換算（※2）	約21人相当	約24人相当

●グループホームなど（単一建物診療患者数2〜9人）

	月	火	水	木	金
第1週			18人		
第2週			18人		
第3週			18人		
第4週			18人		

グループホーム（2ユニット18人）2施設を1施設ずつ隔週で月2回診療

	在支診・在支病以外	在支診・在支病
1枠当たり診療患者数	18人（1施設［2ユニット]）	
実患者数	36人（2施設［2ユニット×2]）	
患者単価	21,490円	25,240円
収入目安（※1）	約77万円	約90万円
外来換算（※2）	約39人相当	約45人相当

●有料老人ホーム、サ高住など（単一建物診療患者数10人以上）

	月	火	水	木	金
第1週			25人		
第2週			25人		
第3週			25人		
第4週			25人		

有料老人ホーム1施設の入居者を25人ずつグループに分け、それぞれ隔週で月2回診療

	在支診・在支病以外	在支診・在支病
1枠当たり診療患者数	25人（1施設の半分）	
実患者数	50人（1施設）	
患者単価	18,260円	20,760円
収入目安（※1）	約91万円	約103万円
外来換算（※2）	約46人相当	約52人相当

※1 収入目安は端数を切り捨て　※2 外来患者の診療単価を5000円と仮定。外来換算の人数は四捨五入

（3）週2枠を診療枠にするパターン

週2枠（1日または半日×2回）、外来を閉めて訪問診療する場合のスケジュールと収入の目安は〔図3〕のようになる。戸建て住宅やマンションなどの居宅患者の場合、1枠につき4人の診療が目安となるため、週2枠、隔週で月2回訪問診療を行うとすると、実患者数は16人となる。週2枠のうち1枠を居宅、1枠を施設にすると、実患者数は居宅が8人、グループホームが2施設で36人、あるいは有料老人ホームが1施設で50人となる。

〔図3〕週2枠訪問診療する場合のスケジュールと収入の目安

●週間スケジュール（週2枠［半日×2回］訪問診療）

	月	火	水	木	金
9:00〜12:00	外来	外来	外来	外来	外来
12:00〜14:00	昼休み	昼休み	昼休み	昼休み	昼休み
14:00〜18:00	外来	在宅	外来	在宅	外来

●両日とも戸建て、マンションなど（単一建物診療患者数1人）

	月	火	水	木	金
第1週		4人		4人	
第2週		4人		4人	
第3週		4人		4人	
第4週		4人		4人	

訪問診療回数は月2回、各患者に隔週で診療

	在支診・在病以外	在支診・在病
1枠当たり診療患者数	4人	
実患者数	16人	
患者単価	51,540円	61,040円
収入目安（※）	約82万円	約97万円

●火：戸建て、マンションなど（単一建物診療患者数1人）
　木：グループホームなど（単一建物診療患者数2〜9人）

	月	火	水	木	金
第1週		4人		18人	
第2週		4人		18人	
第3週		4人		18人	
第4週		4人		18人	

木曜はグループホーム（2ユニット18人）2施設を1施設ずつ隔週で月2回診療

		在支診・在支病以外	在支診・在支病
1枠当たり診療患者数	火	4人	
	木	18人（1施設［2ユニット］）	
実患者数	火	8人	
	木	36人（2施設［2ユニット×2]）	
患者単価	火	51,540円	61,040円
	木	21,490円	25,240円
収入目安（※）	火	約41万円	約48万円
	木	約77万円	約90万円
	合計	約118万円	約139万円

●火：戸建て、マンションなど（単一建物診療患者数1人）
　木：有料老人ホーム、サ高住など（単一建物診療患者数10人以上）

	月	火	水	木	金
第1週		4人		25人	
第2週		4人		25人	
第3週		4人		25人	
第4週		4人		25人	

木曜は有料老人ホーム1施設の入居者を25人ずつグループに分け、それぞれ隔週で月2回診療

		在支診・在支病以外	在支診・在支病
1枠当たり診療患者数	火	4人	
	木	25人（1施設の半分）	
実患者数	火	8人	
	木	50人（1施設）	
患者単価	火	51,540円	61,040円
	木	18,260円	20,760円
収入目安（※）	火	約41万円	約48万円
	木	約91万円	約103万円
	合計	約132万円	約152万円

※収入目安は端数を切り捨て

3.3 訪問診療のスケジュールの立て方と月間の収入目安

（4）週5日、午後を診療枠にするパターン

外来中心の医療機関の場合、診療枠を増やしても週2枠程度のことが多い。ただし、地域の在宅医療のニーズが高かったり、外来医療のニーズが低下している場合などは、外来の比重を減らして在宅医療に注力することも選択肢となる。

〔図4〕は、午後の外来患者を午前に集約し、午後は週5日、訪問診療する場合のスケジュールと収入の目安だ。なお、このような診療パターンを選ぶ医療機関は少なくとも在支診・在支病

を届け出ているケースがほとんどであり、ここでは在支診・在支病または機能強化型在支診・在支病（病床なし）の収入の目安を示す。

全ての日に戸建て住宅やマンションなどの居宅患者を診療する場合、1枠で4人、隔週で月2回訪問診療を行うとすると、第1・3週に20人、第2・4週に別の20人を診るため、実患者数は40人となる。在支診・在支病の患者単価は6万1040円で、月の収入は約244万円。機能強化型在支診・在支病の単価は6万5040

〔図4〕週5日、午後に訪問診療する場合のスケジュールと収入の目安

●週間スケジュール（週5枠訪問診療）

	月	火	水	木	金
9:00	外来	外来	外来	外来	外来
12:00	昼休み	昼休み	昼休み	昼休み	昼休み
14:00〜18:00	在宅	在宅	在宅	在宅	在宅

●全日戸建て、マンションなど（単一建物診療患者数1人）

	月	火	水	木	金
第1週	4人	4人	4人	4人	4人
第2週	4人	4人	4人	4人	4人
第3週	4人	4人	4人	4人	4人
第4週	4人	4人	4人	4人	4人

訪問診療回数は月2回、各患者に隔週で診療

	在支診・在支病	機能強化型 在支診・在支病 （病床なし）
半日当たり 診療患者数	4人	
在宅患者数	40人	
患者単価	61,040円	65,040円
収入目安	約244万円	約260万円

●月〜木：戸建て、マンションなど（単一建物診療患者数1人）
　金：グループホームなど（単一建物診療患者数2〜9人）

	月	火	水	木	金
第1週	4人	4人	4人	4人	18人（GH）
第2週	4人	4人	4人	4人	18人（GH）
第3週	4人	4人	4人	4人	18人（GH）
第4週	4人	4人	4人	4人	18人（GH）

金曜はグループホーム（2ユニット18人）2施設を1施設ずつ隔週で月2回診療

		在支診・在支病	機能強化型 在支診・在支病 （病床なし）
半日当たり 診療患者数	月〜木	4人	
	金	18人（1施設［2ユニット］）	
在宅患者数	月〜木	32人	
	金	36人（2施設［2ユニット×2］）	
患者単価	月〜木	61,040円	65,040円
	金	25,240円	26,740円
収入目安	月〜木	約195万円	約208万円
	金	約90万円	約96万円
	合計	約286万円	約304万円

円で、月の収入は約260万円になる。

居宅への訪問診療にグループホームや有料老人ホームなどへの訪問診療を週1～2枠組み合わせるパターンもあり得る。週1枠、グループホームに訪問診療する場合の実患者数は、居宅が32人、グループホームが36人で、月の収入は在支診・在支病が約286万円、機能強化型在支診・在支病が約304万円。週1枠、有料老人ホームに訪問診療する場合の実患者数は、居宅が32人、有料老人ホームが50人で、月の

収入は在支診・在支病が約299万円、機能強化型在支診・在支病が約316万円となる。

居宅患者を週3枠、グループホームの患者を週1枠、有料老人ホームの患者を週1枠診る場合、実患者数は居宅が24人、グループホームが36人、有料老人ホームが50人。月の収入は在支診・在支病が約341万、機能強化型在支診・在支病が約361万円となる。いずれの場合も、居宅患者だけでなく施設入居者への訪問診療を組み合わせることで、収入は高くなる。

●月～木：戸建て、マンションなど（単一建物診療患者数1人）
**　金：有料老人ホーム、サ高住など（単一建物診療患者数10人以上）**

	月	火	水	木	金
第1週	4人	4人	4人	4人	25人 (有料H)
第2週	4人	4人	4人	4人	25人 (有料H)
第3週	4人	4人	4人	4人	25人 (有料H)
第4週	4人	4人	4人	4人	25人 (有料H)

金曜は有料老人ホーム1施設の入居者を25人ずつグループに分け、それぞれ隔週で月2回診療

		在支診・在支病	機能強化型 在支診・在支病 （病床なし）
半日当たり 診療患者数	月～木	4人	
	金	25人（1施設の半分）	
在宅患者数	月～木	32人	
	金	50人（1施設）	
患者単価	月～木	61,040円	65,040円
	金	20,760円	21,760円
収入目安	月～木	約195万円	約208万円
	金	約103万円	約108万円
	合計	約299万円	約316万円

●月・水・金：戸建て、マンションなど（単一建物診療患者数1人）
**　火：グループホームなど（単一建物診療患者数2～9人）**
**　木：有料老人ホーム、サ高住など（単一建物診療患者数10人以上）**

	月	火	水	木	金
第1週	4人	18人 (GH)	4人	25人 (有料H)	4人
第2週	4人	18人 (GH)	4人	25人 (有料H)	4人
第3週	4人	18人 (GH)	4人	25人 (有料H)	4人
第4週	4人	18人 (GH)	4人	25人 (有料H)	4人

火曜はグループホーム（2ユニット18人）2施設を1施設ずつ隔週で月2回診療、木曜は有料老人ホーム1施設の入居者を25人ずつグループに分け、それぞれ隔週で月2回診療

		在支診・在支病	機能強化型 在支診・在支病 （病床なし）
半日当たり 診療患者数	月・水・金	4人	
	火	18人（1施設 [2ユニット]）	
	木	25人（1施設の半分）	
在宅患者数	月・水・金	24人	
	火	36人（2施設 [2ユニット×2]）	
	木	50人（1施設）	
患者単価	月・水・金	61,040円	65,040円
	火	25,240円	26,740円
	木	20,760円	21,760円
収入目安	月・水・金	約146万円	約156万円
	火	約90万円	約96万円
	木	約103万円	約108万円
	合計	約341万円	約361万円

3.4 診療枠数を増やした場合の月間の収入目安

POINT

● 1カ月に診療する実患者数は、診療枠と1枠（半日）当たりの診療患者数によって決まる

● 患者数の増加に応じて、非常勤医師の増員などによる診療枠の拡大を検討

3.3では、昼休みや週1枠で在宅医療を始めた場合など、週間スケジュール別の収入の目安を紹介した。本項では、患者数が増えたときにどれだけの診療枠数が必要になるかを把握するため、診療枠数と患者数の関係を整理し、診療枠数ごとの収入目安を示す。なお、本書では半日（3〜4時間）を「1枠」と取り扱う。

診療患者数は1枠4〜6人が目安

週当たりの診療枠数と1枠当たりの診療患者数から算出できる実患者数の目安をまとめた〔**表1**〕。縦は週当たりの診療枠数、横は1枠当たりの診療患者数となる。診療枠1枠当たりの診療患者数は、経営と患者満足度、医師のモチベーションのバランスを考慮して適正な範囲に設定する。筆者らがこれまでに見てきた医療機関を参考にすると、居宅の診療患者数は医師1人当たり1日8〜12人、つまり1枠4〜6人程度〔**表1〜5の赤色点線で囲んだ部分**〕が適正と考える（詳細は**5.1**参照）。

訪問診療回数が月1回の場合、毎週別の患者を診ることになるため、実患者数は「週当たりの診療枠数×1枠当たりの診療患者数」の4倍になる。訪問診療回数が月2回の場合、第1・3週と第2・4週は同じ患者を診ることになるため、実患者数は「週当たりの診療枠数×1枠当たりの診療患者数」の2倍になる。

例えば、常勤医師1人が週5日（10枠）訪問診療に従事し、1枠当たりの診療患者数が4人なら、月1回訪問診療する場合に診療できる実患者数は160人診療となる〔**表1のオレンジ色部分**〕。月2回訪問診療する場合の実患者数は80人となる〔**表1の青色部分**〕。

患者数の増加に応じて診療枠拡大を検討

週当たりの診療枠数と1枠当たりの診療患者数が決まると、収入の目安を試算できる〔**表2〜5**〕。例えば、医師1人が週5日（10枠）在宅医療に従事し、1枠当たり診療患者数が4人で月2回訪問診療すると、実患者数は80人となり、月の収入は在支診・在支病以外の場合に約412万円となる〔**表2のオレンジ色部分**〕。在宅患者数が増えそうであれば、無理のない範囲で1枠当たりの診療患者数を増やしたり、外来医師の配置転換や非常勤医師の増員などにより診療枠数の拡大も検討する。

医療機関の類型のステップアップで増収

医師1人が週5日（10枠）在宅医療に従事し、1枠当たり診療患者数が4人で月2回訪問診療すると、月の収入は在支診・在支病の場合に約488万円に増える。機能強化型（病床なし）は約520万円、機能強化型（病床あり）は約552万となる〔**表3〜5のオレンジ色部分**〕。

〔表1〕診療枠数と診療患者数から算出できる実患者数の目安

常勤医師1人の週当たりの診療枠数は最大10枠となる。非常勤医師が1日勤務するにつき2枠ずつ増える

●患者に月1回訪問診療を行う場合

1枠（半日）当たりの診療患者数

週当たりの診療枠数（1枠を半日とする）	1	2	3	4	5	6	7	8 …
1	4	8	12	16	20	24	28	32
2	8	16	24	32	40	48	56	64
3	12	24	36	48	60	72	84	96
4	16	32	48	64	80	96	112	128
5	20	40	60	80	100	120	140	160
6	24	48	72	96	120	144	168	192
7	28	56	84	112	140	168	196	224
8	32	64	96	128	160	192	224	256
9	36	72	108	144	180	216	252	288
10	40	80	120	160	200	240	280	320
11	44	88	132	176	220	264	308	352
12	48	96	144	192	240	288	336	384
13	52	104	156	208	260	312	364	416
14	56	112	168	224	280	336	392	448
15	60	120	180	240	300	360	420	480
16	64	128	192	256	320	384	448	512
17	68	136	204	272	340	408	476	544
18	72	144	216	288	360	432	504	576
19	76	152	228	304	380	456	532	608
20	80	160	240	320	400	480	560	640

実患者数の目安

常勤医師1人の週当たりの診療枠数は最大10枠となる。非常勤医師が1日勤務するにつき2枠ずつ増える

●患者に月2回訪問診療を行う場合

1枠（半日）当たりの診療患者数

週当たりの診療枠数（1枠を半日とする）	1	2	3	4	5	6	7	8 …
1	2	4	6	8	10	12	14	16
2	4	8	12	16	20	24	28	32
3	6	12	18	24	30	36	42	48
4	8	16	24	32	40	48	56	64
5	10	20	30	40	50	60	70	80
6	12	24	36	48	60	72	84	96
7	14	28	42	56	70	84	98	112
8	16	32	48	64	80	96	112	128
9	18	36	54	72	90	108	126	144
10	20	40	60	80	100	120	140	160
11	22	44	66	88	110	132	154	176
12	24	48	72	96	120	144	168	192
13	26	52	78	104	130	156	182	208
14	28	56	84	112	140	168	196	224
15	30	60	90	120	150	180	210	240
16	32	64	96	128	160	192	224	256
17	34	68	102	136	170	204	238	272
18	36	72	108	144	180	216	252	288
19	38	76	114	152	190	228	266	304
20	40	80	120	160	200	240	280	320

実患者数の目安

3　数値で見る在宅医療経営

3.4 診療枠数を増やした場合の月間の収入目安

〔表2〕診療枠数と診療患者数から試算できる月間収入の目安（在支診・在支病以外）

●患者に月1回訪問診療を行う場合

1枠（半日）当たりの診療患者数

		1	2	3	4	5	6	7	8 ···
週当たりの診療枠数（1枠を半日とする）	1	121,480	242,960	364,440	485,920	607,400	728,880	850,360	971,840
	2	242,960	485,920	728,880	971,840	1,214,800	1,457,760	1,700,720	1,943,680
	3	364,440	728,880	1,093,320	1,457,760	1,822,200	2,186,640	2,551,080	2,915,520
	4	485,920	971,840	1,457,760	1,943,680	2,429,600	2,915,520	3,401,440	3,887,360
	5	607,400	1,214,800	1,822,200	2,429,600	3,037,000	3,644,400	4,251,800	4,859,200
	6	728,880	1,457,760	2,186,640	2,915,520	3,644,400	4,373,280	5,102,160	5,831,040
	7	850,360	1,700,720	2,551,080	3,401,440	4,251,800	5,102,160	5,952,520	6,802,880
	8	971,840	1,943,680	2,915,520	3,887,360	4,859,200	5,831,040	6,802,880	7,774,720
	9	1,093,320	2,186,640	3,279,960	4,373,280	5,466,600	6,559,920	7,653,240	8,746,560
	10	1,214,800	2,429,600	3,644,400	4,859,200	6,074,000	7,288,800	8,503,600	9,718,400
	11	1,336,280	2,672,560	4,008,840	5,345,120	6,681,400	8,017,680	9,353,960	10,690,240
	12	1,457,760	2,915,520	4,373,280	5,831,040	7,288,800	8,746,560	10,204,320	11,662,080
	13	1,579,240	3,158,480	4,737,720	6,316,960	7,896,200	9,475,440	11,054,680	12,633,920
	14	1,700,720	3,401,440	5,102,160	6,802,880	8,503,600	10,204,320	11,905,040	13,605,760
	15	1,822,200	3,644,400	5,466,600	7,288,800	9,111,000	10,933,200	12,755,400	14,577,600
	16	1,943,680	3,887,360	5,831,040	7,774,720	9,718,400	11,662,080	13,605,760	15,549,440
	17	2,065,160	4,130,320	6,195,480	8,260,640	10,325,800	12,390,960	14,456,120	16,521,280
	18	2,186,640	4,373,280	6,559,920	8,746,560	10,933,200	13,119,840	15,306,480	17,493,120
	19	2,308,120	4,616,240	6,924,360	9,232,480	11,540,600	13,848,720	16,156,840	18,464,960
	20	2,429,600	4,859,200	7,288,800	9,718,400	12,148,000	14,577,600	17,007,200	19,436,800

収入の目安

●患者に月2回訪問診療を行う場合

1枠（半日）当たりの診療患者数

		1	2	3	4	5	6	7	8 ···
週当たりの診療枠数（1枠を半日とする）	1	103,080	206,160	309,240	412,320	515,400	618,480	721,560	824,640
	2	206,160	412,320	618,480	824,640	1,030,800	1,236,960	1,443,120	1,649,280
	3	309,240	618,480	927,720	1,236,960	1,546,200	1,855,440	2,164,680	2,473,920
	4	412,320	824,640	1,236,960	1,649,280	2,061,600	2,473,920	2,886,240	3,298,560
	5	515,400	1,030,800	1,546,200	2,061,600	2,577,000	3,092,400	3,607,800	4,123,200
	6	618,480	1,236,960	1,855,440	2,473,920	3,092,400	3,710,880	4,329,360	4,947,840
	7	721,560	1,443,120	2,164,680	2,886,240	3,607,800	4,329,360	5,050,920	5,772,480
	8	824,640	1,649,280	2,473,920	3,298,560	4,123,200	4,947,840	5,772,480	6,597,120
	9	927,720	1,855,440	2,783,160	3,710,880	4,638,600	5,566,320	6,494,040	7,421,760
	10	1,030,800	2,061,600	3,092,400	4,123,200	5,154,000	6,184,800	7,215,600	8,246,400
	11	1,133,880	2,267,760	3,401,640	4,535,520	5,669,400	6,803,280	7,937,160	9,071,040
	12	1,236,960	2,473,920	3,710,880	4,947,840	6,184,800	7,421,760	8,658,720	9,895,680
	13	1,340,040	2,680,080	4,020,120	5,360,160	6,700,200	8,040,240	9,380,280	10,720,320
	14	1,443,120	2,886,240	4,329,360	5,772,480	7,215,600	8,658,720	10,101,840	11,544,960
	15	1,546,200	3,092,400	4,638,600	6,184,800	7,731,000	9,277,200	10,823,400	12,369,600
	16	1,649,280	3,298,560	4,947,840	6,597,120	8,246,400	9,895,680	11,544,960	13,194,240
	17	1,752,360	3,504,720	5,257,080	7,009,440	8,761,800	10,514,160	12,266,520	14,018,880
	18	1,855,440	3,710,880	5,566,320	7,421,760	9,277,200	11,132,640	12,988,080	14,843,520
	19	1,958,520	3,917,040	5,875,560	7,834,080	9,792,600	11,751,120	13,709,640	15,668,160
	20	2,061,600	4,123,200	6,184,800	8,246,400	10,308,000	12,369,600	14,431,200	16,492,800

収入の目安

86

〔表3〕診療枠数と診療患者数から試算できる月間収入の目安（在支診・在支病）

●患者に月1回訪問診療を行う場合

1枠（半日）当たりの診療患者数

週当たりの診療枠数（1枠を半日とする）	1	2	3	4	5	6	7	8 …
1	143,080	286,160	429,240	572,320	715,400	858,480	1,001,560	1,144,640
2	286,160	572,320	858,480	1,144,640	1,430,800	1,716,960	2,003,120	2,289,280
3	429,240	858,480	1,287,720	1,716,960	2,146,200	2,575,440	3,004,680	3,433,920
4	572,320	1,144,640	1,716,960	2,289,280	2,861,600	3,433,920	4,006,240	4,578,560
5	715,400	1,430,800	2,146,200	2,861,600	3,577,000	4,292,400	5,007,800	5,723,200
6	858,480	1,716,960	2,575,440	3,433,920	4,292,400	5,150,880	6,009,360	6,867,840
7	1,001,560	2,003,120	3,004,680	4,006,240	5,007,800	6,009,360	7,010,920	8,012,480
8	1,144,640	2,289,280	3,433,920	4,578,560	5,723,200	6,867,840	8,012,480	9,157,120
9	1,287,720	2,575,440	3,863,160	5,150,880	6,438,600	7,726,320	9,014,040	10,301,760
10	1,430,800	2,861,600	4,292,400	5,723,200	7,154,000	8,584,800	10,015,600	11,446,400
11	1,573,880	3,147,760	4,721,640	6,295,520	7,869,400	9,443,280	11,017,160	12,591,040
12	1,716,960	3,433,920	5,150,880	6,867,840	8,584,800	10,301,760	12,018,720	13,735,680
13	1,860,040	3,720,080	5,580,120	7,440,160	9,300,200	11,160,240	13,020,280	14,880,320
14	2,003,120	4,006,240	6,009,360	8,012,480	10,015,600	12,018,720	14,021,840	16,024,960
15	2,146,200	4,292,400	6,438,600	8,584,800	10,731,000	12,877,200	15,023,400	17,169,600
16	2,289,280	4,578,560	6,867,840	9,157,120	11,446,400	13,735,680	16,024,960	18,314,240
17	2,432,360	4,864,720	7,297,080	9,729,440	12,161,800	14,594,160	17,026,520	19,458,880
18	2,575,440	5,150,880	7,726,320	10,301,760	12,877,200	15,452,640	18,028,080	20,603,520
19	2,718,520	5,437,040	8,155,560	10,874,080	13,592,600	16,311,120	19,029,640	21,748,160
20	2,861,600	5,723,200	8,584,800	11,446,400	14,308,000	17,169,600	20,031,200	22,892,800

収入の目安

●患者に月2回訪問診療を行う場合

1枠（半日）当たりの診療患者数

週当たりの診療枠数（1枠を半日とする）	1	2	3	4	5	6	7	8 …
1	122,080	244,160	366,240	488,320	610,400	732,480	854,560	976,640
2	244,160	488,320	732,480	976,640	1,220,800	1,464,960	1,709,120	1,953,280
3	366,240	732,480	1,098,720	1,464,960	1,831,200	2,197,440	2,563,680	2,929,920
4	488,320	976,640	1,464,960	1,953,280	2,441,600	2,929,920	3,418,240	3,906,560
5	610,400	1,220,800	1,831,200	2,441,600	3,052,000	3,662,400	4,272,800	4,883,200
6	732,480	1,464,960	2,197,440	2,929,920	3,662,400	4,394,880	5,127,360	5,859,840
7	854,560	1,709,120	2,563,680	3,418,240	4,272,800	5,127,360	5,981,920	6,836,480
8	976,640	1,953,280	2,929,920	3,906,560	4,883,200	5,859,840	6,836,480	7,813,120
9	1,098,720	2,197,440	3,296,160	4,394,880	5,493,600	6,592,320	7,691,040	8,789,760
10	1,220,800	2,441,600	3,662,400	4,883,200	6,104,000	7,324,800	8,545,600	9,766,400
11	1,342,880	2,685,760	4,028,640	5,371,520	6,714,400	8,057,280	9,400,160	10,743,040
12	1,464,960	2,929,920	4,394,880	5,859,840	7,324,800	8,789,760	10,254,720	11,719,680
13	1,587,040	3,174,080	4,761,120	6,348,160	7,935,200	9,522,240	11,109,280	12,696,320
14	1,709,120	3,418,240	5,127,360	6,836,480	8,545,600	10,254,720	11,963,840	13,672,960
15	1,831,200	3,662,400	5,493,600	7,324,800	9,156,000	10,987,200	12,818,400	14,649,600
16	1,953,280	3,906,560	5,859,840	7,813,120	9,766,400	11,719,680	13,672,960	15,626,240
17	2,075,360	4,150,720	6,226,080	8,301,440	10,376,800	12,452,160	14,527,520	16,602,880
18	2,197,440	4,394,880	6,592,320	8,789,760	10,987,200	13,184,640	15,382,080	17,579,520
19	2,319,520	4,639,040	6,958,560	9,278,080	11,597,600	13,917,120	16,236,640	18,556,160
20	2,441,600	4,883,200	7,324,800	9,766,400	12,208,000	14,649,600	17,091,200	19,532,800

収入の目安

数値で見る在宅医療経営

3.4 診療枠数を増やした場合の月間の収入目安

〔表4〕診療枠数と診療患者数から試算できる月間収入の目安（機能強化型在支診・在支病［病床なし］）

●患者に月1回訪問診療を行う場合

1枠（半日）当たりの診療患者数

		1	2	3	4	5	6	7	8	…
週当たりの診療枠数（1枠を半日とする）	1	151,880	303,760	455,640	607,520	759,400	911,280	1,063,160	1,215,040	
	2	303,760	607,520	911,280	1,215,040	1,518,800	1,822,560	2,126,320	2,430,080	
	3	455,640	911,280	1,366,920	1,822,560	2,278,200	2,733,840	3,189,480	3,645,120	
	4	607,520	1,215,040	1,822,560	2,430,080	3,037,600	3,645,120	4,252,640	4,860,160	
	5	759,400	1,518,800	2,278,200	3,037,600	3,797,000	4,556,400	5,315,800	6,075,200	
	6	911,280	1,822,560	2,733,840	3,645,120	4,556,400	5,467,680	6,378,960	7,290,240	
	7	1,063,160	2,126,320	3,189,480	4,252,640	5,315,800	6,378,960	7,442,120	8,505,280	
	8	1,215,040	2,430,080	3,645,120	4,860,160	6,075,200	7,290,240	8,505,280	9,720,320	
	9	1,366,920	2,733,840	4,100,760	5,467,680	6,834,600	8,201,520	9,568,440	10,935,360	
	10	1,518,800	3,037,600	4,556,400	6,075,200	7,594,000	9,112,800	10,631,600	12,150,400	
	11	1,670,680	3,341,360	5,012,040	6,682,720	8,353,400	10,024,080	11,694,760	13,365,440	
	12	1,822,560	3,645,120	5,467,680	7,290,240	9,112,800	10,935,360	12,757,920	14,580,480	
	13	1,974,440	3,948,880	5,923,320	7,897,760	9,872,200	11,846,640	13,821,080	15,795,520	
	14	2,126,320	4,252,640	6,378,960	8,505,280	10,631,600	12,757,920	14,884,240	17,010,560	
	15	2,278,200	4,556,400	6,834,600	9,112,800	11,391,000	13,669,200	15,947,400	18,225,600	
	16	2,430,080	4,860,160	7,290,240	9,720,320	12,150,400	14,580,480	17,010,560	19,440,640	
	17	2,581,960	5,163,920	7,745,880	10,327,840	12,909,800	15,491,760	18,073,720	20,655,680	
	18	2,733,840	5,467,680	8,201,520	10,935,360	13,669,200	16,403,040	19,136,880	21,870,720	
	19	2,885,720	5,771,440	8,657,160	11,542,880	14,428,600	17,314,320	20,200,040	23,085,760	
	20	3,037,600	6,075,200	9,112,800	12,150,400	15,188,000	18,225,600	21,263,200	24,300,800	

収入の目安

●患者に月2回訪問診療を行う場合

1枠（半日）当たりの診療患者数

		1	2	3	4	5	6	7	8	…
週当たりの診療枠数（1枠を半日とする）	1	130,080	260,160	390,240	520,320	650,400	780,480	910,560	1,040,640	
	2	260,160	520,320	780,480	1,040,640	1,300,800	1,560,960	1,821,120	2,081,280	
	3	390,240	780,480	1,170,720	1,560,960	1,951,200	2,341,440	2,731,680	3,121,920	
	4	520,320	1,040,640	1,560,960	2,081,280	2,601,600	3,121,920	3,642,240	4,162,560	
	5	650,400	1,300,800	1,951,200	2,601,600	3,252,000	3,902,400	4,552,800	5,203,200	
	6	780,480	1,560,960	2,341,440	3,121,920	3,902,400	4,682,880	5,463,360	6,243,840	
	7	910,560	1,821,120	2,731,680	3,642,240	4,552,800	5,463,360	6,373,920	7,284,480	
	8	1,040,640	2,081,280	3,121,920	4,162,560	5,203,200	6,243,840	7,284,480	8,325,120	
	9	1,170,720	2,341,440	3,512,160	4,682,880	5,853,600	7,024,320	8,195,040	9,365,760	
	10	1,300,800	2,601,600	3,902,400	5,203,200	6,504,000	7,804,800	9,105,600	10,406,400	
	11	1,430,880	2,861,760	4,292,640	5,723,520	7,154,400	8,585,280	10,016,160	11,447,040	
	12	1,560,960	3,121,920	4,682,880	6,243,840	7,804,800	9,365,760	10,926,720	12,487,680	
	13	1,691,040	3,382,080	5,073,120	6,764,160	8,455,200	10,146,240	11,837,280	13,528,320	
	14	1,821,120	3,642,240	5,463,360	7,284,480	9,105,600	10,926,720	12,747,840	14,568,960	
	15	1,951,200	3,902,400	5,853,600	7,804,800	9,756,000	11,707,200	13,658,400	15,609,600	
	16	2,081,280	4,162,560	6,243,840	8,325,120	10,406,400	12,487,680	14,568,960	16,650,240	
	17	2,211,360	4,422,720	6,634,080	8,845,440	11,056,800	13,268,160	15,479,520	17,690,880	
	18	2,341,440	4,682,880	7,024,320	9,365,760	11,707,200	14,048,640	16,390,080	18,731,520	
	19	2,471,520	4,943,040	7,414,560	9,886,080	12,357,600	14,829,120	17,300,640	19,772,160	
	20	2,601,600	5,203,200	7,804,800	10,406,400	13,008,000	15,609,600	18,211,200	20,812,800	

収入の目安

〔表5〕診療枠数と診療患者数から試算できる月間収入の目安（機能強化型在支診・在支病［病床あり］）

●患者に月1回訪問診療を行う場合

1枠（半日）当たりの診療患者数

週当たりの診療枠数（1枠を半日とする）	1	2	3	4	5	6	7	8 …
1	161,480	322,960	484,440	645,920	807,400	968,880	1,130,360	1,291,840
2	322,960	645,920	968,880	1,291,840	1,614,800	1,937,760	2,260,720	2,583,680
3	484,440	968,880	1,453,320	1,937,760	2,422,200	2,906,640	3,391,080	3,875,520
4	645,920	1,291,840	1,937,760	2,583,680	3,229,600	3,875,520	4,521,440	5,167,360
5	807,400	1,614,800	2,422,200	3,229,600	4,037,000	4,844,400	5,651,800	6,459,200
6	968,880	1,937,760	2,906,640	3,875,520	4,844,400	5,813,280	6,782,160	7,751,040
7	1,130,360	2,260,720	3,391,080	4,521,440	5,651,800	6,782,160	7,912,520	9,042,880
8	1,291,840	2,583,680	3,875,520	5,167,360	6,459,200	7,751,040	9,042,880	10,334,720
9	1,453,320	2,906,640	4,359,960	5,813,280	7,266,600	8,719,920	10,173,240	11,626,560
10	1,614,800	3,229,600	4,844,400	6,459,200	8,074,000	9,688,800	11,303,600	12,918,400
11	1,776,280	3,552,560	5,328,840	7,105,120	8,881,400	10,657,680	12,433,960	14,210,240
12	1,937,760	3,875,520	5,813,280	7,751,040	9,688,800	11,626,560	13,564,320	15,502,080
13	2,099,240	4,198,480	6,297,720	8,396,960	10,496,200	12,595,440	14,694,680	16,793,920
14	2,260,720	4,521,440	6,782,160	9,042,880	11,303,600	13,564,320	15,825,040	18,085,760
15	2,422,200	4,844,400	7,266,600	9,688,800	12,111,000	14,533,200	16,955,400	19,377,600
16	2,583,680	5,167,360	7,751,040	10,334,720	12,918,400	15,502,080	18,085,760	20,669,440
17	2,745,160	5,490,320	8,235,480	10,980,640	13,725,800	16,470,960	19,216,120	21,961,280
18	2,906,640	5,813,280	8,719,920	11,626,560	14,533,200	17,439,840	20,346,480	23,253,120
19	3,068,120	6,136,240	9,204,360	12,272,480	15,340,600	18,408,720	21,476,840	24,544,960
20	3,229,600	6,459,200	9,688,800	12,918,400	16,148,000	19,377,600	22,607,200	25,836,800

収入の目安

●患者に月2回訪問診療を行う場合

1枠（半日）当たりの診療患者数

週当たりの診療枠数（1枠を半日とする）	1	2	3	4	5	6	7	8 …
1	138,080	276,160	414,240	552,320	690,400	828,480	966,560	1,104,640
2	276,160	552,320	828,480	1,104,640	1,380,800	1,656,960	1,933,120	2,209,280
3	414,240	828,480	1,242,720	1,656,960	2,071,200	2,485,440	2,899,680	3,313,920
4	552,320	1,104,640	1,656,960	2,209,280	2,761,600	3,313,920	3,866,240	4,418,560
5	690,400	1,380,800	2,071,200	2,761,600	3,452,000	4,142,400	4,832,800	5,523,200
6	828,480	1,656,960	2,485,440	3,313,920	4,142,400	4,970,880	5,799,360	6,627,840
7	966,560	1,933,120	2,899,680	3,866,240	4,832,800	5,799,360	6,765,920	7,732,480
8	1,104,640	2,209,280	3,313,920	4,418,560	5,523,200	6,627,840	7,732,480	8,837,120
9	1,242,720	2,485,440	3,728,160	4,970,880	6,213,600	7,456,320	8,699,040	9,941,760
10	1,380,800	2,761,600	4,142,400	5,523,200	6,904,000	8,284,800	9,665,600	11,046,400
11	1,518,880	3,037,760	4,556,640	6,075,520	7,594,400	9,113,280	10,632,160	12,151,040
12	1,656,960	3,313,920	4,970,880	6,627,840	8,284,800	9,941,760	11,598,720	13,255,680
13	1,795,040	3,590,080	5,385,120	7,180,160	8,975,200	10,770,240	12,565,280	14,360,320
14	1,933,120	3,866,240	5,799,360	7,732,480	9,665,600	11,598,720	13,531,840	15,464,960
15	2,071,200	4,142,400	6,213,600	8,284,800	10,356,000	12,427,200	14,498,400	16,569,600
16	2,209,280	4,418,560	6,627,840	8,837,120	11,046,400	13,255,680	15,464,960	17,674,240
17	2,347,360	4,694,720	7,042,080	9,389,440	11,736,800	14,084,160	16,431,520	18,778,880
18	2,485,440	4,970,880	7,456,320	9,941,760	12,427,200	14,912,640	17,398,080	19,883,520
19	2,623,520	5,247,040	7,870,560	10,494,080	13,117,600	15,741,120	18,364,640	20,988,160
20	2,761,600	5,523,200	8,284,800	11,046,400	13,808,000	16,569,600	19,331,200	22,092,800

収入の目安

3.5 在宅医療の収支シミュレーション

POINT

● 在宅医療中心の診療所の損益分岐点は「居宅患者40人」「1日当たり訪問件数4人」

● 居宅患者だけで単月黒字化するには半年から1年を要するが、施設を組み合わせれば前倒し可能

在宅医療中心の診療所を開設する場合の、初年度の収支シミュレーションを示す〔図1〕。給与費や建物賃料などの数値を変えれば、中小病院が新たに在宅医療部門を立ち上げる際のシミュレーションとしても活用できる。

損益分岐点は「居宅患者40人」

まず収入を見てみよう。居宅患者のみで、毎月5人ずつ増えると仮定した。5人／月はシミュレーション上の仮定で、増患ペースとしては不可能ではないもののかなり速いペースだ。訪問診療は週5日、患者1人につき月2回訪問診療を行う。在宅医療中心のため、最初から在宅療養支援診療所（在支診）を届け出て、5カ月目に機能強化型にステップアップすることとした。

シミュレーションの精度を上げるため、患者単価は筆者らが支援している医療機関の実績に基づき在支診が6万5000円、機能強化型在支診が7万2000円とした。ここまで示してきた患者単価よりも高くなっているのは、実績部分である往診料や在宅療養指導管理料、検査料、処置料などが含まれているためだ。

シミュレーションの結果、12カ月目には患者数が55人に増え、月間収入は396万円となった。なお、この時点でも在宅患者比率を95％未満にするために必要な外来患者数は月3人でよく、シミュレーションに与える影響は軽微なため割愛している。

〔図1〕在宅医療中心の診療所を開設する場合の収支シミュレーション（居宅患者のみ）

		単位	1カ月目	2カ月目
収入	居宅	円	0	325,000
	患者単価	円	65,000	65,000
	患者数	人	0	5
	1日の訪問件数 （患者数×2回÷20日）	人	0.0	0.5
	増患ペース	人	5	5
	収入合計	円	0	325,000
費用	売上原価 （医療材料費、医薬品費）	円	0	32,500
	売上対比	%	10.0%	10.0%
	給与費 医師	円	1,000,000	1,000,000
	看護師	円	400,000	400,000
	医療事務	円	250,000	250,000
	法定福利費	円	247,500	247,500
	給与費対比	%	15.0%	15.0%
	リース料（往診車など）	円	50,000	50,000
	建物賃料	円	200,000	200,000
	駐車場賃料	円	10,000	10,000
	水道光熱費	円	30,000	30,000
	通信費（電子カルテ、携帯電話など）	円	100,000	100,000
	広告宣伝費	円	500,000	50,000
	委託費	円	0	16,250
	売上対比	%	5.0%	5.0%
	その他経費	円	0	9,750
	売上対比	%	3.0%	3.0%
	費用合計	円	2,787,500	2,396,000
営業利益（収入－費用）		円	-2,787,500	-2,071,000

在支診・在支病←‖→機能強化型在支診・在支病

損益分岐は居宅患者40人、1日当たり訪問件数4人

3カ月目	4カ月目	5カ月目	6カ月目	7カ月目	8カ月目	9カ月目	10カ月目	11カ月目	12カ月目	1年目
650,000	975,000	1,440,000	1,800,000	2,160,000	2,520,000	2,880,000	3,240,000	3,600,000	3,960,000	
65,000	65,000	72,000	72,000	72,000	72,000	72,000	72,000	72,000	72,000	
10	15	20	25	30	35	40	45	50	55	
1.0	1.5	2.0	2.5	3.0	3.5	4.0	4.5	5.0	5.5	
5	5	5	5	5	5	5	5	5	5	
650,000	975,000	1,440,000	1,800,000	2,160,000	2,520,000	2,880,000	3,240,000	3,600,000	3,960,000	23,550,000
65,000	97,500	144,000	180,000	216,000	252,000	288,000	324,000	360,000	396,000	
10.0%	10.0%	10.0%	10.0%	10.0%	10.0%	10.0%	10.0%	10.0%	10.0%	
1,000,000	1,000,000	1,000,000	1,000,000	1,000,000	1,000,000	1,000,000	1,000,000	1,000,000	1,000,000	
400,000	400,000	400,000	400,000	400,000	400,000	400,000	400,000	400,000	400,000	
250,000	250,000	250,000	250,000	250,000	250,000	250,000	250,000	250,000	250,000	
247,500	247,500	247,500	247,500	247,500	247,500	247,500	247,500	247,500	247,500	
15.0%	15.0%	15.0%	15.0%	15.0%	15.0%	15.0%	15.0%	15.0%	15.0%	
50,000	50,000	50,000	50,000	50,000	50,000	50,000	50,000	50,000	50,000	
200,000	200,000	200,000	200,000	200,000	200,000	200,000	200,000	200,000	200,000	
10,000	10,000	10,000	10,000	10,000	10,000	10,000	10,000	10,000	10,000	
30,000	30,000	30,000	30,000	30,000	30,000	30,000	30,000	30,000	30,000	
100,000	100,000	100,000	100,000	100,000	100,000	100,000	100,000	100,000	100,000	
50,000	50,000	50,000	50,000	50,000	50,000	50,000	50,000	50,000	50,000	
32,500	48,750	72,000	90,000	108,000	126,000	144,000	162,000	180,000	198,000	
5.0%	5.0%	5.0%	5.0%	5.0%	5.0%	5.0%	5.0%	5.0%	5.0%	
19,500	29,250	43,200	54,000	64,800	75,600	86,400	97,200	108,000	118,800	
3.0%	3.0%	3.0%	3.0%	3.0%	3.0%	3.0%	3.0%	3.0%	3.0%	
2,454,500	2,513,000	2,596,700	2,661,500	2,726,300	2,791,100	2,855,900	2,920,700	2,985,500	3,050,300	32,739,000
-1,804,500	-1,538,000	-1,156,700	-861,500	-566,300	-271,100	24,100	319,300	614,500	909,700	-9,189,000

在宅医療を始めて9カ月目に営業利益が単月黒字化

1年目の収支は約919万円の赤字に

3.5 在宅医療の収支シミュレーション

　続いて費用を見る。人員体制は医師（院長）、看護師、医療事務が1人ずつ。給与は医師が月100万円、看護師が月40万円、医療事務が月25万円（それぞれ残業手当を含む）で、初年度の賞与はなしとした。個人立の診療所に転職する看護師や医療事務は、医療法人などの安定した職場環境を諦めてくることが多く、その代償として給与は地域の相場より高くなる傾向がある。なお、個人立の診療所の場合は営業利益の一部が院長の取り分となるが、分かりやすさを考慮して給与としている。

　往診車などの設備はリースとした。建物賃料、駐車場賃料などは、地域の相場を考慮して設定する。売上原価、委託費、その他経費などについては、筆者らが支援している医療機関の実績に基づき収入（売り上げ）に対する比率を設定し、売り上げを基に算出した。法定福利費についても支援実績に基づき、給与費に対する比率を設定し、給与費を基に算出した。なお、このシミュレーションは在宅医療中心の診療所を開設する場合を想定しており、開設時には積極的に広告活動を行う必要があるため、広告宣伝費は初月のみ50万円で、2カ月目以降は月5万円とした。

　収入と費用を比較すると、在宅医療を始めて9カ月目に営業利益が単月黒字となった。損益分岐点は居宅患者40人、1日当たり訪問件数4人であることが分かった。年間を通してみると、収支は約919万円の赤字となった。

施設への訪問診療を組み合わせる

　シミュレーションを踏まえ、居宅患者だけで単月黒字化するには半年から1年を要すると考えた方がよい。だが、施設入居者への訪問診療を組み合わせれば、前倒しで単月黒字化できる。〔図2〕は、居宅の患者数や患者単価は据え

〔図2〕在宅医療中心の診療所を開設する場合の収支シミュレーション（居宅＋グループホーム2施設）

		単位	1カ月目	2カ月目	
収入	居宅	円	0	325,000	
	患者単価	円	65,000	65,000	
	患者数	人	0	5	
	1日の訪問件数（患者数×2回÷18日）	人	0.0	0.6	
	増患ペース	人	5	5	
	グループホーム	円	972,000	972,000	
	患者単価	円	27,000	27,000	
	患者数	人	36	36	
	収入合計	円	972,000	1,297,000	
費用	売上原価（医療材料費、医薬品費）	円	97,200	129,700	
	売上対比	%	10.0%	10.0%	
	給与費　医師	円	1,000,000	1,000,000	
	給与費　看護師	円	400,000	400,000	
	給与費　医療事務	円	250,000	250,000	
	法定福利費	円	247,500	247,500	
	給与費対比	%	15.0%	15.0%	
	リース料（往診車など）	円	50,000	50,000	
	建物賃料	円	200,000	200,000	
	駐車場賃料	円	10,000	10,000	
	水道光熱費	円	30,000	30,000	
	通信費（電子カルテ、携帯電話など）	円	100,000	100,000	
	広告宣伝費	円	500,000	50,000	
	委託費	円	48,600	64,850	
	売上対比	%	5.0%	5.0%	
	その他経費	円	29,160	38,910	
	売上対比	%	3.0%	3.0%	
	費用合計	円	2,962,460	2,570,960	
営業利益（収入－費用）		円	-1,990,460	-1,273,960	

在支診・在支病←‖→機能強化型在支診・在支病

損益分岐は居宅患者25人、
1日当たり訪問件数2.8人

3カ月目	4カ月目	5カ月目	6カ月目	7カ月目	8カ月目	9カ月目	10カ月目	11カ月目	12カ月目	1年目
650,000	975,000	1,440,000	1,800,000	2,160,000	2,520,000	2,880,000	3,240,000	3,600,000	3,960,000	
65,000	65,000	72,000	72,000	72,000	72,000	72,000	72,000	72,000	72,000	
10	15	20	25	30	35	40	45	50	55	
1.1	1.7	2.2	2.8	3.3	3.9	4.4	5.0	5.6	6.1	
5	5	5	5	5	5	5	5	5	5	
972,000	972,000	1,080,000	1,080,000	1,080,000	1,080,000	1,080,000	1,080,000	1,080,000	1,080,000	
27,000	27,000	30,000	30,000	30,000	30,000	30,000	30,000	30,000	30,000	
36	36	36	36	36	36	36	36	36	36	
1,622,000	1,947,000	2,520,000	2,880,000	3,240,000	3,600,000	3,960,000	4,320,000	4,680,000	5,040,000	36,078,000
162,200	194,700	252,000	288,000	324,000	360,000	396,000	432,000	468,000	504,000	
10.0%	10.0%	10.0%	10.0%	10.0%	10.0%	10.0%	10.0%	10.0%	10.0%	
1,000,000	1,000,000	1,000,000	1,000,000	1,000,000	1,000,000	1,000,000	1,000,000	1,000,000	1,000,000	
400,000	400,000	400,000	400,000	400,000	400,000	400,000	400,000	400,000	400,000	
250,000	250,000	250,000	250,000	250,000	250,000	250,000	250,000	250,000	250,000	
247,500	247,500	247,500	247,500	247,500	247,500	247,500	247,500	247,500	247,500	
15.0%	15.0%	15.0%	15.0%	15.0%	15.0%	15.0%	15.0%	15.0%	15.0%	
50,000	50,000	50,000	50,000	50,000	50,000	50,000	50,000	50,000	50,000	
200,000	200,000	200,000	200,000	200,000	200,000	200,000	200,000	200,000	200,000	
10,000	10,000	10,000	10,000	10,000	10,000	10,000	10,000	10,000	10,000	
30,000	30,000	30,000	30,000	30,000	30,000	30,000	30,000	30,000	30,000	
100,000	100,000	100,000	100,000	100,000	100,000	100,000	100,000	100,000	100,000	
50,000	50,000	50,000	50,000	50,000	50,000	50,000	50,000	50,000	50,000	
81,100	97,350	126,000	144,000	162,000	180,000	198,000	216,000	234,000	252,000	
5.0%	5.0%	5.0%	5.0%	5.0%	5.0%	5.0%	5.0%	5.0%	5.0%	
48,660	58,410	75,600	86,400	97,200	108,000	118,800	129,600	140,400	151,200	
3.0%	3.0%	3.0%	3.0%	3.0%	3.0%	3.0%	3.0%	3.0%	3.0%	
2,629,460	2,687,960	2,791,100	2,855,900	2,920,700	2,985,500	3,050,300	3,115,100	3,179,900	3,244,700	34,994,040
-1,007,460	-740,960	-271,100	24,100	319,300	614,500	909,700	1,204,900	1,500,100	1,795,300	1,083,960

在宅医療を始めて6カ月目に
営業利益が単月黒字化

1年目の収支は
約108万円の黒字に

CHAPTER 3
数値で見る在宅医療経営

3.5 在宅医療の収支シミュレーション

置いたまま、開業と同時にグループホーム2施設（2ユニット×2、計36人）の訪問診療を始めた場合の収支シミュレーションだ。週1枠をグループホームの診療枠にするため、居宅患者への訪問診療の日数が20日から18日に減り、1日の訪問件数が増えることになる。居宅・グループホームのいずれも、患者1人につき月2回訪問診療を行う。グループホームの患者単価は支援実績に基づき在支診が2万7000円、機能強化型在支診が3万円とした。

このケースでは、開始6カ月目に営業利益が単月黒字となった。損益分岐点は居宅患者25人、1日当たり訪問件数2.8人であることが分かった。年間を通してみると、収支は約108万円の黒字となった。

〔図3〕は、居宅の患者数や患者単価は据え置いたまま、開業と同時に有料老人ホーム1施設（50人）の訪問診療を始めた場合の収支シミュレーションだ。週1枠を有料老人ホームの診療枠にするため、居宅患者への訪問診療の日数が20日から18日に減り、1日の訪問件数が増えることになる。居宅・有料老人ホームのいずれも、患者1人につき月2回訪問診療を行う。有料老人ホームの患者単価は支援実績に基づき在支診が2万6000円、機能強化型在支診が2万9000円とした。

このケースでは、開始5カ月目に営業利益が単月黒字となった。損益分岐点は居宅患者20人、1日当たり訪問件数2.2人であることが分かった。年間を通してみると、収支は約459万円の黒字となった。

このように、施設入居者への訪問診療を組み合わせれば前倒しで単月黒字化が可能になる。在宅医療の規模を拡大する際は、施設への訪問診療を適切に組み合わせることも検討したい。

〔図3〕在宅医療中心の診療所を開設する場合の収支シミュレーション（居宅＋有料老人ホーム1施設）

		単位	1カ月目	2カ月目
収入	居宅	円	0	325,000
	患者単価	円	65,000	65,000
	患者数	人	0	5
	1日の訪問件数（患者数×2回÷18日）	人	0.0	0.6
	増患ペース	人	5	5
	有料老人ホーム	円	1,300,000	1,300,000
	患者単価	円	26,000	26,000
	患者数	人	50	50
	収入合計	円	1,300,000	1,625,000
費用	売上原価（医療材料費、医薬品費）	円	130,000	162,500
	売上対比	%	10.0%	10.0%
	給与費　医師	円	1,000,000	1,000,000
	給与費　看護師	円	400,000	400,000
	給与費　医療事務	円	250,000	250,000
	法定福利費	円	247,500	247,500
	給与費対比	%	15.0%	15.0%
	リース料（往診車など）	円	50,000	50,000
	建物賃料	円	200,000	200,000
	駐車場賃料	円	10,000	10,000
	水道光熱費	円	30,000	30,000
	通信費（電子カルテ、携帯電話など）	円	100,000	100,000
	広告宣伝費	円	500,000	50,000
	委託費	円	65,000	81,250
	売上対比	%	5.0%	5.0%
	その他経費	円	39,000	48,750
	売上対比	%	3.0%	3.0%
	費用合計	円	3,021,500	2,630,000
営業利益（収入－費用）		円	-1,721,500	-1,005,000

在支診・在支病←‖→機能強化型在支診・在支病

損益分岐は居宅患者20人、
1日当たり訪問件数2.2人

3カ月目	4カ月目	5カ月目	6カ月目	7カ月目	8カ月目	9カ月目	10カ月目	11カ月目	12カ月目	1年目
650,000	975,000	1,440,000	1,800,000	2,160,000	2,520,000	2,880,000	3,240,000	3,600,000	3,960,000	
65,000	65,000	72,000	72,000	72,000	72,000	72,000	72,000	72,000	72,000	
10	15	20	25	30	35	40	45	50	55	
1.1	1.7	2.2	2.8	3.3	3.9	4.4	5.0	5.6	6.1	
5	5	5	5	5	5	5	5	5	5	
1,300,000	1,300,000	1,450,000	1,450,000	1,450,000	1,450,000	1,450,000	1,450,000	1,450,000	1,450,000	
26,000	26,000	29,000	29,000	29,000	29,000	29,000	29,000	29,000	29,000	
50	50	50	50	50	50	50	50	50	50	
1,950,000	2,275,000	2,890,000	3,250,000	3,610,000	3,970,000	4,330,000	4,690,000	5,050,000	5,410,000	40,350,000
195,000	227,500	289,000	325,000	361,000	397,000	433,000	469,000	505,000	541,000	
10.0%	10.0%	10.0%	10.0%	10.0%	10.0%	10.0%	10.0%	10.0%	10.0%	
1,000,000	1,000,000	1,000,000	1,000,000	1,000,000	1,000,000	1,000,000	1,000,000	1,000,000	1,000,000	
400,000	400,000	400,000	400,000	400,000	400,000	400,000	400,000	400,000	400,000	
250,000	250,000	250,000	250,000	250,000	250,000	250,000	250,000	250,000	250,000	
247,500	247,500	247,500	247,500	247,500	247,500	247,500	247,500	247,500	247,500	
15.0%	15.0%	15.0%	15.0%	15.0%	15.0%	15.0%	15.0%	15.0%	15.0%	
50,000	50,000	50,000	50,000	50,000	50,000	50,000	50,000	50,000	50,000	
200,000	200,000	200,000	200,000	200,000	200,000	200,000	200,000	200,000	200,000	
10,000	10,000	10,000	10,000	10,000	10,000	10,000	10,000	10,000	10,000	
30,000	30,000	30,000	30,000	30,000	30,000	30,000	30,000	30,000	30,000	
100,000	100,000	100,000	100,000	100,000	100,000	100,000	100,000	100,000	100,000	
50,000	50,000	50,000	50,000	50,000	50,000	50,000	50,000	50,000	50,000	
97,500	113,750	144,500	162,500	180,500	198,500	216,500	234,500	252,500	270,500	
5.0%	5.0%	5.0%	5.0%	5.0%	5.0%	5.0%	5.0%	5.0%	5.0%	
58,500	68,250	86,700	97,500	108,300	119,100	129,900	140,700	151,500	162,300	
3.0%	3.0%	3.0%	3.0%	3.0%	3.0%	3.0%	3.0%	3.0%	3.0%	
2,688,500	2,747,000	2,857,700	2,922,500	2,987,300	3,052,100	3,116,900	3,181,700	3,246,500	3,311,300	35,763,000
-738,500	-472,000	32,300	327,500	622,700	917,900	1,213,100	1,508,300	1,803,500	2,098,700	4,587,000

在宅医療を始めて5カ月目に
営業利益が単月黒字化

1年目の収支は
約459万円の黒字に

CHAPTER 3 数値で見る在宅医療経営

3.6 在総管・施設総管の算定状況と 患者の状態に応じた評価の方向性

POINT

● 在総管の約8割、施設総管の約9割が「月2回以上」

● 患者の状態に応じた評価の推進で、軽症患者は「月1回」しか算定できなくなる可能性も

厚生労働省は毎年、「社会医療診療行為別統計」を公表しており、ここから各診療報酬項目の算定状況（毎年6月審査分）を知ることができる。2017年6月審査分の実績では、在宅時医学総合管理料（在総管）の算定は22万7347件、施設入居時等医学総合管理料（施設総管）の算定は33万6188件あった。在宅患者訪問診療料の算定（在宅患者訪問診療料を1回以上算定された患者数）は71万868件に上るため、在総管・施設総管などの医学管理料を算定していない患者も約15万人いることが分かる。

在総管・施設総管の算定状況の内訳を見ると、在総管の76.3％、施設総管の89.3％が「月2回以上」の点数を算定していた〔図1、2〕。末期がんや指定難病などの厚生労働大臣が定める重症患者（「特掲診療料の施設基準等」別表第8の2に該当）は、在総管の21.3％、施設総管の10.0％を占めた。

軽症患者は「月1回」にシフトする可能性

2016年度診療報酬改定で、患者の状態や居住場所に応じたきめ細かな評価を行うため、在総管・施設総管の評価体系が、（1）訪問診療の頻度、（2）患者の重症度、（3）単一建物診療患者数——によって細分化された。2018年度改定でも、きめ細かな評価をさらに推進するため、厚生労働大臣が定める重症患者以外で通院が特に困難な一定の状態にある患者への診療を評価する包括的支援加算が新設された。これにより、現在の在宅患者は、重症度が高い順に①厚生労働大臣が定める重症患者、②通院が特に困難な一定の状態にある患者（「特掲診療料の施設基準等」別表第8の3に該当、包括的支援加算の算定対象）、③その他の患者——の三つに分類されている。

今後も患者の状態に応じた評価が進むのは間違いない。特に、③の患者については、在総管・施設総管の「月1回」の点数しか算定を認めないようにするなど、評価が引き下げられる可能性が高い。要介護2以上、認知症高齢者の日常生活自立度ランクIIb以上、注射や喀痰吸引、経管栄養、鼻腔栄養などの処置を受けるなどして包括的支援加算の対象となっている②の患者についても、今後は対象が絞り込まれて一部が③に移行することも考えられる。

在宅医療を経営の柱に見据えるのであれば、自院の患者の重症度ごとの割合を把握するとともに、今から重症度の高い患者の受け入れを増やしていくことが重要だ。そのためには、今後在宅移行のニーズが増すがんや、患者が増えることが予想されている認知症などの診療や、独居、老老介護といった社会的な課題にも対応できるよう、患者に対する包括的なマネジメント体制を構築することが求められる。

〔図1〕在宅時医学総合管理料の算定状況

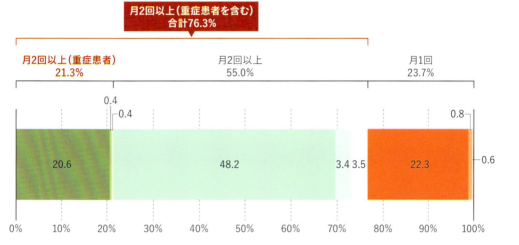

出典：厚生労働省「2017年社会医療診療行為別統計」（6月審査分）第3表を基に作成

〔図2〕施設入居時等医学総合管理料の算定状況

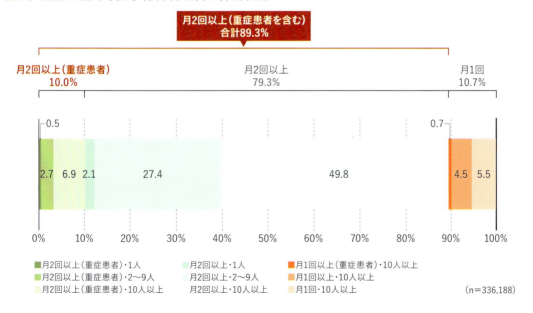

出典：厚生労働省「2017年社会医療診療行為別統計」（6月審査分）第3表を基に作成

CHAPTER 4

事例で見る実践のポイント：基本編

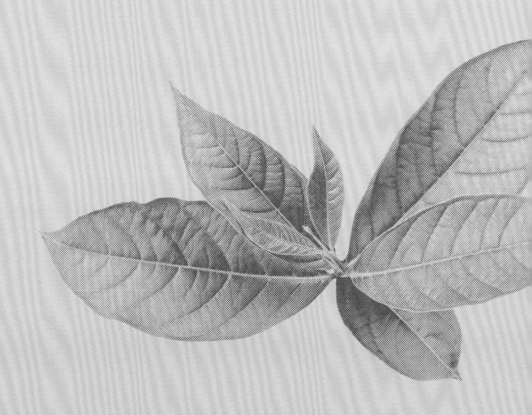

4.1 地域の在宅医療の需要と提供体制の把握

POINT
● 将来の人口推計や届出受理医療機関名簿などを活用してマーケットと競合を把握
● 「入院よりも在宅医療」と考える医療者が増えれば、在宅医療の需要はつくり出せる

在宅医療はまだまだ成長が見込める市場だ。本項では、地域の在宅医療の需要と提供体制（供給）を見極めるポイントを解説する。

75歳以上人口推計で量的需要を把握

地域の在宅医療の量的需要の目安となるのは、75歳以上人口の将来推計だ。国立社会保障・人口問題研究所のウェブサイトの「日本の地域別将来推計人口（都道府県・市区町村）」から、都道府県および市区町村ごとの人口の2045年までの将来推計を確認できる〔図1〕。1.2で紹介したように、在宅患者の約9割は75歳以上の高齢者だ。

ただし、人口の増減には地域差があり、既に75歳以上人口が減り始めている地域もある。在宅医療への本格的な参入を検討するのであれば、まずは自院や開業を検討している地域の75歳以上人口の将来推計を確認しておきたい。

質的需要の把握にはヒアリングが有効

在宅医療の質的需要の把握には、地域の訪問看護ステーション、居宅介護支援事業所、薬局などへのヒアリングが有効だ。地域の訪問看護ステーションや居宅介護支援事業所は、厚生労働省が運営する「介護事業所・生活関連情報検索（介護サービス情報公表システム）で検索できる〔図2〕。地域の事業所を検索し、常勤

職員数や利用者数が多い大規模事業所から順番に回ってヒアリングしてみるのもよいだろう。

ヒアリングでは、在宅医療に対する思いや診療可能な範囲などを伝えるとともに、地域の患者のニーズや、どのような患者の対応に困っているのかなどを聞けるとよい。筆者らはこれまで数多くの地域でヒアリングを行ってきたが、在宅医療を始めようとしていることや、在宅医療を手がける診療所の開業を検討していることを伝えれば、丁寧に情報提供してくれることが多い。ヒアリングは競合を把握する手段としても有効だ。

届出受理医療機関名簿で競合を把握

在宅医療需要は自分たちでつくり出すといっても、やはり競合の存在は気になるもの。そこで、ヒアリング以外で比較的簡単に地域の在宅医療の提供体制を把握する方法を紹介する。

各地方厚生（支）局のウェブサイトでは、「施設基準の届出受理状況」などの形で「届出受理医療機関名簿」が公表されており、誰でも閲覧、ダウンロードできる〔図3〕。名簿の「受理番号」欄を見ると、各医療機関がどのような施設基準を届け出ているかが分かる。例えば、単独機能強化型在支診は「支援診1」、連携機能強化型在支診は「支援診2」、在支診は「支援診3」と表記される。在宅療養支援病院（在支病）については、単独機能強化型在支病が「支援病

〔図1〕国立社会保障・人口問題研究所のウェブサイト（http://www.ipss.go.jp/）

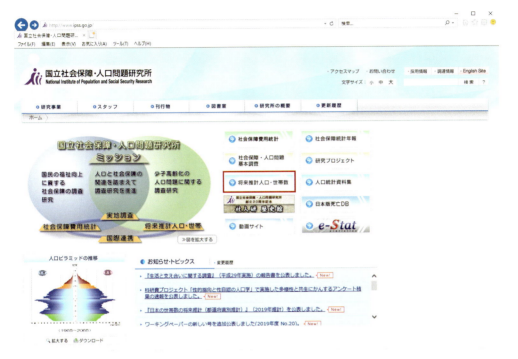

□の「将来推計人口・世帯数」をクリックすると、「日本の地域別将来推計人口（都道府県・市区町村）」の結果を閲覧、ダウンロードでき、都道府県および市区町村ごとの人口の2045年までの将来推計を確認できる

〔図2〕厚生労働省が運営する「介護事業所・生活関連情報検索（介護サービス情報公表システム）」（http://kaigokensaku.mhlw.go.jp/）

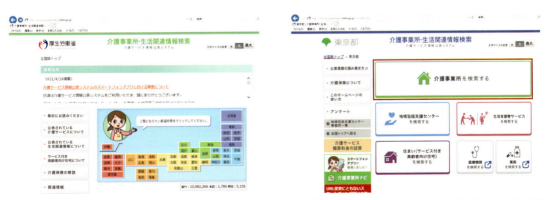

トップページ（画面左）で調べたい都道府県を選び、都道府県のページ（画面右）で□の「介護事業所を検索する」をクリックすると、サービスの種類や事業所の所在地、名称、キーワードなどで介護事業所を検索できる

101

4.1 地域の在宅医療の需要と提供体制の把握

1」、連携機能強化型在支病が「支援病2」、在支病が「支援病3」となる。

機能強化型である支援診1・2、支援病1・2を届け出ている医療機関は、過去1年間に少なくとも緊急往診4件以上かつ在宅看取り2件以上の実績があると分かる。在宅緩和ケア充実診療所・病院加算を届け出ている医療機関（「在緩診実」「在緩診病」と表記）は、過去1年間に緊急往診15件以上かつ在宅看取り20件以上の実績を有しており、より強力な競合といえる。同加算の届け出数は2019年3月時点で696施設（診療所635施設、病院61施設）しかなく、全国の在支診・在支病の4.4%にとどまる。

診療圏の設定方法

診療圏は医療機関からの距離（半径○km以内など）、行政区域（○○市内など）、幹線道路や河川などの区切り（北は○○街道、南は○○川など）を目安に設定する。日常的な訪問診療、往診を負担なく行えるよう、移動時間は医療機関から20分以内が目安だ。実際には、行政区域と距離を組み合わせて設定したり、一定の制限をかけつつ新規の相談を広く受け付けるために「○○市の一部」のようにあえて曖昧にする場合もある。ただし、外来機能を持たない在宅医療専門診療所は、在宅医療を提供する地域をあらかじめ規定しなければならない。

当然ながら、診療圏は地方に行くほど広がる傾向がある。意外に知られていないことだが、東京都の中心部では半径3km圏内の人口が40万人、半径5km圏内では100万人を超えている。高齢化率を20%と仮定すると、3km圏内には65歳以上人口が8万人、5km圏内で20万人いることになる。これらに65歳以上の在宅医療の受療率2.0%を掛け合わせると、3km圏内

に1600人、5km圏内に4000人の在宅患者がいる計算となり、大都市部では半径3〜4kmでも十分な需要が見込める。一方、地方では半径16kmいっぱいを診療圏としている医療機関も少なくない。

在宅医療需要は自分たちでつくり出す

2006年に在宅療養支援診療所（在支診）が制度化され、在宅医療を提供する医療機関が増えたことで、在宅医療は都市部を中心に急速に普及した。現在、訪問診療を受ける在宅患者は全国に約71万人おり、75歳以上の受療率は3.7%だ。理論上は、この受療率を地域の75歳以上人口と掛け合わせることで各地域における在宅患者数を推計できる。

ただし、この推計は目安にとどめておいた方がよいだろう。その理由は二つある。

一つは、この推計が地域格差を考慮していないためだ。在支診の届け出が広がっている都市部とは対照的に、在宅医療を提供する医療機関が少ない（ない）地域では、患者は在宅医療を選ぶこともできない。

もう一つは、在宅医療がまだまだ成熟した市場とはいえないためだ。直近の受療率はあくまでも現状を反映した結果にすぎない。1人でも多くの医師が、1人でも多くの患者に対して入院よりも在宅医療という選択肢を提示するようになれば、受療率はさらに高くなる可能性がある。

重要なのは、「在宅医療需要は自分たちの手でつくり出していくもの」という視点だ。医療者自身が在宅医療で可能になることや課題について理解を深め、患者や家族に在宅医療を魅力的な選択肢として提示することで、患者は初めて在宅医療を選べるようになる。在宅医療需要をつくり出すのは医療者自身だ。

〔図3〕各地方厚生局が公表している施設基準の「届出受理医療機関名簿」

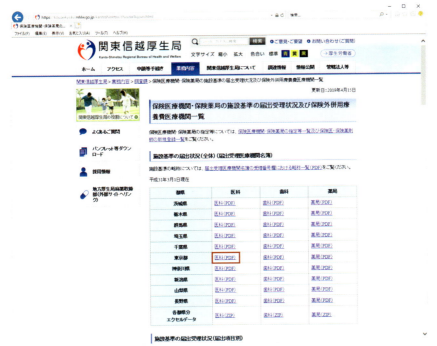

各地方厚生(支)局のウェブサイトにある施設基準の「届出受理医療機関名簿」から、調べたい都道府県を選択する

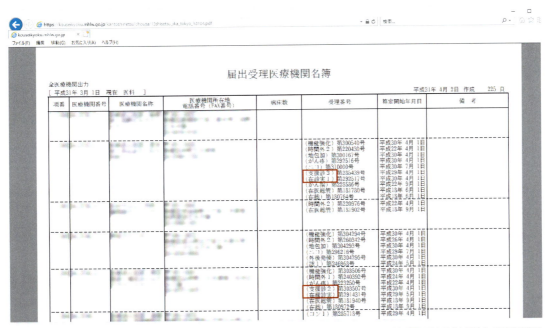

「届出受理医療機関名簿」の「受理番号」欄で、各医療機関の施設基準の届け出状況を把握できる。画面下側の□で囲んだ「支援診2」は連携機能強化型在支診で、「在緩診実(在宅緩和ケア充実診療所・病院加算)」を届け出ているため、過去1年間に緊急往診15件以上かつ在宅看取り20件以上の実績があると分かる。画面上側の□で囲んだ「支援診3」は機能強化型でない在支診で、「在診実1(在宅療養実績加算1)」を届け出ているため、過去1年間に緊急往診10件以上かつ在宅看取り4件以上の実績があると分かる

4.2 在宅医療中心の診療所の開業

POINT

● 立地は在宅医療需要や競合の有無だけでなく、「長く貢献したい地域か」で選ぶ

● 重症患者割合を高めなければ、現状の利益水準を維持するのが難しくなる

在宅医療中心の診療所が
目指すべき方向性

近年、在宅医療中心の診療所の開業は珍しくなくなっている。2016年度診療報酬改定では、外来機能を持たない在宅医療専門診療所が制度化された。これにより、在宅患者割合が95％以上の無床診療所は在宅医療専門診療所とみなされ、在宅療養支援診療所を届け出る場合により高い施設基準が課された〔図1〕。だが、在宅患者18人までなら外来患者1人、在宅患者50人で外来患者3人、在宅患者100人でも外来患者6人いれば在宅患者割合95％未満となる〔図2〕。そのため、多くの診療所は最低限の外来を行い施設基準上の在宅医療専門診療所となるのを回避しているのが現状だ。

もっとも、今後は在宅患者割合の基準が引き下げられる可能性もゼロではない。在宅医療中心の診療所を開業する場合は、制度の動向も見つつ自院が目指すべき方向性を考えたい。

一つは、かかりつけ医では対応が難しい、がんなどの重症患者を中心に診る地域の在宅医療の「最後の砦」となる道だ。ここ数回の改定で、在宅医療にも「患者の状態に応じた評価」が導入されており、今後さらに拡大されるとみられる。一方で軽症患者への診療に対する評価は引き下げられる可能性が高い。つまり、在宅医療専門診療所になるかどうか以前に、重症患者割合を高めなければ現状の利益水準を維持す

ることは難しくなる。

もう一つは、外来医療を手がけ、外来から在宅まで一貫して診る「地域のかかりつけ医」となる道だ。患者は外来担当医との結びつきが強く、在宅医への切り替えが先延ばしされるケースがしばしばある。外来通院できる段階から患者と信頼関係を築いておくことは、将来の在宅患者の集患策ともいえる。外来機能があれば、総合診療専門医の研修施設となるなど医師採用の面でのメリットも期待できる。

長く貢献したいと思える地域を選ぶ

新規開業を検討中の医師から、よく「在宅医療の需要があって、競合が少ない地域を教えてほしい」と言われる。だが、現状の需給の観点だけで市場性を評価するのは難しい。強力な競合がいない地域は、裏を返せば在宅医療の文化が根づいていない地域という見方もできる。そのため、訪問看護ステーションや居宅介護支援事業所などが少なかったり、地域住民の在宅医療への理解が浅い可能性がある。

新規開業の立地選定に当たって最も大切なのは、院長自身が「長く貢献したい」と思える地域を選ぶことだ。在宅医療は外来医療と異なり、患者が直接来院するというよりは連携先（病院や訪問看護ステーション、居宅介護支援事業所、地域包括支援センターなど）の紹介で診療につながることが多い。そのため、地域の医療

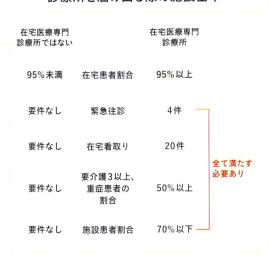

〔図1〕在宅医療専門診療所が在宅療養支援診療所を届け出る際の施設基準

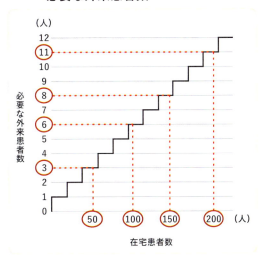

〔図2〕在宅患者割合を95％未満にするために必要な外来患者数

機関や介護事業者との密な連携が求められる。「その地域に愛着を持ち、自身の理念を地域の医療機関や介護事業者と共有し、密に連携できるか」という視点を大切にしたい。

移転できるのは「2km以内」

　在宅医療中心の診療所は、外来医療中心の診療所に比べると重厚な内装や設備を必要とせず、身軽に開業できる。そのためか、「患者やスタッフが増えるのに合わせて段階的に移転していけばよい」と考えている医師が少なくない。だが、診療所の移転に際しては、手続き上は新規開設と既存の医療機関の廃止が必要となる。移転後に保険診療を継続できるのは、原則「移転先が2km以内の場合」に限られるため注意が必要だ。2km以内の移転を複数回行うことも不可能ではないが、まずは「移転には距離の制約がある」ことを念頭に立地を選びたい。

　集患の観点でいうと、外来医療中心の診療所ほど立地や外観などの視認性は重視されない。そのため、駅から離れた住宅街など賃料の安い立地が選ばれることもある。

だが、将来的に規模拡大を検討する可能性があればアクセスの良い立地が望ましいだろう。スタッフの採用においては、アクセスの良さは重要な要素になる。車通勤であれば、専用の駐車場も確保しなければならない。規模拡大の計画がない場合や、駐車場代の安い地方都市を除き、駅近など通勤しやすい立地を選びたい。

スタッフ1人当たり6～10m²が目安

　在宅医療専門診療所は、外来応需義務を負わないものの、診療所の名称・診療科目などは公道から確認できるよう明示し、診療時間内は患者や家族等からの相談に応じる必要がある。相談室や医療材料などの保管場所、外来医療の提供を見据えた診察・待合スペースなどを考慮すると、それなりの広さが必要になる。

　床面積は最低でも30m²以上、共用部分を含めると医師や看護師などのスタッフ1人当たり6～10m²が目安となる。在宅医療専門診療所はまだ開設が少なく、相談室の面積要件などについてはっきりした基準がない。そのため、物件の候補を決めたらまず保健所に確認しておきたい。

4.3 中小病院の生き残り戦略としての在宅医療

POINT

● 在宅医療は生き残り戦略として有力な選択肢。入院単価、稼働率アップで大幅増益も

● 成功のポイントは専門的な医療から総合診療へのシフトと院内スタッフの意識改革

200床未満の中小病院の多くは、これまで急性期を中心とした入院医療に取り組んできた。だが、高齢化により人口構成や疾病構造が変わる中、地域医療を支える中小病院は大きな転換期を迎えている。本項では、中小病院が在宅療養支援病院（在支病）として地域包括ケアシステムの拠点病院となる戦略を紹介する。

中小病院の機能再編が求められる

厚生労働省の患者調査によると、入院患者の総数は2008年以降減っているものの、人口構成の変化に伴い65歳以上の入院患者は増えている。中でも75歳以上の入院が多く、病院の入院患者全体の半分以上を占めている。

厚労省の将来推計によると、高齢化の進展により今後は肺炎や心疾患、脳血管疾患などが増え、高度な急性期医療を担う病院に入院するほどではない軽度〜中程度の急性期医療（いわゆるサブアキュート）のニーズが高くなる見通しだ。一方、高度な急性期医療のニーズは相対的に低くなり、大学病院など一部の大病院に集約される可能性が高い。急性期にこだわる特徴のない中小病院の経営はますます厳しくなるだろう。

2017年10月時点で、全国の8412病院のうち200床未満の中小病院が約7割（5798施設）を占める〔図1〕。このうち5315施設が一般病院だ。第21回医療経済実態調査による

と、200床未満の一般病院の2016年度の経営状況は費用が医療・介護収入を上回る赤字で、赤字幅は前年度に比べて拡大していた。

経営が厳しくなる中、中小病院には機能再編が求められている。高齢患者に必要な医療は"治す"ことを目的とした高度な急性期医療ではなく、複数の慢性疾患を抱えながら自宅や施設などで暮らし続けられるよう"支える"医療だ。具体的には、急性期治療後で回復期リハビリテーション病棟の入院対象とならない患者や、在宅療養で病状が悪化した患者などを入院で受け入れつつ、自ら在支病として在宅医療を提供することがより重要になる。入院患者の在宅復帰を進める上で、病院自身が在宅医療を手がけていれば患者は安心して在宅移行しやすくなる。家族にとっても、病状が悪化した場合にいつでも入院できる病床があるのはとても心強い。

そのためには、専門的な医療から幅広い患者に対応できる総合診療にシフトしていくことも必要だろう。これらを実現できれば、他の医療機関と競合しない地域包括ケアシステムの拠点病院として独自のポジションを確立できる〔図2〕。

入院料だけで2100万円の増収も

2018年度診療報酬改定では、入院医療でも在宅医療の提供実績が評価されるようになった。地域包括ケア病棟入院料に、「地域包括ケ

〔図1〕国内病院の病床規模別の施設数、在宅療養支援病院の届け出状況

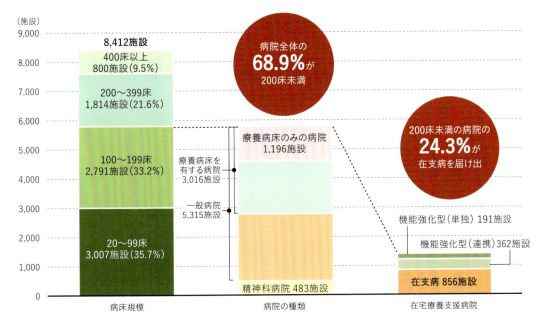

厚生労働省「2017年医療施設（静態・動態）調査」を基に作成。在支病の届け出施設数は、2019年3、4月時点の地方厚生（支）局の施設基準の届け出状況を(株)メディヴァが集計（厚生（支）局により時期が異なる）

〔図2〕中小病院が今後目指すべきポジション

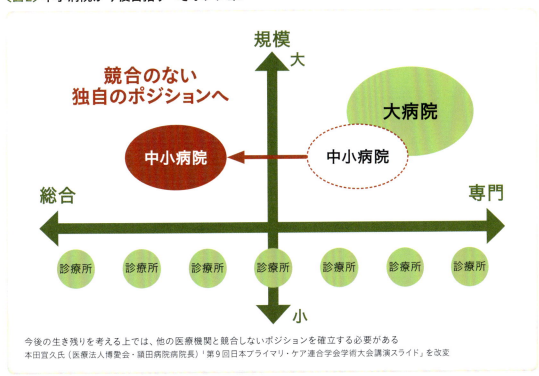

今後の生き残りを考える上では、他の医療機関と競合しないポジションを確立する必要がある
本田宜久氏（医療法人博愛会・頴田病院病院長）「第9回日本プライマリ・ケア連合学会学術大会講演スライド」を改変

4.3 中小病院の生き残り戦略としての在宅医療

アにかかる実績」を満たす200床未満の病院のみが算定できる地域包括ケア病棟入院料1・3が新設された。地域包括ケア病床を40床有する病院（稼働率80％と仮定）が入院料2から1にランクアップした場合、それだけで年間約2100万円の増収が見込める〔図3〕。

地域包括ケアにかかる実績のうち、在宅医療や介護サービス等の提供実績を訪問診療で満たす場合、必要な在宅患者は4人程度だ。医師1人が週1枠訪問診療を行えば十分クリアできるため、新たに医師を採用する必要はない。在宅医療に取り組み、機能強化型を届け出て約50人に訪問診療・訪問看護を提供するようになれば、在宅医療部門の収入を合わせて年間約6900万円の増収が見込める。

病床稼働への影響も見逃せない。筆者は複数の在宅療養支援診療所（在支診）・在支病の運営支援を行っているが、いずれの医療機関でも在宅患者の約1割が病状の悪化や検査、レスパイト（介護に当たる家族の休息）などの理由で入院している。

中小病院が始める在宅医療の優位性

在宅医療を始めるに当たって、中小病院は診療所に比べて様々な点で優位性がある〔表1〕。外部環境でいうと、病院は診療所に比べて地域でのプレゼンス（存在感）が圧倒的に高い。その上、既に外来や入院で多くの患者を抱えており、在宅患者を確保しやすい。何よりも外来、入院、在宅医療を一気通貫で提供できることは、患者と医療者の双方にとって大きなメリットだ。

内部環境でも優位性がある。病院の場合、既に複数の常勤医師がいることから24時間体制を構築するに当たっても負担を分散しやすい。診療科・専門領域の異なる複数の医師でチーム

を組めれば、対応できる疾患の幅も広がる。

病院の場合、患者の状態が悪化したり、家族の事情などで一時的に在宅療養が難しくなったら入院させてもらえるという安心感もある。「いざとなったら入院できる」という安心感があるからこそ、多少不安があっても在宅療養に踏み切れたというケースは少なくない。中小病院が在宅医療に取り組むことで、長期の療養を必要とする患者や終末期の患者に対し、在宅療養をより現実的な選択肢として示せるようになる。

ポイントはスタッフの意識改革

中小病院が新たに在宅医療に取り組もうとしても、「どのように始めたらよいか分からない」という声をよく聞く。筆者が知る限り、新たに在宅医療を始めた病院では、院長が旗振り役となって自ら在宅医療に取り組み「まずはやってみよう」という空気が醸成されていることが多い。

院長のトップダウンが期待できず、在宅医療に消極的な雰囲気がある場合は、多職種を巻き込んだ合意形成のプロセスが必要となる。こうしたケースでは、筆者は近隣の在支診や在支病の見学を勧めている。訪問診療に同行したり、在宅医療に携わる医療従事者や患者の生の声に耳を傾け、在宅医療への理解を深めてもらう。

在宅医療は、患者が希望して初めて実現する医療だ。そのため、医療者自身が在宅医療で可能になることや課題について理解を深め、患者や家族に魅力的な選択肢として提示できなければ、そもそも患者は在宅医療を選べない。在宅医療の魅力を知るには実際に始めてみるのが一番だが、見学も有効な手段の一つといえる。

在宅医療の現場に足を踏み入れ、感じたことを多職種で共有し、自院に合った在宅医療の始め方を検討してもらいたい。

〔図3〕 在宅医療を提供することによる病院経営への影響

	病床単価	病床収入（年間）	訪問診療・訪問看護を提供する患者数	訪問診療・訪問看護などによる収入（年間）	病院収入（年間）
地域包括ケア病棟入院料1（40床）機能強化型在支病を届け出	2738点／日	3億2000万円（稼働80%の場合）	訪問診療：50人（医師5人が週1日従事）訪問看護：50人（看護師3人が従事）	4800万円	3億6800万円
地域包括ケア病棟入院料1（40床）在支病を届け出	2738点／日	3億2000万円（稼働80%の場合）	訪問診療：4人（医師が週半日従事）訪問看護：8人（看護師が週2日従事）	400万円	3億2400万円
地域包括ケア病棟入院料2（40床）	2558点／日	2億9900万円（稼働80%の場合）	0人	0円	2億9900万円

約50人の患者に訪問診療・訪問看護を提供することで年間約6900万円の増収に

入院料1を届け出ることで年間約2100万円の増収に

訪問診療を4人、訪問看護を8人に提供し、地域包括ケア病棟入院料1を届け出ることで入院料だけで年間2100万円の増収となる。在宅医療の提供体制を強化し、患者を約50人まで増やせれば、年間約6900万円の増収が見込める
出典：（株）メディヴァ「在支病促進プログラム」試算

〔表1〕 中小病院が在宅医療を始める際に優位になるポイント（赤字が優位になるポイント）

		中小病院	診療所（無床）
外部要因	集患	・知名度がある・自院の入院患者も対象になり得る	・紹介されるための認知活動が必要
	患者の志向	・高齢者を中心に"病院志向"が強く有利	・在宅医療の啓発活動が必要
内部要因	24時間体制	・当直医とは別に体制を構築する必要がある・医師数が多いため構築しやすい	・院長に依存する・連携体制を構築する場合、周辺の在宅医療提供体制にも左右される
	入院の受け入れ	・自院への入院は柔軟に受け入れやすい	・病院・有床診療所との連携体制構築が必要になり、病院に比べて柔軟性は低い
	スタッフ採用	・入院機能や一定の規模を有するため有利	・医療機関の規模が小さい時期はかなり苦労する
	診療科・専門領域	・複数の常勤医師がいるため、診療科・専門領域の異なる医師によるチームを組みやすい	・院長の診療科・専門領域に偏りがち
	チーム医療	・病院の文化による部分が大きい・規模が大きい分、難易度は高くなる	・院長を中心に構築しやすいが、院長に依存する

4.4 訪問診療の診療体制（看護師、事務職員の同行）

POINT
● 訪問診療に看護師、事務が同行するメリットは大きい。人選は職種より在宅への関心で
● 1日当たりの訪問件数を1件増やせれば、同行スタッフの人件費は回収できる

訪問診療の診療体制にルールはなく、医師単独で訪問すれば人件費は最小限に抑えられる。だが、筆者はこれまで多くの医療機関の診療体制を見てきた中で、看護師や事務職員が同行するメリットは非常に大きいと感じており、医師＋αの診療体制を勧めている。在宅医療中心の診療所に限らず、これから在宅医療を始める外来中心の診療所や中小病院にもいえることだ。

診療体制は医療機関として目指す理念や規模に照らして検討する。医師を増やして規模拡大を見据えているのであれば、幅広い医師が参画しやすく、医師が入れ替わっても切れ目なく診療を続けられる診療体制を構築する必要がある。

看護師が診療に同行するメリット

(1) 医師の負担軽減

在宅医療では、患者の診療に加えて連携先との連絡・調整、介護者のケア、介護保険サービスの利用に当たっての助言など、業務が多岐にわたる。同行する看護師にこれらの業務の一部を担ってもらえれば、医師は診療に集中できる。

相応の待遇を用意することが前提にはなるが、夜間や休日の患者や家族等からの連絡への対応を持ち回りで担ってもらうことも可能だ。

(2) 診療・ケアの質向上

看護の視点で患者や家族に積極的に関わってもらえれば、生活に根差したより包括的な支援を行うことができる。

医師を増やすと、診療の質にばらつきが生じがちだ。コミュニケーションが苦手な医師であれば看護師が積極的に患者や家族と話すようにするなど、医師の苦手な部分を看護師がフォローすることで診療やケアの質も担保できる。

(3) 連携先とのスムーズな連携

在宅医療では、定期訪問以外の日に患者の家族や連携先である病院、訪問看護ステーション、居宅介護支援事業所などから連絡を受けることが少なくない。日ごろから診療に同行している看護師がいれば、一次対応として医師に代わって対応してもらったり、内容によってはその場で判断してもらうこともできる。

連携先からの日々の問い合わせに迅速に対応するといった連携の質の高さは集患に直結するため、おろそかにしないようにしたい。

(4) 医師採用への好影響

診療体制は医師の採用にも大きく影響する。最近は採用面接の時点で看護師の同行を希望する医師も少なくない。求人側の医療機関にとっても、医師単独の訪問が前提である場合、在宅医療未経験の医師は採用しにくい。経験のある医師でもオペレーションに慣れるまでには時間を要する。だが、看護師が同行する診療体制であれば医師をサポートでき、すぐ戦力になっても

らえる。診療体制を充実させておけば、採用する医師の幅を広げられることを強調しておきたい。

(5) 非常勤医師のフォロー

週1〜2日しか勤務しない非常勤医師が診ている患者が急変した場合などは、ほかの医師が対応することになる。カルテから読み取れる情報もあるが、看護師が同行していれば、これまでの経緯や患者、家族の心情などを踏まえた対応が可能になる。非常勤医師の診療に関しては、②の診療・ケアの質を担保する観点からも必ず常勤看護師を同行させることが望ましい。

最近は看護職員の配置が義務づけられている特定施設への訪問診療でも看護師の同行を求められることが増えている。背景には、「雇用する看護職員による医療行為を最小限に抑えたい」という施設運営側の意図がある。こうした現状には賛否があるが、施設への在宅医療でも看護師の同行が差異化のポイントになるといえる。

同行は看護師か事務職員か

近年、事務職員を独自に育成し、診療の補助やカルテの代行入力、他事業所との連携などを担わせる医療機関が増えている。事務職員は看護師に比べて人件費が安いのも特徴だ。

看護師と事務職員、どちらを同行させるかは院長の志向にもよるが、これから在宅医療を始めるのであればまずは職種ではなく、在宅医療に興味があるスタッフを選んでほしい。

一方、規模拡大を見据えているのであれば、看護師に分があるだろう。一定の医学教育を終えて入職する看護師に対し、事務職員をゼロから一人前のアシスタントに育成するには時間を要するからだ。意思決定支援や家族のケア、連携

（特に訪問看護ステーションとの連携）においては、看護師の方が信頼を得やすい面もある。

運転手の必要性

医療機関は、訪問診療を行う地域を管轄する警察署に申請すると「駐車許可証」の交付を受けられる。緊急往診を行う場合、「駐車禁止等除外標章」の交付も受けられる。訪問診療や緊急往診の際は、これらを車のフロントガラスから見える位置に掲示すれば、公道に車を停車できる。

だが、道が狭く一方通行も多い都市部の住宅街などでは、患家の近くに停車できず駐車場を探すのに時間を費やしたり、離れた駐車場から重い往診バッグを抱えて移動することもしばしばある。診療エリアでこうした事態が想定される場合、運転手の採用も検討した方がよい。

人件費の増加分は回収できる

看護師や運転手を採用すれば人件費はかさむが、これらは十分に回収可能だ。

看護師の日給を約1万8000円（月40万円［社会保険料、賞与積み立て金を含む］÷22日）、運転手の日給を約8000円（時給1000円×8時間）とすると、1日当たり約2万6000円の人件費が発生する。一方、在宅療養支援診療所（在支診）・在宅療養支援病院（在支病）の場合、1日の訪問件数が1件増えれば約3万円の増収となる。看護師や運転手の同行により医師の負担を軽減し、診療を効率化できれば、訪問を1件増やすことはそこまで難しくはない。

看護師1人の人件費（月40万円）は、在宅患者7〜8人分（在支診・在支病の場合。月約6万円×7人＝約42万円）ということも覚えておきたい。新たに看護師を採用する場合、実患者数を7〜8人増やせれば回収できる計算だ。

4.5 在宅医療に必要な書類
（契約書類、連携書類など）

POINT

● 訪問診療を始める際は、必ず患者または家族等に訪問診療同意書に署名してもらう

● 死亡診断書の記載に当たっては、「死亡したところ」の種別に注意する

本項では、在宅医療に必要な書類を「契約書類」と「連携書類」に分けて解説する。このほか、患者の死亡時に交付する死亡診断書（死体検案書）を記載する際の留意点もまとめた。

契約書類

（1）訪問診療同意書

訪問診療を行う際は、訪問診療にかかる同意書を作成し、患者または家族等に署名してもらう必要がある。その前に、患者や家族等の理解の助けとなるような、在宅医療・訪問診療に関する説明書類を用意しておくとよい。説明書類の作成は、在宅医療の目的や意義をスタッフが共有できる重要なプロセスとなるため、しっかり時間をかけて議論の上、作成する。

在宅医療・訪問診療に関する説明書類と訪問診療同意書の例を巻末（208〜213ページ）に示す。説明書類には、定期訪問が可能な時間帯や在宅で可能な検査、処置、診療費用の目安、交通費、連絡先などを盛り込んでおく。

（2）個人情報の取り扱いに関する同意書

カルテなどの診療記録や介護関係記録に記載された病歴、患者の身体状況、病状、治療などに関する情報は、個人情報保護法における「要配慮個人情報」となり、取得する際はあらかじめ本人の同意を得る必要がある。医療機関の

場合、本人の同意を得る方法について法令上の規定はなく、書面のほか口頭、電話などで同意を得ることも可能だ。だが、訪問診療同意書と併せて書面で同意を得ているケースが多い。

個人情報の取り扱いに関する説明書類と同意書の例を巻末（214、215ページ）に示す。

（3）居宅療養管理指導契約書、重要事項説明書

要支援・要介護認定を受けた患者に対し、介護保険サービスである居宅療養管理指導を行う場合には、事前に契約が必要となる。そのため、居宅療養管理指導契約書と重要事項説明書によって契約を交わす。

居宅療養管理指導とは、訪問診療の際に行う療養上の管理や指導のこと。患者や家族にとっては馴染みがないため、理解の助けとなるような説明書類を用意しておくとよい。居宅療養管理指導の説明書類と契約書、重要事項説明書の例を巻末（216〜225ページ）に示す。説明書類には、費用の目安、費用が区分支給限度基準額に含まれないこと、交通費、ケアマネジャーなどへの情報提供の方法などを盛り込んでおく。

連携書類

在宅医療では、様々な職種に対して文書で情報を提供したり、必要なサービスを実施するために指示書を交付することがある。ここでは、作

成頻度の高い書類について解説する。

(1) 居宅療養管理指導情報提供書

医師による居宅療養管理指導費（介護保険）は、ケアマネジャーに対してケアプラン作成等に必要な情報を提供したり、利用者や家族等に対して介護サービスを利用する上での留意点、介護方法等について指導、助言を行った場合に算定する。ケアマネジャーへの情報提供がない場合には算定できない。

ケアマネジャーへの情報提供は、サービス担当者会議に参加して行うのが基本だが、参加が難しかったり、会議が開催されない場合は文書（居宅療養管理指導情報提供書）により提供する。EメールやFAXで提供することも可能だ。

居宅療養管理指導情報提供書の様式の例を巻末（226ページ）に示す。利用者の病状や経過、介護サービスを利用する上での留意点、介護方法、利用者の日常生活上の留意事項などを盛り込む。文書により情報提供した場合は、文書の写しをカルテに添付するなどして保存する。

(2) 訪問看護指示書、特別訪問看護指示書

医師が診療に基づき訪問看護の必要性を認めた場合は、医療保険、介護保険のいずれの場合も訪問看護指示書を訪問看護ステーションなどに交付する。医療保険の訪問看護は通常、週3日までしか実施できないが、患者の急性増悪、終末期、退院直後等により、一時的に週4日以上の頻回の訪問看護が必要だと判断した場合は、特別訪問看護指示書を交付すると週4回（日）以上実施可能になる。

訪問看護指示書を交付した場合は訪問看護指示料（300点）、特別訪問看護指示書を交付した場合は特別訪問看護指示加算（100点）を

算定できる。

訪問看護指示書は月1回交付でき、指示書には作成日から6カ月以内の有効期間を記載する。1カ月の指示を行う場合は、有効期間を記載しなくてもよい。特別訪問看護指示書の交付は月1回が限度だが、①気管カニューレを使用する状態にある患者、②真皮を越える褥瘡の状態（NPUAP分類III度またはIV度、DESIGN-R分類のD3、D4、D5）にある患者に対しては月2回交付できる。

訪問看護指示書の有効期間は最長6カ月だが、患者が増えると有効期間の管理が煩雑になりがちだ。そこで、訪問看護を利用する患者には毎月訪問看護指示書を交付し、訪問看護指示料を算定しているケースも多い。

訪問看護指示書、特別訪問看護指示書の様式は、厚生労働省のウェブサイトに掲載されている（巻末227、228ページ参照）。

(3) 在宅患者訪問点滴注射指示書

医師が週3日以上の点滴注射を行う必要性を認めた場合は、在宅患者訪問点滴注射指示書を訪問看護ステーションなどの看護師または准看護師に対して交付する。指示日から7日間のうち3日以上、看護師などが患家を訪問して点滴注射を行った場合、3日目に在宅患者訪問点滴注射管理指導料（100点）を算定できる。

在宅患者訪問点滴注射指示書の様式は、厚労省のウェブサイトに掲載されている（巻末227、228ページ参照）。

(4) 訪問リハビリテーション指示書

患者に訪問リハビリテーションが必要だと医師が判断した場合は、訪問看護ステーションや医療機関などに訪問リハビリの指示を出す。依

113

4.5 在宅医療に必要な書類（契約書類、連携書類など）

頼先によって指示の出し方が異なる。

　訪問看護ステーションに訪問リハビリを依頼する場合は、訪問看護指示書や特別訪問看護指示書を交付する。この場合、訪問看護指示料や特別訪問看護指示加算を算定できる。

　他の医療機関に訪問リハビリを依頼する場合は、診療情報提供書を交付する。有効期間は、医療保険のリハビリの場合は情報提供を行った医師の診療日から1カ月、介護保険のリハビリの場合は3カ月。この場合、診療情報提供料（I）（250点）を算定できる。

　訪問リハビリの実施に当たって、「訪問リハビリテーション指示書」の交付は義務づけられておらず、決まった様式もない。だが、適切なリハビリが提供されるよう、上記の訪問看護指示書や診療情報提供書に加えてリハビリの目的や目標、具体的なリハビリ内容、リハビリ上のリスク、注意事項などを盛り込んだ訪問リハビリ指示書を添付するとよい。

(5) 主治医意見書

　患者が要支援・要介護認定を受ける際には、主治医として医学的見地から意見書を作成することが求められる。主治医意見書の様式は市区町村ごとに異なるが、内容はおおむね「傷病に関する意見」「特別な医療」「心身の状態に関する意見」「生活機能とサービスに関する意見」「特記すべき事項」で構成される。傷病名だけでなく、傷病によってどのような生活機能に障害があるのかや、介護の手間について具体的なエピソードを交えて詳しく記載する。

　主治医意見書の作成料は、制度上、各市町村が独自に設定することになっている。厚生省が一定の基準額を提示しており、在宅者は新規申請5000円、継続申請4000円、施設入所者は新規申請4000円、継続申請3000円とされている（1999年6月1日厚生省事務連絡）。

死亡診断書・死体検案書

　患者が亡くなった場合、死亡診断書または死体検案書を交付する（様式は巻末229ページ参照）。医師本人が記入して署名する場合、押印は必須ではない。

　死亡診断書と死体検案書の使い分けについては、厚労省の「死亡診断書（死体検案書）記入マニュアル」（2019年度版）に示されている。具体的には、「自らの診療管理下にある患者が、生前に診療していた傷病に関連して死亡したと認める場合」に死亡診断書を、それ以外の場合には死体検案書を交付する。

　医師法第20条では、自ら診察せずに死亡診断書を交付することを禁止しており、患者が亡くなった場合は死後診察を行った上で死亡診断書を交付する〔図1〕。ただし、患者が最終の診察後24時間以内に亡くなり、これまで診療していた医師が死亡後に改めて診察することなく生前に診療していた傷病に関連する死亡と判定できる場合には、死亡後に診察することなく死亡診断書を交付できる。

　死亡診断書を記入する際の注意点として、患者の氏名や住所は正確に表記する必要がある。氏名の正式な漢字表記が旧字の場合、略字で記入すると後から訂正を求められるので気をつけたい。保険証と照合するか、患者に家族がいる場合は記入後に確認してもらうのが確実だ。

　死亡診断書の記入に関してよく質問を受けるのが、「死亡したところの種別」だ。厚労省のマニュアルでは、グループホームやサービス付き高齢者向け住宅は「自宅」に分類されている〔表1〕。施設等に入院・入所する患者の場合、

〔図1〕医師が患者の死亡に立ち会わずに死亡診断書を交付する場合の考え方

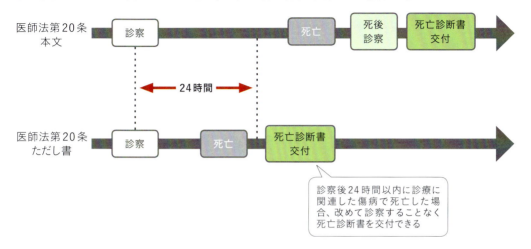

医師法第20条では、自ら診察せずに死亡診断書を交付することを禁止している。ただし、診察後24時間以内に診療に関連した傷病で死亡した場合には、改めて診察することなく死亡診断書を交付できる。診察後24時間を経過しても死亡後改めて診察を行い、生前に診療していた傷病に関連する死亡であると判定できる場合には、死亡診断書を交付できる
厚生労働省「死亡診断書（死体検案書）記入マニュアル」（2019年度版）を一部改変

〔表1〕死亡診断書の「死亡したところ」の種別の整理

1. 病院 2. 診療所 3. 介護医療院・介護老人保健施設 4. 助産所 5. 老人ホーム 　・養護老人ホーム　・特別養護老人ホーム 　・軽費老人ホーム　・有料老人ホーム 6. 自宅 　・自宅　・グループホーム　・サービス付き高齢者向け住宅 7. その他（山、川、路上など1～6に該当しないもの）	・1～5の場合、施設名を記入する。3の場合は施設名に続けて介護医療院か介護老人保健施設かをカッコ内に明記する ・施設等に住民票登録している場合も、死亡場所は自宅とせず1～5から当てはまるものを選ぶ ・死亡場所が明らかでない場合、死体が発見された場所（漂着した場所など）を記入するとともに、その状況を「その他特に付言すべきことがら」欄に記入する ・お泊まりデイサービス、（看護）小規模多機能型居宅介護事業所の宿泊サービス利用中に死亡した場合は1～6に該当しないため、7を選ぶ

出典：厚生労働省「死亡診断書（死体検案書）記入マニュアル」（2019年度版）

施設等に住民登録している場合であっても死亡場所は自宅とせず、当てはまる施設を選ぶ。

自宅や施設で死亡診断書を作成した場合は、スマートフォンなどで撮影し、写真を電子カルテに保存しておくことが多い。

死亡診断書や死体検案書の交付に関しては、療養の給付と直接関係ないサービス（公的保険給付とは関係のない文書の発行にかかる費用）として費用を徴収できる。ただし、診療報酬の在宅ターミナルケア加算などを算定するため、費用は徴収しない医療機関も多い。

4.6 診療報酬算定に必要な施設基準の届け出と療養計画の作成

POINT

● 在総管・施設総管は、様式19を届け出れば在支診・在支病でなくても算定できる

● 在支診は様式11、在支病は様式11の2による届け出を行う。様式19と同時に届け出可能

在宅医療で算定する報酬によっては、施設基準を満たして厚生（支）局に届け出が必要となる〔表1〕。届け出様式は厚生（支）局のウェブサイトでダウンロードできる。

在宅時医学総合管理料（在総管）・施設入居時等医学総合管理料（施設総管）を算定する場合は、様式19による届け出を行う〔図1〕。まれに、「在総管・施設総管は在宅療養支援診療所（在支診）や在宅療養支援病院（在支病）でなければ算定できない」と誤解されていることがあるが、在総管・施設総管は在支診・在支病でなくても算定できる。

在総管・施設総管の届け出に際しては様式19のほかに「緊急時の連絡・対応方法についての説明文書の例」を添付する必要がある。具体的な記載内容は示されていないが、訪問診療についての説明書類や訪問診療同意書、さらに緊急時の連絡先の案内などを添付するのが一般的だ（訪問診療についての説明書類と訪問診療同意書は巻末208〜213ページ参照）。在支診や在支病の届け出と併せて提出する場合には、24時間対応が可能であることを明記する〔図2〕。

在支診・在支病は、在総管・施設総管などでより高い点数を算定できる。在支診は様式11、在支病は様式11の2による届け出を行う〔図3、4〕。様式19と同時に届け出ることも可能だ。

在宅療養支援診療所を届け出る場合

ここからは、新たに在支診を届け出る場合を想定して様式11の記入方法を紹介する。新たに在支診を届け出る場合、様式11の項目1、2、4〜8、10を記載すればよい。

1の「在宅療養支援診療所の区分」は（3）に○をつけ、2の「当該診療所の在宅医療を担当する医師」には在宅医療を行う常勤医師の氏名を記載する。常勤医師が在宅医療をどの程度行わなければならないか、明確な規定はない。新たに非常勤医師を雇用して在宅医療を始める場合、常勤医師は緊急時のバックアップのみを担当する場合であっても在宅医療を担当する常勤医師と扱って差し支えない。

4の「当該診療所における24時間の直接連絡を受ける体制」は、通常は院長の氏名と24時間連絡が取れる電話番号を記載する。5の「24時間往診が可能な体制」も同様で、院長の氏名を記載しているケースが多い。

6の「24時間訪問看護が可能な体制」は、実際は患者ごとに連携する訪問看護ステーションが異なっても、（3）に○をつけて今後連携するであろうステーションを1カ所記載するので差し支えない。24時間対応しているステーションが思い当たらない場合、自治体の在宅医療推進担当の職員か地区医師会に確認するとよい。自院からの訪問看護で対応する場合は、（1）に○

〔表1〕主な施設基準の届け出時に必要となる届け出様式、添付書類

名称 （カッコ内は受理番号の略号）	別添2 （表紙）	様式 5の2	様式 11	様式 11の2	様式 11の3	様式 11の4	様式 11の5	様式 19	様式 20	添付書類（※）
単独機能強化型在宅療養支援診療所（支援診1）	○		○		○					・24時間対応可能な体制について、患家に対して交付する文書 ・在宅支援連携体制を構築する医療機関で一元化した連絡先（支援診2・支援病2のみ）
連携機能強化型在宅療養支援診療所（支援診2）	○		○		○	○				
在宅療養支援診療所（支援診3）	○		○							
単独機能強化型在宅療養支援病院（支援病1）	○			○	○					
連携機能強化型在宅療養支援病院（支援病2）	○			○		○				
在宅療養支援病院（支援病3）	○			○						
在宅時医学総合管理料・施設入居時等医学総合管理料（在医総管）	○							○		・緊急時の連絡・対応方法についての患者等への説明文書の例
在宅療養実績加算1、2（在診実1、2）：診療所	○		○				○			・緩和ケアにかかる研修の修了証（2の場合のみ）
在宅療養実績加算1、2（在病実1、2）：病院	○			○			○			・緩和ケアにかかる研修の修了証（2の場合のみ）
在宅緩和ケア充実診療所・病院加算（在緩診実）：診療所	○		○		○					・緩和ケアにかかる研修の修了証
在宅緩和ケア充実診療所・病院加算（在緩診病）：病院	○			○	○					・緩和ケアにかかる研修の修了証
在宅がん医療総合診療料（在総）	○								○	・緊急時の連絡・対応方法についての患者等への説明文書の例
がん性疼痛緩和指導管理料（がん疼）	○	○								・緩和ケアの指導にかかる研修の修了証

※このほかの書類の添付を求められることもあるため、添付書類については届け出を行う厚生（支）局の都道府県事務所に確認すること

をつけた上で自院の看護師の氏名を記載する。

7の「緊急時に入院できる体制」は、有床診療所以外は（3）に○をつけ、近隣の医療機関を記載する。この際、医療機関と書面などを交わす必要はないが、記載することに了承は得ておくのが望ましい。なお、直近6カ月間に在宅医療を提供した患者が7に記載した医療機関に入院して7日以内に死亡した場合、機能強化型の施設基準にある在宅看取り実績にカウントできる。8の「対応可能な項目」に関しては、外来を行っていれば基本的には対応しているため、内容を確認した上で（1）〜（3）の全てに○をつける。

10の「直近1月間において往診又は訪問診療を実施した患者の割合」は、新たに在宅医療を始める場合、往診または訪問診療を実施した患者数はゼロのため、（1）に前月の外来患者数、（2）、（3）はゼロと記載すればよい。

機能強化型の場合は様式11に加えて様式11の3、連携機能強化型の場合は様式11の4による届け出も必要となる（詳細は**5.4**参照）。

全ての在支診は、毎年7月1日時点の実績を様式11の3により7月末までに報告しなければならない（7月報告）。連携機能強化型は様式11の4による報告も必要となる。ただし、在支診・在支病を届け出て、訪問診療や在宅看取りの実績がゼロでもペナルティは一切ない。

4.6 診療報酬算定に必要な施設基準の届け出と療養計画の作成

[図1] 様式19（在総管・施設総管の施設基準にかかる届け出様式）記載のポイント

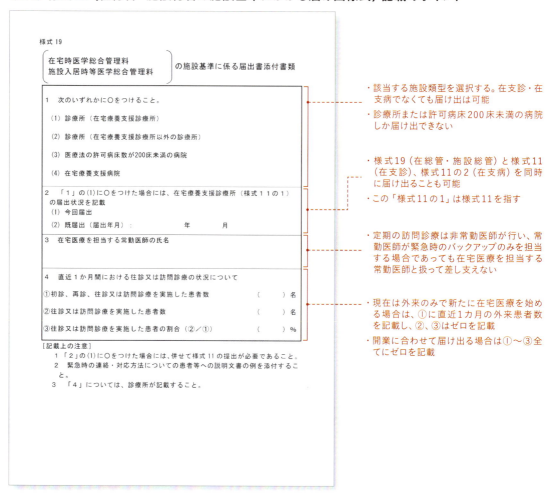

様式19に加えて緊急時の連絡・対応方法についての説明文書の例を添付する

[図2] 様式19に添付する緊急時の連絡先の案内

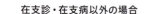

在支診・在支病以外の場合　　　　在支診・在支病の場合　　　　医療法人プラタナス・桜新町アーバンクリニックの例

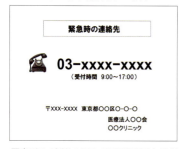 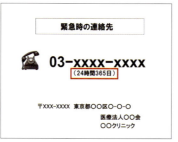 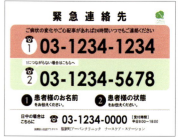

緊急時に連絡の取れる電話番号を記載する。在支診・在支病の場合、緊急時の連絡先に関しては24時間対応可能であることを明記する。厚生（支）局によっては、このほかに訪問診療の案内などの添付を求められる場合がある。添付書類については届け出を行う厚生（支）局の都道府県事務所に確認すること

〔図3〕様式11（在宅療養支援診療所の施設基準にかかる届け出様式）記載のポイント

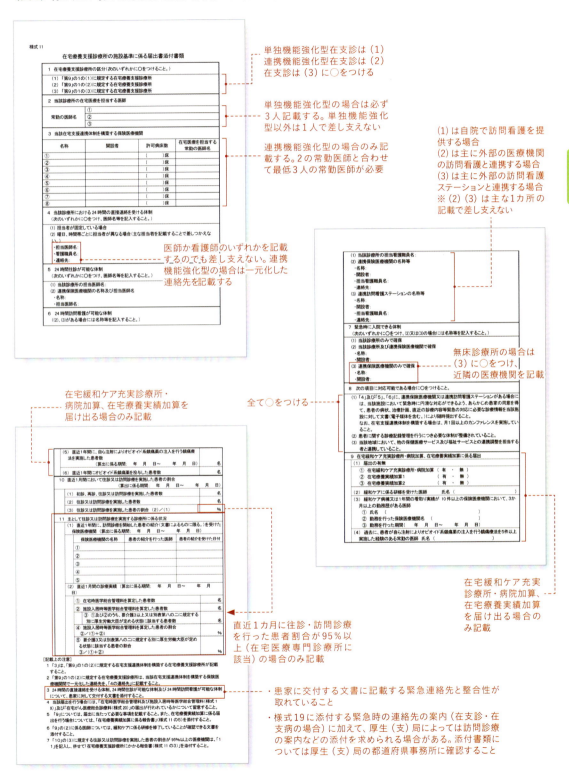

4.6 診療報酬算定に必要な施設基準の届け出と療養計画の作成

〔図4〕様式11の2（在宅療養支援病院の施設基準にかかる届け出様式）記載のポイント

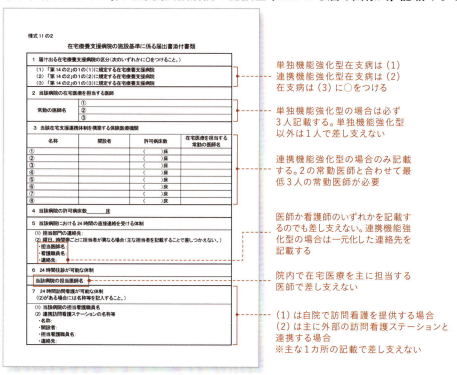

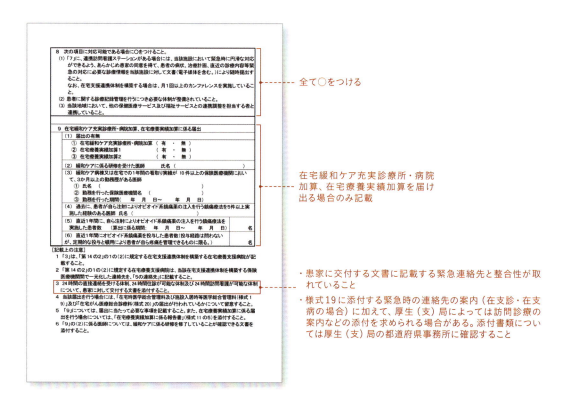

在宅療養計画書の作成

在総管・施設総管の算定に当たっては、個別の患者ごとに在宅療養計画書を作成する必要がある。在宅療養計画書には決まった書式はなく、一例を〔図5〕に示す。在宅療養計画書は訪問診療の開始時や患者の状態に変化があった場合などに都度作成して交付するとされ、頻度は決まっていない。だが、指導・監査で最も指摘を受けやすい書類のため、筆者は最低でも半年に1回は交付するよう勧めている。

なお、在宅療養計画書は内容を患者や家族等に説明していればよく、患者や家族等に署名をもらう必要はない。介護保険の居宅療養管理指導情報提供書と目的や記載内容が似ているため、「在宅療養計画書兼居宅療養管理指導情報提供書」として毎回の訪問診療ごとに作成し、家族やケアマネジャーに渡している医療機関もある。

〔図5〕在宅療養計画書の例

在宅療養計画書

２０XX年XX月XX日　作成

患者氏名	○○ ○○ 様	生年月日	昭和 ○年 ○月○日 生（○ 歳）			
居住場所	介護付き有料老人ホーム○○					
病名	1.アルツハイマー病　2.うつ病　3.過活動膀胱					
主病経過の状況	20XX年　○○病院物忘れ外来受診 20XX年XX月　右肩骨折し物忘れ悪化 20XX年XX月XX日　訪問診療開始 【処方】 ジェイゾロフト（25）1T、メマリー（20）1T、ベシケアOD（2.5）1T　分1朝					
家族とのかかわり	長男　○○　様					
日常生活自立度	寝たきり度	J	(A)	B	C	
	認知症の状況	I	(II)	III	IV	M
要介護度	申請無し　該当無し　要支援　要介護（ 1　(2)　3　4　5 ）					
訪問計画　療養改善目標・治療方針・その他療養上の対策・問題点など 本日施設入居、当日実施の認知機能検査では20～24/30と軽度認知症レベルです。 他の入居者さんと談笑されていて、今のところ強い帰宅願望などないようです。 まだ病状やADLの把握が不十分ですが、訪問看護（週1回）と共同し月2回訪問診療をして、ホームでの生活を続けられるように医療面から支援してまいります。						
個別指針	1．安静　特になし			4．排泄　トイレ誘導で失敗なし		
	2．清潔　一般浴			5．その他		
	3．食事　普通食で自力摂取			（特殊薬品）		
解決した事項						
継続事項						
新しい問題点						
緊急時の連絡先 不在時の対応法	緊急時の電話　○○クリニック　電話　03-○○○○-○○○○ または　03-○○○○-○○○○ 上記番号が話し中等の場合、夜間の場合は携帯090-○○○○-○○○○　E-mail xxxxxx@xxx-clinic.jp ○○訪問看護ステーション　東京都○○区○丁目○-○　03-○○○○-○○○○					

〒XXX－XXXX　東京都○○区○丁目○-○
医療法人社団 ○○クリニック
電話　03-○○○○-○○○○
FAX　03-○○○○-○○○○
医師名　○○ ○○　印

在総管・施設総管の算定に当たって作成が必要となる。訪問診療の開始時や患者の状態に変化があった場合などに都度作成する

4.7 往診バッグの準備

> **POINT**
> - 自院の診療領域に合わせて、採血や処置など診療に必要となる器具や材料を入れておく
> - 物品の補充は意外に負担大。使用済みかが一目で分かり、補充しやすい仕組みづくりを

　往診バッグの中身は、医師が得意とする診療領域や患者層、医師のこだわりによって異なる。ここでは一例として、医療法人プラタナス・桜新町アーバンクリニック（東京都世田谷区）の往診バッグを紹介する。同院はがん末期や神経難病、小児など幅広い在宅医療に対応する機能強化型の在宅療養支援診療所だ。診療領域が幅広い分、物品の種類や数も多いため、同院の例を参考に必要な物品を取捨選択してほしい。

　同院では、同じ形で色違いの2種類のバッグを往診バッグと点滴バッグに分けて管理している。往診バッグには血圧計や体温計、採血や処置に必要な器具や材料、薬剤、書類などを、点滴バッグには注射薬や輸液、点滴に用いるシリンジなどを入れている。往診や訪問診療の際は、この二つのバッグを持って行く。バッグに入れる物品についてはあらかじめ定数表を作成し、診療を終えて戻ってきたら補充する〔表1〕。

　診療後は、できるだけ速やかに物品を補充することをルール化しておく。急な往診などで往診バッグを持って行ったものの、患家で必要な物品がないといったことが起こらないようにしたい。補充が完了した往診バッグは置き場所を変えるなどして判別できるようにしておくとよい。

使用済みかが一目で分かる仕組みに

　物品の補充は看護師や事務職員が行うことが多いが、「確認に手間がかかって負担が大きい」という声を聞く。そこで、使用前のセットにはクリップなどで目印をつけることを筆者は勧めている〔図1〕。一目で「使用済み」と分かるため、戻ってきたらクリップが外れたものだけ中身を確認して補充すればよい。透明なケースやポーチで中身を見えるようにする方法もある。

往診バッグ

点滴バッグ

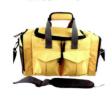

薬剤セット

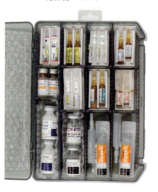

〔図1〕補充の負担を軽減する方法の例

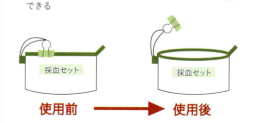
- 小分けセットは未使用か使用済みかが一目で判断できるよう、目印をつける
- 使用後はクリップが外れた状態になっているので、ケースごと予備の小分けセットと入れ替えると簡単に補充できる

〔表1〕往診バッグ・点滴バッグの定数表

往診バッグ定数表（2019年版）

バイタルセット	
血圧計	1
体温計	1
パルスオキシメーター	1
ペンライト	1
メジャー	1
電池（単3・単4）	各2

ドレッシングなど	
デュオアクティブET	1
デュオアクティブCGF	1
アクアセルAG（5×5）	1
ソーブサン	1
ブラットバン	1袋
スワブスティック	1
ネット包帯（4号）	適宜
オプサイト	適宜
シルキーテックス	適宜

検査セットなど		
凝固スピッツ		2
尿スピッツ（滅菌・未滅菌）		各1
便潜血		1
インフルエンザキット		1
シリンジ	1mL	2
シリンジ	10mL	2
注射針	18G	2
翼状針	23G	2
生理食塩水 20ml		1
滅菌精製水 20ml		1

薬剤	
アズノール軟膏	1
アンヒバ坐剤（200）	4
ナウゼリン坐剤	3
レシカルボン坐剤	3
ボルタレン坐剤（25）	3

各種器具など	
眼科用ハサミ	1
有鉤鑷子	1
無鉤鑷子	1

ファイル	
死亡診断書	2
空処方箋（医師名なし）	3
坐薬セット処方箋（医師名なし）	3
お看取りパンフ	1
診療情報提供書	1
封筒	1
廃棄物ボックス	1
無滅菌ガーゼ	多数

手前ポケット	
アルコール綿	多数
ヘキシジン	多数

外ポケット（右）	
採血セット	3
耳鏡	1
血糖測定器	1

外ポケット（左）	
手袋（M）	多数
マスク	適宜
爪切り・ニッパー	各1
舌圧子	適宜
ビニール袋（大・小）	多数

点滴バッグ定数表（2019年版）

薬剤		定数
ラクテックG	500mL	1
ソルデム3A	500mL	1
生理食塩液	100mL	0
生理食塩液	50mL	1
生理食塩液	20mL	2
ヘパフラッシュ10単位		2
50％ブドウ糖		2
アタラックスP	25mg	2
ロセフィン	1g	2
ソル・メドロール	40mg	2
ラシックス	20mg	2
オメプラール	20mg	2
プリンペラン	10mg	2
ブスコパン	20mg	2
セルシン	5mg	2
セレネース	5mg	2
ドルミカム	10mg	2
キシロカイン注ポリアンプ		1
蒸留水		0
グリセリン浣腸液	60mL	1

医療材料		定数
シリンジ	50mL	1
シリンジ	20mL	5
シリンジ	10mL	2
シリンジ	5mL	2
シリンジ	2.5mL	5
カテーテルチップ		1
輸液ルート	60滴用	2
輸液ルート	20滴用	2
延長チューブ		0
延長チューブ	50cm	1
延長チューブ	100cm	1
連結管		2
シュアプラグ		2
シュアプラグ延長チューブ		2
エクステンションチューブ		0
三方活栓		0
テガダーム		2
テガダームI.V.		2
ブラッドバン		0
ワンショットプラス		適宜
吸引カテーテル10Fr・12Fr		0
サーフロー針	20G	0
サーフロー針	22G	2
サーフロー針	24G	4
注射針	18G	5
注射針	23・27G	2
翼状針	23G	2
CVポート針		1

点滴セット（2セット）	定数
輸液ルート20滴用	1
延長チューブ	0
延長チューブ 100cm	1
サーフロー針 24G	1
翼状針 23G	0
ワンショットプラス	1
テガダームI.V.	1
シルキーテックス	0
ブラッドバン	1
駆血帯	1

Baカテーテルセット	定数
Baカテーテルキット	1
ヘキシジンスワブ	1

導尿セット	定数
ネラトン ○Fr	1
ゼリー	1
ヘキシジンスワブ	1

その他	定数
S字フック	1

4.8 患者紹介から初回訪問までの準備

POINT

● 在宅医療は導入時の"期待値調整"が重要。夜間・休日の対応や費用の目安などを伝える

● 導入面談は人生会議の好機。その時点で希望する治療の範囲や看取りの対応について確認する

在宅医療を導入するに当たって、患者ごとに確認、決定しておくべき事項を〔表1〕にまとめた。これらの事項のほか、ここまで紹介した診療に必要な医療機器や材料の準備、各種書類の作成などは実際に在宅医療を始めるまでに済ませておけるといいが、まずは手探りでもいいので在宅医療を始めてみよう。

自院の外来からの在宅移行

在宅医療は、自院の外来患者から始めるのがスムーズだ。本人が通院を希望する場合は意思を尊重すべきだが、例えば本人が通院できず家族が処方箋だけを取りに来ることがある患者は有力な候補となる。独歩での通院が難しそうで、常に家族等に付き添われて通院している患者にも在宅医療を提案してみたい。在宅医療の説明には時間を要するため、まず医師が提案した上で、患者が関心を示した場合に改めて説明の時間を確保する。

在宅医療の説明は誰が行っても構わない。在宅医療中心の診療所では、看護師や医療ソーシャルワーカー、事務職員などが行っている場合が多い。だが、病院・診療所を問わず、これから在宅医療を始める場合、最初の頃は医師が説明し、院内のほかの職種にも同席してもらうことが望ましい。患者のニーズや在宅医療への不安を一緒に聞くことで、在宅医療に取り組む目的や意義を改めて共有できるからだ。

入院、他院の外来からの在宅移行

入院や他院の外来からの在宅移行の場合、前医や訪問看護、ケアマネジャーなどからの情報提供が診療の始まりとなる。紹介元から相談を受けたら、病状や療養する場所、医療処置の有無、家族の有無など、受け入れの判断に必要な情報を収集する。在宅医療中心の診療所では医師が対応しているところもあるが、まずは看護師や医療ソーシャルワーカーが対応するのが一般的だ。ヒアリング用のフォーマット〔図1〕を用意しておけば、事務職員などでも対応できる。

院内で受け入れの方針が確認できたら、診療情報提供書と看護サマリーの作成を依頼する。看護サマリーは食事や排泄などのADLを確認するのに有効だ。

在宅移行前には導入面談を

患者が在宅療養に移る前に、本人や家族と面談（導入面談）を行うことがある。導入面談をするかどうかは医療機関の考え方によるが、がん末期の患者などの場合、患者本人と家族それぞれの病識や希望をじっくり聞いた上で在宅医療を始めるのが望ましい。ただし、面談の日程調整などに時間を取られ、退院のタイミングを逃してしまうリスクもある。導入面談の実施を原則としつつ、在宅移行が急がれるケースでは初診時に面談や契約も同時に行うなど、柔軟に対応する。

入院からの在宅移行の場合、導入面談の方

〔表1〕初回訪問までの確認事項と必要な受け渡し書類

● 確認事項

項目	確認のポイント
□患者の希望、困っていること	患者本人と家族等の相談者の希望が異なる場合があるため、自宅（施設）でどのように療養したいか、生活で困っていること、不安に感じることなどを患者本人と家族にそれぞれ確認する
□家族の希望、不安に感じること	
□要支援・要介護認定の有無	該当する場合は居宅療養管理指導の説明・契約を行う
□担当ケアマネジャーの氏名、連絡先	利用中の介護保険サービスとの調整が必要になる可能性もあるため、初診日を伝えておく
□かかりつけ薬剤師の氏名、連絡先	訪問服薬指導や医療用麻薬の取り扱いの可否などを確認しておく
□入院歴	直近1年以内の入院歴の有無を確認（あれば在宅移行早期加算を算定可能）
□初診日	退院日と併せて確認する
□患者の疾病・状態	特掲診療料の施設基準等別表第8の2に該当するか（該当する患者に月2回以上訪問診療を行う場合、在総管、施設総管の「厚生労働大臣が定める重症患者」の点数を算定可能）
□処方箋の受け渡し方法	利用する薬局、訪問服薬指導の有無の確認など

● 受け渡し書類（初診時でも可能）

項目	確認のポイント
□訪問診療の契約書類一式（訪問診療同意書、個人情報の取り扱いに関する同意書、居宅療養管理指導契約書など）	訪問診療に関する説明を行った上で署名をもらう。事前にもらっている場合は、初回の訪問日に在宅療養計画書を持参する
□口座自動振替の案内	自動振替用紙を用意する（口座引き落としの場合）
□健康保険証	患者の自己負担割合を確認。コピーまたは写真を送ってもらう
□介護保険証	患者の自己負担割合を確認。コピーまたは写真を送ってもらう

〔表2〕導入面談時に伝えるべき在宅医療のポイント

□在宅医療は定期的な訪問診療と往診を組み合わせた医療であること

□往診は急変時などに患者、家族の求めに応じて自宅を訪問して行う診療を指すのに対し、訪問診療は病気や障害によって通院困難な患者に継続的かつ計画的に自宅を訪問して行う診療を指すこと

□訪問診療には、かかりつけ医として調子が良い時も悪い時も定期的に診療することで普段の様子や変化の兆候を把握でき、急な病状変化の際も患者や家族の希望に沿った対応を取りやすくなるメリットがあること

□費用は月ごとの請求で、訪問診療が月2回の場合の月々の費用は5000円程度（在支診・在支病の場合は6000円程度）、月1回の場合の月々の費用は3000円程度（在支診・在支病の場合は3500円程度）になること

□医療費と別に交通費が1回につき○○円かかること（交通費を請求する場合）

□病状の変化があった場合、24時間365日いつでも電話相談を受け、病状を聞いた上で訪問看護や往診、救急搬送を判断すること（在支診・在支病の場合）

□24時間の電話相談への対応は困難なため、夜間や休日に診療が必要になった場合は病院への救急搬送となること（在支診・在支病以外の場合）

4.8 患者紹介から初回訪問までの準備

法は①退院前カンファレンスに参加する、②患家を訪問する、③患者の家族に来院してもらう——の3通りある。医師、看護師などが退院前カンファレンスに参加して退院時共同指導を行う場合、患者本人と家族に加え、入院医療機関の医師や看護師と病状や今後の療養の希望を共有できることがメリットだ。

退院前カンファレンスに参加して退院時共同指導を行う場合、退院時共同指導料1を算定できる。2018年度診療報酬改定で、医師、看護師に加えて薬剤師、管理栄養士、理学療法士などのリハビリ職、社会福祉士がカンファレンスに参加しても同指導料を算定できるようになった。

患家を訪問する場合、患者本人の希望を直接聞くことはできないが、患者の生活環境を事前に確認できるメリットがある。ただし、患家に訪問する時間や手間を要する。患者の家族に来院してもらう場合も患者本人の希望を直接聞くことはできないが、家族からはじっくり話を聞ける。患家に訪問する時間や手間も省ける。

導入面談の狙いは、患者の在宅医療への希望や不安を聞き取ることだ。相談者が在宅医療を希望していても、患者自身が希望していないこともある。そこで、自宅でどのように療養をしたいかや生活で困っていること、不安に感じていることなどについて聞き取る。在宅医療はあくまでも選択肢の一つであり、対話を通じて患者が自身の希望や不安を明らかにし、その実現や解決に向けて主体的に考えてもらうことが重要となる。

導入面談の進め方

導入面談の際は、在宅医療や訪問診療に関して、**4.5**で紹介したような資料に沿って説明する。説明時のポイントを〔**表2**〕にまとめた。

在宅医療では、患者や家族の希望と実際に提供できる医療の"期待値調整"が重要となる。訪問診療について説明する際は、自院の診療体制などを踏まえ、「できること」と「できないこと」をはっきり伝えておく必要がある。

月の訪問頻度は、医学的観点、経営的観点、（患者および家族の）経済状況の三つを考慮して決める。退院直後は環境の変化によって状態が不安定になることも多いため、少なくとも最初の数カ月は月2回以上訪問した方がよいだろう。その場合は、2週間おきの診療によりきめ細かく状態を把握できるというメリットを伝える。状態が安定すれば月1回に切り替えることを提案してもよいだろう。ただし、在宅医療の費用は外来に比べると大幅な負担増となるため、費用がネックになる場合は最初から月1回訪問も考慮する。

訪問診療の開始について同意が得られたら、訪問診療同意書に署名をもらう。続けて、個人情報の取り扱いに関する同意書と居宅療養管理指導契約書、重要事項説明書にも署名をもらう。なお、これらの契約は初回の訪問日（診療開始日）に行うのでも構わない。

在宅医療の導入面談は、アドバンス・ケア・プランニング（ACP、人生会議）を始める一つの機会だ。ACPとは患者の価値観を明らかにし、人生の最終段階に望む医療やケアの内容について考え、家族等や医療・ケアチームと共有するプロセスのこと。医師から病気や予後について適切な情報提供と説明が行われていることが前提となる。話し合いの中から、急変時の救急搬送や心肺蘇生、人工呼吸器の装着、胃瘻などの人工栄養を行うか、どこで最期を迎えることを望むかなど、今後の療養のあり方について患者本人の要望を確認する。心身の状態の変化によって意思は変わり得るため、導入面談後も繰り返し話し合うことが重要だ。

〔図1〕新患受け入れ相談時のヒアリング用のフォーマット（記入例）

新患受け入れ相談シート

(記入者　○○　○○　　2019年7月16日記入)

【名前】	在宅 花子	(ふりがな) ざいたく　はなこ
【性別】	男・⦅女⦆(どちらかに○をつける)	
【生年月日】	昭和9年9月1日 (84歳)	
【住所】	東京都○○区○○町○-○-○	
【電話番号】	03-○○○○-○○○○	
【家族構成】	認知症の夫と二人暮らし。近くに住む息子さん (自営業) が付き添い来院	
【キーパーソン】	息子さん	

【連絡者】	A病院 看護相談 △△さん
【病院】	A病院
【かかりつけ医】	A病院 □□先生
【ケアマネ】	Bケアプランセンター ▽▽さん
【訪問看護】	C訪問看護ステーション
【薬局】	なし
【病名】	糖尿病、アルツハイマー型認知症、悪性リンパ腫 (2016年発病、今は落ち着いている)
【現在】	入院中 (退院予定日　　月　　日)・外来通院中
【経過】	もともと駅前の診療所にかかっていたが、糖尿病の管理が全くできずお手上げ状態で、2016年に悪性リンパ腫が見つかったことで、糖尿病管理も含めて全てA病院にお願いしていた。認知症の症状が重く、血糖の管理が全くできない。同居の夫も認知症。甘いものを食べてしまい、常に高血糖。訪問看護が入っている日だけは、インスリンを打てている (週3日)。バルーン挿入あり。悪性リンパ腫は今は落ち着いており、特別治療もしていない。
【患者の要望】	施設には入りたくない。できるだけ自宅で生活を続けたい。

【処置】	点滴(⦅無⦆・有)	■末梢・皮下・IVH (内容:　　　　　　　)
	酸素(⦅無⦆・有)	■　　　リットル (会社名:　　　　　　)
	バルーン (無・⦅有⦆)	■容量:　　　mL、サイズ:　　　mL
	胃瘻(⦅無⦆・有)	その他の処置 (インスリン自己注射　　　)

【要支援・要介護】	要介護2
【その他】	

最初のヒアリングで全てを聞き取る必要はないが、性別、年齢、住所、家族構成、キーパーソン、病名、経過、患者の要望 (このシートの緑色部分の項目) は押さえておきたい。それ以外の情報については、必要に応じて収集する

4.9 訪問診療当日の流れ

> **POINT**
> - 通常の診療に加え、必要に応じてADL評価、褥瘡評価などを行う
> - 介護者がいる場合は介護者の様子も確認し、必要に応じてショートステイの利用などを案内

本項では、居宅患者に対する訪問診療当日の一般的な流れを紹介する。

①診察準備
患家に到着したら、介護者（家族等）に挨拶を済ませ、患者に対しても声をかけて訪問診療に来たことを伝える。

▼

②問診
前回の訪問診療から1〜2週間の生活状況（食事、排泄、薬の服用状況、体重の増減、その他変わったこと、気になることなど）について患者、介護者から話を聞く。連絡ノート（訪問看護師やケアマネジャーなどとの申し送りに使用）があれば、その内容も確認する。

▼

③バイタル測定
体温、血圧、SpO_2、心拍数などを計測して記録する。

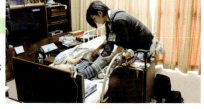

訪問診療に看護師が同行する場合、バイタル測定は看護師が行うことが多い

▼

④聴診、触診
腹部膨満や貧血、浮腫の有無などを確認する。

▼

⑤ADL評価（必要時）
必要に応じて起床や歩行動作の確認、嚥下評価などを行う。

▼

⑥褥瘡評価（必要時）
褥瘡の有無や褥瘡の状態などを確認する。

▼

⑦処置の確認および実施（必要時）

▼

⑧検査の確認および実施（必要時）
検査の予定の有無を確認し、あれば採血など必要な検査を実施する。

▼

⑨器具の交換の確認および実施（必要時）
気管カニューレや胃瘻チューブ、膀胱留置カテーテルなどの交換を行う。

▼

⑩残薬の確認（独居などで薬の管理ができない場合）
残薬の状況を確認する。

▼

⑪処方内容の確認、追加、修正

当日の診察を踏まえて処方内容に漏れがないか、次回の訪問日まで足りるか（処方日数は適切か）、新たに必要な薬剤がないかなどを確認し、追加があれば処方箋に追記する。処方予定だった薬剤を削除する場合は、処方箋の当該薬剤名に二重線を引いた上で訂正印を押す。初診時は災害時などの対策として、処方日数制限のある新薬を除いて3～4週間分処方するのが一般的。

⑫（麻薬を処方する場合）普段利用している薬局で麻薬を取り扱っているか確認

その場で電話で確認し、取り扱いがなければほかの薬局を紹介する。

⑬処方箋の交付

処方箋（原本）を本人または介護者に渡す。日中独居などで管理が困難な場合は、戸棚やファイルなど所定の場所に置いておく。

⑭介護者および介護状況にかかるアセスメント

介護者とのコミュニケーションを通して以下の点を中心に確認する。

- □ 介護者の健康状態（介護疲れがないか。ほかの家族等の協力があるか、患者が必要な介護保険サービスを適切に利用できているか）
- □ 介護で困っていることの有無

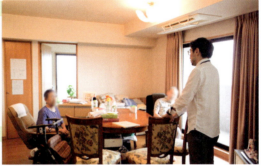

介護者（家族等）ともコミュニケーションを取り、介護疲れがないか、必要な介護保険サービスを適切に利用できているかなどを確認する

⑮介護者への伝達

診察を踏まえて以下の点について伝える。

- □ 今後想定される状態の変化
- □ 医師に連絡する目安となる症状など
- □ ショートステイなど他の介護保険サービスの案内（必要時）

⑯連絡ノートへの連絡事項やトピックスの記載（連絡ノートがある場合）

訪問看護師やケアマネジャーなど、患者の在宅療養に携わる多職種間の申し送りを連絡ノートで行うこともある。同行する看護師がバイタル測定などを行っている間にノートを確認しておく

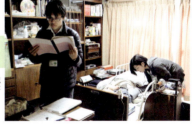

⑰今後想定される状態の変化を踏まえて、介護保険サービスが適切かの評価

⑱受領する書類の確認

介護保険証のコピーなど、受領すべき書類がないかを確認する。

⑲在宅療養計画書の交付（状態変化などにより計画を見直した場合）

⑳次回訪問予定の確認・調整

ショートステイを定期的に利用している場合は、ショートステイの予定も確認しておく。

4.10 施設への訪問診療

POINT

● 施設への訪問診療は1回に診る患者数が多いため、診療前の情報共有が重要

● 施設看護職員が行える医療行為の範囲は限られるため、施設の力量を踏まえて指示を出す

有料老人ホームなどの高齢者施設への訪問診療は、居宅に比べて効率性が高く、自宅での生活が困難な高齢者の受け皿として今後ますますニーズが増えることが予想される。

患者情報は前日までに共有

診療当日、施設に到着したらまず、施設職員から入居者の病態などについて説明を受ける〔図1〕。事前に書面で情報を提供してもらい、当日の診療前に詳細な説明を受ける。処方と医事に関しては、前日までに準備しておくことで当日の業務を効率化できるため、特に事前の情報提供が重要となる。

その後は各居室を回って診療し、施設看護職員や訪問薬剤師などと再度、医療的な指示、方針を確認したり、処方を行う。

施設への訪問診療におけるカルテ記載

施設への訪問診療は1回の訪問で診る患者数が多いため、医師がその都度カルテを記載する時間的な余裕がないのが実情だ。そこで、現場ではカルテは下書きにとどめ、診療後に修正して清書すると効率よく診療できる。

具体的には、事務職員が同行して電子カルテやテキストファイルでカルテの下書きを作成したり、診療時に医師の音声を録音し、外部サービスを利用して文章化する方法がある。いずれの場合も最終的には医師が確認・修正する。

施設への確認事項

高齢者施設では、運営会社のルールにのっとった対応が取られている。看護職員が実施できる医療行為についても、法律とは別に運営会社のルールで定められていることが多い。また、どの程度医療必要度の高い高齢者を入居させているのかも、施設によって大きく異なる。事前に看護職員が実施できる医療行為や入居者の受け入れ方針などを確認しておくことで、施設側と良好な関係を築き、よりよい施設在宅医療を実践できるようになる。

医学的な観点からは、①看護職員が実施できる医療行為の範囲、②医療機関へのコールの判断基準、③看取りの方針や対応の意向 —— について確認するとよい。

施設の看護職員が実施できる医療行為として、具体的には静脈点滴や皮下点滴の刺入、麻薬（内服薬、貼付薬、座薬）の投与や点滴、フラッシュ（ルート内に残っている薬液を体内に流す手技）、膀胱留置カテーテルの交換などが可能かを確認する。これらの医療行為の可否は、施設によるばらつきが大きいからだ。施設の看護職員が実施できない場合、基本的には医師または自院の看護職員が対応することになる。

特定施設（介護付き有料老人ホームなど）の人員基準では、夜間の看護職員の配置は義務づけられていないため、夜間は介護職員しか勤務していない施設も多い。そのため、夜間の看

〔図1〕施設における訪問診療の流れの例

（前日まで）
施設から入居者の病態などに関して書面による情報提供を受ける

（施設到着後）
入居者の病態などについて施設看護職員から説明を受ける
【主な説明内容】
・病態変化、生活状況変化（摂食量、水分摂取量を含む）
・バイタル
・家族から医療方針に関する要望や面談希望があった場合、その内容を共有
・他の医療機関に受診した入居者がいる場合、受診結果の説明

（診察）
各居室を回り、診察や検査、処置を行う
【主な検査・処置】
・採血検査　・心電図検査　・超音波検査　・点滴
・胃瘻交換　・膀胱留置カテーテル交換　　　　など

（診察後）
施設看護職員や訪問薬剤師と各入居者への医療的な指示、方針を確認したり、処方を行う。家族の面談があれば対応し、訪問終了

護職員の配置状況や医師の指示への対応の可否も確認しておく。具体的には酸素の流量やカニューレ位置の調整、麻薬以外の薬剤（経口、経口以外、経胃瘻など）の投与、麻薬の投与、喀痰吸引などが可能かを確認する。夜間はこうした対応を行えない施設も珍しくないため、施設の力量に応じた指示を出すことが入居者の医学管理を行う上で重要となる。

医師へのコールについては、看護職員の判断とは別に「入居者が転倒した場合は全例コール」のように運営会社が方針を決めていること

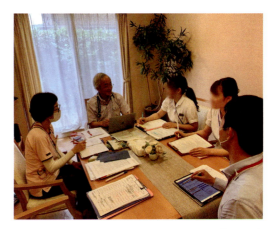

前回の診療以降の病態や生活状況の変化、バイタルで気になる点などについて、施設看護職員から説明を受けてから診療を行う

4.10 施設への訪問診療

がある。こうした方針があるとコールが頻回になりかねないため、「転倒してもバイタル異常や頭部打撲、転倒による痛み、めまいのような症状がなければ経過観察でよい」などと基準を明確にしたり、頓用処方を拡大することも検討する。

コール内容について施設と医療機関で解釈が異なると、「言った」「言わない」のトラブルに発展するリスクがあるため、コール内容を書面などで共有しておくとよい。施設の看護職員がコール内容を簡単にまとめた上で、医療機関にFAXやメールで送って共有する〔図2〕。施設の看護職員の業務負担が生じるが、トラブルを防ぐ方法としては有用だ。

看取りの方針や対応の意向確認

患者の居住場所に関係なく、看取りの方針や対応について決めておくことは極めて重要となる。基本的には主治医が入居者や家族と面談して意向を確認するが、入居者から聞くのが難しい場合は家族面談を設定する。

施設によっては入居時に施設看護職員などが意向を吸い上げていることがあるため、まずは施設に確認する。家族によっては面談の日程調整に時間を要するケースもあり、その場合は先に電話での面談を設定するとよい。ただし、基本的には直接面談し、十分時間をかけて話し合うことが重要となる。

実際の看取りでは、往診により死亡確認を行うことになるが、深夜や早朝の死亡確認は医師が対応できても家族が施設に来られないことがある。そこで、事前に家族と施設の同意を得た上で、「22時以降の深夜の看取りの際は、翌日午前中に対応する」のようにあらかじめ決めておけば、家族・医師双方の負担を軽減できる。

施設の場合、居宅に比べて家族と顔を合わせる機会が少なく、信頼関係を築きにくいため、看取りの際にはより配慮ある対応が求められる。患者本人に畏敬の念を持って接するとともに、死因の説明、安寧な最期を迎えた旨の説明、その他家族が疑問に思うことがあれば十分に時間をかけて説明する（詳細は**5.7**参照）。こうすれば家族の気持ちも和らぎ、トラブルへの発展を避けられる。

入居者の受け入れ基準の確認

運営的な観点からは、①入居者の受け入れ基準（疾患背景、ADLなど）、②家族との連絡窓口、③訪問看護ステーションの受け入れ実績──について確認するとよい。

施設における入居者の受け入れ基準は、運営会社の事業戦略や施設看護職員のスキルなどを踏まえて決められている。入居者の受け入れ基準によって入居者の医療必要度や必要になる医療行為は大きく変わるため、基準については事前に確認する。だが、中には営業担当者（非医療従事者であることが多い）の裁量で入居が決まり、職員のスキルと入居者に必要な医療行為に乖離が見られることもある。

新規入居候補者の入居判断時に、主治医として介入できるかもポイントだ。主治医として担当できそうか（専門外でないか）、施設看護職員がケアを担えそうかといった観点から、入居の可否を判断したい。

家族との連絡窓口については、誰が担うかを事前に決めておく。施設の場合、診察時に家族が同席することはほとんどなく、治療方針の変更の説明や家族との面談の日程調整、他の医療機関の受診日の設定など、様々な事項について家族に連絡が必要となるためだ。基本的には日ごろ入居者に接することの多い施設側が担う。

〔図2〕緊急時の連絡などの際に両者で確認・共有する書面の例

緊急時連絡／臨時往診記録

送信元		発信元	
担当医師		担当者	
TEL		TEL	
FAX		FAX	

ご入居者		性別		生年月日	

連絡日時	2019年06月25日 11:50
ホームからの報告内容・状況	昼食準備のためスタッフがリビングにお連れすると、右手第4指下付近に1cm×2cm程度のあざを発見する。腫脹・痛みなどはなし。
医師の判断・指示	投薬の有無：なし　あり➡ありの場合　□頓用薬　□置き薬　□その他 電話での指示・判断内容： 経過観察
臨時往診	臨時往診の有無：なし　あり ➡ありの場合　臨時往診での指示・実施内容：
入院／他院受診指示	入院／他院受診指示の有無　なし　あり ➡ありの場合　医療機関から入院／受診先への連携：なし　あり 入院先／受診先： 連携内容：
医師確認	※上記の内容をご確認の上、サインをお願いいたします。 サイン欄：
ご家族への報告	報告日時：2019年06月25日 16:30　担当者： 連絡事項： 長女様にあざができていたことを報告。 お詫びをお伝えしました。

施設の看護職員がコール内容を簡単にまとめた上で医療機関にFAXやメールで送って共有する。書面で共有しておくことで、トラブルへの発展を防げる

外部の訪問看護ステーションを利用

これまで解説したように、施設の看護職員が実施できる医療行為には制約がかかっていることが多く、それに応じた入居者が選定されている。だが、入居後数年を経てがんが見つかるなどして施設の看護職員では行えない医療行為が必要になることがある。この場合、別の施設に転居するという選択肢もなくはないが、入居者が長年住み続けた施設から転居させることは本人のQOLを著しく低下させる。

特定施設の入居者は介護保険の訪問看護は利用できないが、がん末期の患者は医療保険の訪問看護の対象となるため、外部の訪問看護ステーションを利用できる。だが、特定施設の中には外部のステーションの受け入れ実績がない施設も少なくない。そこで、外部のステーションの受け入れの可否や受け入れ実績を事前に確認しておくとよい。

もし受け入れ困難と言われた場合も、どうすれば可能になるかを施設と医療機関の双方で検討することで、対応の選択肢は広がる。

CHAPTER 4

事例で見る実践のポイント：基本編

4.11 在宅医療における カルテ記載のポイント

POINT
● 担当医以外の医師が見ても適切に対応できるよう、カルテは詳細に記載する
● 初診時に必要な情報を収集しておけば、初診カルテから患者サマリーを作成できる

　在宅医療では、担当医以外は患者の状態や療養環境を見ることができない。そのため、カルテが非常に重要な意味を持つ。複数の医師が在宅医療を担当していたり、将来、連携機能強化型の届け出や医師の増員による規模拡大を見据えているのであれば、担当医以外の医師が見ても適切に対応できるようにカルテは詳細に記載しておきたい。

初診時のカルテ記載のポイント

　初診は、患者や家族の情報をじっくり聞けるチャンスだ。病状やこれまでの治療、在宅医療に至った経緯、介護度、家族の状況、病名告知の有無や予後についてどのように説明されているか、緊急時の対応、連携先の情報などを聞く〔図1〕。初診時に聞き取る情報はあらかじめ決めておき、どの患者でも漏らさず収集できるようにしておくとよい。限られた時間で必要十分な情報を収集でき、患者や家族に何度も同じ質問をしなくて済むからだ。

　診療時間を十分に確保している初診では、看取りや延命措置についても患者や家族の希望を聞いておきたい。ただし、どの患者にも一律同じように質問するのではなく、将来起こり得る変化や、その時必要になる治療、処置などの例を挙げ、どうしたいかを考えてもらうことが重要だ。患者の考えは変わることもあるため、希望が変

わった時には何度でも話してほしい旨を丁寧に伝えておく。さらに、患者の状態が変化した場合などには、家族も含めて繰り返し話し合いの場を持つ。

初診カルテを基に患者サマリーを作成

　患者サマリーとは、直近のカルテだけでは把握しにくい病歴や薬歴、在宅療養の状況、家族や介護の状況、患者の希望、急変時の対応、連携先情報などをまとめた要約書のことだ。患者サマリーがあると、緊急コールや往診の際に担当医以外の医師が患者の状態を把握するのに大いに役立つ。だが、サマリーの作成や情報の更新には手間がかかるため、全患者分のサマリーを作成している医療機関は多くはない。

　そこで、筆者は「事務職員によるサマリー作成」を勧めている。具体的には、初診カルテの情報のうち患者サマリーに必要な項目を指定しておき、その部分だけを抜き出してまとめてもらう。こうすれば、必要な情報が漏れなく記載されたサマリーが完成する。必要な項目をコピーしてまとめるだけなので、事務職員の負担もそこまで大きくならない。

　患者の病状や意思が変化した際は、医師がカルテにその内容を記入した上で、「サマリー変更」と指示を出す。指示を確認した事務職員は変更のあった部分を更新する。こうすることで、

〔図1〕初診時のカルテの記載例

> 初診ではじっくり時間をかけて患者や家族の要望などを聞き取る

【種別】	初回訪問診療	
【診療日時】	2016年4月6日　14：00～15：00	
【診療場所】	自宅	
【患者情報】	氏名：○○ ○○	性別：男性
	生年月日：昭和○年○月○日（○歳）	
	住所：東京都○○区○丁目○-○	連絡先：03-○○○○-○○○○
【病名】	くも膜下出血後遺症（右上下肢麻痺）、水頭症術後	
【紹介元】	○○医院　○○医師	
【既往歴・アレルギー歴】	逆流性食道炎。アレルギー歴はなし	
【病状、これまでの治療、在宅に至った経緯】	2013年8月20日にくも膜下出血のためA病院にて開頭クリッピング術を実施 術後、水頭症を認め、同年9月17日に脳室腹腔シャント術を実施 同年10月1日にリハビリのためB病院に転院。独居は困難のため、次女宅に退院 その後は在宅サービスを利用しながら療養を続けていた 2016年2月26日ショート利用中に痰がからみ、嚥下の低下も見られたため近医を受診。感冒と診断され感冒薬を内服 2016年3月14日、発熱のため救急外来を受診。脳室拡大が認められ入院。シャント圧100→50mmH$_2$Oに変更し、2016年4月4日に退院。訪問診療を希望され導入	
【現在の処方】	・デパケンシロップ16mL（800mg）　1日2回（朝、夕） ・ビオスリー配合錠2錠　1日2回（朝、夕） ・タケプロンOD（15mg）1錠　1日1回（夕）	
【介護度】	要介護5	
【ADL】	全介助。会話は困難だが、理解力は少しあり	
【認知症の状態】	あり	
【ご家族の状況】	次女宅で同居。長女がいるが、関与はほぼない	
【キーパーソン】	○○さん（主介護者・次女）・同居	
【病名告知・予後】	本人の病識はない	
【緊急時の対応】	まずは当院に連絡をいただく方針	
【看取り・延命措置の希望】	延命措置の希望については、具体的なイメージがわかない様子。胃瘻については、本人は希望していないが、次女は必要になればやってほしいとのこと。施設には入りたくないそうで、なるべく自宅での生活継続を目指す	
【連絡先情報】	ケアマネ　○○ケアセンター ○○さん	
【次回訪問予定日】	2週間後、4月20日　10：00～12：00ごろを予定	

> 将来起こり得る変化やその時に必要な治療、処置などの例を挙げ、希望を聞く

初診時に聞き取る情報はあらかじめ決めておき、漏らさず収集できるようにしておく。患者サマリーに必要な項目を指定しておけば、その部分だけを抜き出すことでサマリーが完成する（このカルテでは**緑色部分**の項目を抜き出す）。**上は初診時特有の聞き取り情報であり、このほかに身体所見に基づく観察項目、プロブレムリストなども記載する**

4.11 在宅医療におけるカルテ記載のポイント

医師の負担を増やさずに患者サマリーの作成・更新が可能になる。

再診時のカルテ記載のポイント

定期の訪問診療の場合、担当医以外の医師が最新のカルテを見て患者の全体像を把握できるようにしておくことがポイントだ。そのため、患者の基本情報は毎回記載し、その下に当日の診療内容を記録する〔図2〕。基本は前回のカルテをコピー＆ペーストし、変化のあった部分のみ書き換えていく形となる。

診療内容については、「SOAP」（S：主観的データ、O：客観的データ、A：判断・評価、P：計画）形式で記録する。さらに、プロブレムリストとして患者が訴える症状や病態、生活環境や介護者の状況などを記載する医師もいる。

在宅医療において指導・監査時に最も指摘を受けやすいのが、在宅時医学総合管理料（在総管）・施設入居時等医学総合管理料（施設総管）、在宅療養指導管理料に関する記載だ。在総管・施設総管については、「個別の患者ごとに在宅療養計画を作成し、その内容を患者や家族等に説明し、計画および説明の要点等を診療録に記載する」ことが要件となっている。在総管・施設総管を算定する場合には、算定日となる2回目の訪問診療や往診日（在総管・施設総管の「月1回」の点数を算定する場合は初回の訪問診療日）に、翌月の訪問予定や医療・介護・生活全般のアドバイス、療養計画の要点、患者や家族等へのアドバイスなどの内容を記しておく。各種の在宅療養指導管理料については、「在宅療養を指示した根拠」「指示事項」「指導内容の要点」を必ず記す。

居宅療養管理指導に関しては、利用者や家族等に対し、介護サービスを利用する上での留意点、介護方法などについてアドバイスした内容を記しておく。この部分は、カルテ上でも居宅療養管理指導であることが分かるように記載しておくとよい。

在宅医療のカルテで外来と異なるのは、診療の種別（定期訪問診療、往診、電話等再診など）と診療場所を記載することだ。これらによって算定する報酬が異なるため、忘れずに記載するようにしたい。

連携を拡大するなら電子カルテが必須

近年、新規開業ではほぼ全例で電子カルテを導入しているが、医師1人の診療所や中小病院の中には、今でも紙カルテを運用しているところもある。だが、今後在宅医療に積極的に取り組んでいくのであれば、電子カルテにしておくことが望ましい。最近はクラウド上にデータを保存するクラウド型電子カルテが安価で使用できるようになっている。

電子カルテのメリットは、院外からでもカルテを閲覧できることと、カルテ情報の二次利用が容易なことだ。患者や家族等、訪問看護ステーションなどから連絡が来ても、インターネット環境さえあればすぐに患者のカルテを閲覧できるため、的確な指示を出しやすい。連携する訪問看護ステーションや居宅介護支援事業所と患者の情報を頻繁にやり取りする場合も、電子カルテであればコピー＆ペーストで必要な情報を提供できる。

在宅療養は1カ所の医療機関で完結することはほとんどなく、地域の多職種や他事業所との連携が欠かせない。連携をスムーズに進めるには、電子カルテは必須といえるだろう。

〔図2〕再診時のカルテの記載例

【種別】	定期訪問診療	
【診療日時】	2018年2月5日　10：00〜10：20	
【診療場所】	自宅	
【患者情報】	氏名：○○　○○	性別：男性
	生年月日：昭和○年○月○日（○歳）	
	住所：東京都○○区○丁目○-○	連絡先：03-○○○○-○○○○
【基本情報】	DNAR：治療できる状態であれば○○病院へ搬送。治療できなければ自宅	
	既往歴・アレルギー歴：逆流性食道炎。アレルギー歴はなし	
	オピオイド、経管栄養、TPN、酸素投与、尿道カテーテル：なし	
	キーパーソン：○○さん（主介護者・次女）・同居	
【病名】	くも膜下出血術後遺症（2013年8月開頭クリッピング術実施、右上下肢麻痺）、水頭症術後（2013年9月）（サマリー参照）、右耳外耳道炎	

【生活状況】
移動：日中は臥床、デイにはリクライニング車いすで通う
意思疎通：具体的な問いかけには反応あり
食事：ミキサー食　全介助
ADL：全介助　　　　　　　　　　　　　　　　　排泄：おむつ
デイサービス○○園：月曜日、金曜日9〜17時　　　入浴：週3回

【現在の処方】
・デパケンシロップ16mL（800mg）　1日2回（朝、夕）
・ビオスリー配合錠2錠　1日2回（朝、夕）
・タケプロンOD（15mg）1錠　1日1回（夕）

> 基本は前回のカルテ情報を使用し、変化のあった部分のみ書き換える

【観察項目】
S) 主観的データ
本人：訪問時臥床。「変わりないです」
娘さん：「耳垂れと、朝起きたら右向きになっていました」「腰痛は相変わらずです」

O) 客観的データ
体温：36.5℃、血圧：112-82mmHg、脈拍：82回／分、SpO$_2$：97%

食欲良好
眼瞼結膜 貧血なし　肺音 清　心雑音なし
四肢　右上下肢麻痺：右上肢屈曲拘縮、下肢弛緩性麻痺　左上下肢は随意性あり
浮腫なし
右耳；鼓膜発赤なし、外耳壁に浸出液＋

A/P) 全身状態は安定されている。

> 患者が訴える症状や病態、生活環境や介護者の状況などを記載

【プロブレムリスト】
#右耳外耳道炎
もともと湿性だそう。耳掃除をしていた時、浸出液あり。タリビット耳用液を処方。

#嚥下障害
2017年3月に施行した改訂水飲みテスト（MSWT）では80度でも4点と3mLのとろみなし水の嚥下は良好だった。ただ、食事後半になるとむせが見られるため、嚥下力の低下があり、疲労により喉頭への残留が増え喉頭に侵入しやすくなると考えられる。注意障害の影響も考えられる。
　無理して食事介助はしないよう、ご家族に伝えている。長期に続く場合はご連絡いただき、点滴などを含めた治療も検討する。

#介護負担
次女さんに腰痛、座骨神経痛と思われる症状（神経痛、右臀部から下肢後面の痺れなど）あり。車いす移乗は無理なく行えるが、おむつ交換などが大変とのこと。負担の少ないやり方（横向きにしての介助）を確認した。

【居宅療養管理指導】
ゆっくり気をつけて食事をしましょう。むせる場合は中断し、吸引をしましょう。むせ、痰増量時、発熱時にはご連絡ください。

> 療養上のアドバイスを簡潔に記載

【処置】	なし
【算定】	在宅時医学総合管理料
【次回訪問予定日】	2018年2月19日　午前

4.12 在宅医療における処方の流れ

POINT

● 処方箋は事前に院内で印刷して持参する。電子カルテなら患家で印刷することも可能

● 処方箋を薬局にFAXして宅配を依頼する場合、患家において処方箋原本との照合が必要に

外来の場合は院内で処方箋を交付するが、在宅医療では患家で処方箋を交付することになる。処方箋の発行には、事前に院内で印刷して持参する方法〔図1〕と、モバイルプリンターを使って患家で印刷する方法がある〔図2〕。

事前に院内で印刷して持参する場合

①電子カルテまたはレセコンから定期処方の処方箋を2枚印刷する。交付年月日は次回の診療予定日を入れるか、空欄のまま発行する。

②診療後、処方に追加や変更がある場合は処方箋の間にカーボン用紙を重ねて修正する。交付年月日が空欄の場合は日付を記入する。

③1枚目を原本として患者に手渡し、2枚目は情報共有用の控えとして持ち帰る。

④（薬局に宅配［訪問服薬指導］を依頼する場合）持ち帰った処方箋の控えを患者が指定する薬局にFAXで送る。

⑤処方箋の控えを基に、医師または事務職員が電子カルテ（レセコン）の処方内容を修正する。

控え（2枚目）は必須ではないものの、情報共有用のメモとして有用だ。定期処方の追加や変更についても控えに記録しておくと、事務職員が次回分の処方箋を発行する際に反映しやすい。

控え（2枚目）を用意するのではなく、修正後の原本をスマートフォンなどで撮影し、院内の情報共有ツールなどで共有する方法もある。

患家で印刷する場合

①患家でパソコン端末にモバイルプリンターを接続する。

②診療後、処方に追加や変更がある場合は修正した上で、処方箋をその場で印刷する。

③（薬局に宅配［訪問服薬指導］を依頼する場合）処方箋をパソコン端末から直接または印刷して患者が指定する薬局にFAXで送る。

電子カルテを使う場合、ネットワークの通信状態にも左右されるため、患家によっては運用が困難な場合がある。そもそも電子カルテを利用している場合に限定されるため、事前に院内で印刷して持参する方法の方が汎用性は高い。

なお、いずれの場合もFAXで送信された処方箋情報に基づき薬局が調剤して患家に宅配する際は、患家において処方箋原本とFAXで送信された処方箋情報の内容を照合する必要があることに留意したい。

処方箋の受け渡し方法

処方箋の原本は原則、患者または家族に手渡しするか、管理が難しい場合は所定の場所に置いておく。戸棚の引き出しに入れたり、連絡ノートの間に挟んでおくケースが多い。診療時にその場で処方内容を決められない場合は、患者が指定する薬局に処方箋を持って行くか、薬局から自院に処方箋を取りに来てもらう場合もある。

〔図1〕事前に院内で印刷して持参する場合の薬を受け取るまでの流れ

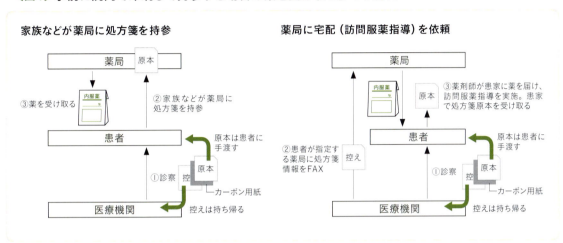

〔図2〕患家で電子カルテとモバイルプリンターをつないで印刷する場合の薬を受け取るまでの流れ

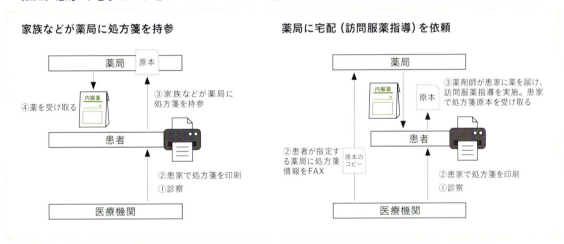

患者の薬剤の受け取り方法

患者が薬剤を受け取る方法としては、家族などが薬局に処方箋を持参して受け取るか、持参が困難な場合は薬局に宅配（訪問服薬指導）を依頼する。どちらの方法がよいかは、患者ごとに確認する。その際、訪問服薬指導の意義や、1回500円程度の費用がかかることも説明する。

薬局は原則、患者に選択してもらうため、かかりつけ薬局・薬剤師の有無を確認した上で、近隣の薬局の一覧などを渡すとよいだろう。薬局が訪問服薬指導に対応しているかは、地区薬剤師会に確認すると教えてもらえることが多い。

4.13 医療費の目安と徴収方法

POINT

● 在宅医療の医療費は月単位で請求する。レセプト確定後、前月分を徴収する

● 居宅患者の自己負担額の目安は在支診・在支病以外で約5000円、在支診・在支病で約6000円

来院時に都度、窓口で医療費を支払う外来医療と異なり、在宅医療では1カ月分の医療費を翌月に支払う仕組みとなっている。在宅時医学総合管理料（在総管）・施設入居時等医学総合管理料（施設総管）のように、月の訪問頻度によって点数が異なる報酬項目があり、レセプト請求後でないと金額が確定しないためだ。

実際の請求の流れを〔図1〕に示す。4月診療分については5月10日前後に金額が確定するため、5月20日ごろまでに請求書を郵送し、5月中に支払ってもらう。入金が確認できたら、6月上旬に領収書を送付する。入金が確認できなかった場合は、5月診療分に未収額を上乗せした請求書を6月20日ごろまでに郵送し、6月中に支払ってもらう。前月分の請求書と前々月分の領収書をまとめて郵送するケースもある。

自動引き落としで未収金を防ぐ

医療費の徴収方法としては、①患家に訪問した際に現金で徴収、②患者が指定する口座からの自動引き落とし（口座振替）、③指定口座への振り込み、④窓口払い——などがある。

①は、訪問診療の際に前月分の医療費を徴収する方法だ。この方法の場合、領収書は郵送せず診療日に持参することもある。訪問した際に現金で徴収する方法の場合、「手持ちがない」などの理由で徴収できない事態を避けるため、医療費の支払いがあることをあらかじめ伝えておく。

釣り銭のやり取りは非常に手間がかかるため、釣り銭が発生しないよう支払いの準備をしておいてもらうのもポイントだ。

②の自動引き落とし（口座振替）は、毎月決まった支払日に患者が指定する金融機関の口座から医療費を自動的に引き落とす方法だ。手数料などが月数千円程度かかるが、支払い忘れや金額間違いなどを防げるメリットがあり、この方法を採用している医療機関は多い。

自動引き落としを行うには、口座振替サービスを提供している収納代行業者を利用する。事務作業として、毎月の請求額が確定したら業者に請求額のデータを送る。利用開始時に患者または家族等に口座振替依頼書を記入してもらうため、導入面談か初回訪問時に持参するとよい。

③と④は、郵送した請求書に基づき患者や家族等に支払ってもらう方法だ。請求書に医療機関の金融機関の口座情報を記載しておき、郵送月の月末までに支払ってもらう。医療費の徴収に伴う費用は発生しないが、支払い忘れが起こり得るほか、振り込みの場合は振込先や振込額を間違えるなどのトラブルが生じる可能性がある。独居の患者の場合、振り込みや家族の来院自体が困難ということもある。

いずれの方法でも、請求書や領収書の郵送は事務職員が行っていることが多い。管理のしやすさを考えると、①～④のいずれかの方法に統一しておいた方がよいだろう。

[図1] 医療費の請求の流れ

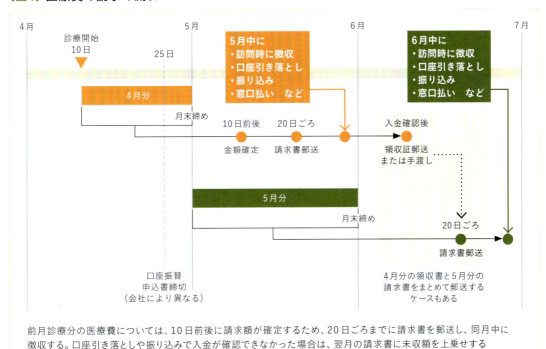

前月診療分の医療費については、10日前後に請求額が確定するため、20日ごろまでに請求書を郵送し、同月中に徴収する。口座引き落としや振り込みで入金が確認できなかった場合は、翌月の請求書に未収額を上乗せする

[表1] 医療機関の類型別の患者の自己負担額の目安（1割負担の場合）
状態の安定した標準的な患者に対し、月2回訪問診療を行った場合（カッコ内の人数は単一建物診療患者数）

医療機関の類型	居宅（1人）戸建て、マンションなど	施設（2〜9人）グループホームなど	施設（10人以上）有料老人ホームなど
在宅医療専門診療所（施設基準等適合以外）	4,600円〜	1,900円〜	1,600円〜
在支診・在支病以外	5,100円〜	2,100円〜	1,800円〜
在支診・在支病	6,100円〜	2,500円〜	2,000円〜
機能強化型在支診・在支病（病床なし）	6,500円〜	2,600円〜	2,100円〜
機能強化型在支診・在支病（病床あり）	6,900円〜	2,800円〜	2,200円〜

※在宅患者訪問診療料（2回）、在宅時医学総合管理料または施設入居時等医学総合管理料（月2回以上）、包括的支援加算、居宅療養管理指導費（2回）を算定した場合。100円未満を切り捨て

あらかじめ費用の目安を伝えておく

　在宅医療は入院に比べれば費用は低く抑えられるが、外来に比べると負担は大きくなる。あらかじめ、患者の状態や医療機関の類型に応じた費用の目安を伝えておくとよいだろう〔表1〕。在宅医療・訪問診療に関する説明資料などにも、費用の目安を盛り込んでおく。

　医療費の自己負担額が高額になった場合は、一定の金額（自己負担限度額）を超えた部分が払い戻される「高額療養費制度」もある。患者が利用できる制度を把握し、必要に応じて適切に案内できるようにしたい。

4.14 訪問看護との連携の強化

POINT

● 訪問看護師は在宅医療における重要なパートナー。制度の基本を理解し、適切に連携したい

● 要支援・要介護者では介護保険が優先されるが、がん末期などは医療保険の対象となる

訪問看護師は、患者の在宅療養を医療と生活の両面から支えてくれる非常に大きな存在だ。在宅医療において24時間対応を担う重要なパートナーであり、これから在宅医療を始める医師にとってはよい相談相手にもなり得る。

訪問看護は医療保険と介護保険の両方に位置づけられており、その仕組みは複雑だ。制度の基本を理解し、患者が適切に訪問看護を利用できるようにしたい。

訪問看護で受けられるサービス

訪問看護とは、医師の指示を受けた看護師が利用者の居宅などで療養上の世話または必要な診療の補助を行うサービスのこと。具体的には病気や障害の状態観察や身体清潔、排泄支援のほか、医師の指示の下の点滴、カテーテル管理、インスリン注射などの医療処置、創傷処置、家族等への介護方法の助言、リハビリテーションなど業務は多岐にわたる。

要支援・要介護者は介護保険が優先

訪問介護は医療保険と介護保険の両方に位置づけられており、要支援・要介護認定を受けた高齢者では介護保険からの給付が優先される〔表1〕。ただし、患者が「厚生労働大臣が定める疾病等」（「特掲診療料の施設基準等」別表第7、〔表2〕）に該当する場合は医療保険の訪問看護の対象となる。急性増悪や終末期、退

院直後などで、医師が「一時的に週4日以上の頻回な訪問看護が必要」と判断し、特別訪問看護指示書を交付した場合も医療保険の訪問看護の対象となる。

小児や40歳未満、40〜64歳で介護保険の給付対象となる特定疾病に該当しないなどで要支援・要介護認定を受けていない患者は、医療保険の訪問看護を利用する。

医療保険の訪問看護は回数に制限がある

介護保険の訪問看護は、ケアプランに組み込まれれば回数の制限なく利用できる。ただし、介護サービスを1〜3割の自己負担で利用できる1カ月当たりの上限額（区分支給限度基準額）を超えた部分については全額自己負担となるため、基本的には他の介護サービスも含めて区分支給限度基準額の範囲内でサービスを利用することになる。

一方、医療保険の訪問看護については、介護保険の区分支給限度基準額のような上限額は設定されていないが、原則「1日1回、週3日」が利用上限となる。ただし、厚生労働大臣が定める疾病等（別表第7、〔表2〕）や「厚生労働大臣が定める状態等」（「特掲診療料の施設基準等」別表第8、〔表3〕）に該当する患者、急性増悪や退院直後などで特別訪問看護指示期間中の患者は、1日に複数回の訪問看護を受けられ、週当たりの利用回数の制限もなくなる。

142

〔表1〕訪問看護の対象と訪問回数の上限

保険	対象	訪問回数など
介護保険	介護保険の認定を受けた患者 〔例1〕要支援・要介護の患者	・ケアプランに組み込まれれば制限なし
医療保険	介護保険の認定を受けていない患者	・1日1回まで ・週3日まで ・1カ所のステーションのみ
	介護保険の認定を受けておらず、 「厚生労働大臣が定める状態等」 （別表第8、〔表3〕）に該当する患者	・1日に複数回の訪問看護が可能 （「1日1回まで」の制限なし） ・毎日の訪問看護が可能 （「週3日まで」の制限なし） ・2カ所以上のステーション利用が可能（※）
	「厚生労働大臣が定める疾病等」 （別表第7、〔表2〕）に該当する患者 〔例2〕がん末期の患者	
	急性増悪、退院直後など （特別訪問看護指示期間中） 〔例3〕真皮を越える褥瘡のある患者 〔例4〕退院直後の患者 〔例5〕急性増悪患者	

※「厚生労働大臣が定める疾病等」（別表第7）、「厚生労働大臣が定める状態等」（別表第8）に該当する患者で、毎日訪問が必要な場合、3カ所まで可能

〔表2〕厚生労働大臣が定める疾病等（「特掲診療料の施設基準等」別表第7）

1. 末期の悪性腫瘍
2. 多発性硬化症
3. 重症筋無力症
4. スモン
5. 筋萎縮性側索硬化症
6. 脊髄小脳変性症
7. ハンチントン病
8. 進行性筋ジストロフィー症
9. パーキンソン病関連疾患
   ● 進行性核上性麻痺
   ● 大脳皮質基底核変性症
   ● パーキンソン病（ホーエン・ヤールの重症度分類ステージ3以上かつ生活機能障害度がⅡ度またはⅢ度）
10. 多系統萎縮症
    ● 線条体黒質変性症
    ● オリーブ橋小脳萎縮症
    ● シャイ・ドレーガー症候群
11. プリオン病
12. 亜急性硬化性全脳炎
13. ライソゾーム病
14. 副腎白質ジストロフィー
15. 脊髄性筋萎縮症
16. 球脊髄性筋萎縮症
17. 慢性炎症性脱髄性多発神経炎
18. 後天性免疫不全症候群
19. 頸髄損傷
20. 人工呼吸器を使用している状態

〔表3〕厚生労働大臣が定める状態等（「特掲診療料の施設基準等」別表第8）

1. 在宅悪性腫瘍等患者指導管理、在宅気管切開患者指導管理を受けている状態にある者
   ● 気管カニューレ、留置カテーテルを使用している状態にある者

2. 以下の指導管理を受けている状態にある者
   ● 在宅自己腹膜灌流指導管理
   ● 在宅酸素療法指導管理
   ● 在宅成分栄養経管栄養法指導管理
   ● 在宅人工呼吸指導管理
   ● 在宅自己疼痛管理指導管理
   ● 在宅血液透析指導管理
   ● 在宅中心静脈栄養法指導管理
   ● 在宅自己導尿指導管理
   ● 在宅持続陽圧呼吸療法指導管理
   ● 在宅肺高血圧症患者指導管理

3. 人工肛門または人工膀胱を設置している状態にある者

4. 真皮を越える褥瘡の状態にある者

5. 在宅患者訪問点滴注射管理指導料を算定している者

4.14 訪問看護との連携の強化

特別訪問看護指示書の交付は月1回が限度だが、①気管カニューレを使用する状態、②真皮を越える褥瘡の状態（NPUAP分類III度またはIV度、DESIGN-R分類のD3、D4、D5）にある患者に対しては月2回交付できる。

訪問看護が実際にどのように利用されているか、次ページの〔例1〜5〕で見てみよう。

訪問看護の導入から利用までの流れ

訪問看護が必要と判断したら、訪問看護ステーションなどに訪問看護指示書を交付する。介護保険の場合は、ケアプランに訪問看護を組み込んでもらう必要があるため、患者の担当ケアマネジャーにも連絡する。

（1）ステーションの選定の基準

患者の状態やニーズに合わせて事業所を選定することが望ましい。具体的には、訪問エリア（患者宅までの距離）、24時間対応（電話対応や緊急訪問看護）および土曜や日曜、祝日の訪問の可否、認知症ケアや緩和ケア、精神科訪問看護、小児訪問看護、リハビリテーションといった専門性の有無などを基に判断する。

（2）ステーションへの依頼

ステーションが必要としている患者の基本情報、ADLなどの身体症状、生活支援の必要性、介護力や家族の状況、病名・病状、医療処置の内容、訪問看護に依頼したい内容などの情報を提供する。

（3）訪問看護指示書の交付

診療当日か、その後速やかに訪問看護指示書の原本を交付する。特別訪問看護指示書の場合は診療当日に交付しなければならない。

訪問看護指示書には、依頼内容を具体的に記載する。介護保険の場合はケアプランや利用者・家族の目標達成につながる指示でないと訪問看護を提供できないので気をつけたい。

カルテには訪問看護が必要な理由を記載し、指示書の写しも添付しておく。

（4）ステーションからの報告と指示変更

訪問看護実施後、ステーションから訪問看護計画書や訪問看護報告書が届くので確認する。訪問看護を継続して利用する患者については、患者の状態や治療やケアの方針について電話やFAX、メールなどで日ごろから情報共有しておくことが望ましい。

患者の状態が変化し、医療処置を追加する場合などは、口頭で伝えるだけでなく新たに指示書を交付する。もともと出していた指示書に加筆して再度FAXで送ればよい。指示の変更についても、必ず書面で伝える。

衛生材料などは医療機関が提供

訪問看護では、医師の指示により行った医療処置などに使用した衛生材料や医療材料、薬剤、特定保険医療材料の費用を算定できない。これらは患者の診療を担う医療機関が提供する必要がある。費用については医療機関が別途算定したり、算定する報酬項目に包括されている。

衛生材料や医療材料の費用は、在宅療養指導管理料に包括されているほか、訪問看護指示料の衛生材料等提供加算（80点）として評価されている。ただし、衛生材料等提供加算は在宅時医学総合管理料・施設入居時等医学総合管理料に包括されるため、これらを算定する場合には算定できない。

訪問看護師が医師の指示に基づき薬剤や特

定保険医療材料を用いた処置を行う場合、薬剤や特定保険医療材料は医療機関が支給し、費用を算定する。この場合、訪問看護報告書などに基づき、訪問看護で薬剤、特定保険医療材料を使用した日を明細書の摘要欄に記載する。

訪問看護師が"連携しやすい"医師

訪問看護師が医師との連携で困ることとして、訪問看護指示書などの交付が遅れること、必要な情報が共有されないことなどが挙げられた。

訪問看護ステーションの看護師は、医師の指示がなければ訪問看護を実施できない。だが、指示書が交付されず、「訪問看護に行きたいのに、指示がないので行けない」というケースもあるようだ。指示書の交付が遅れれば信頼を損ねるため、必ず期日までに指示書を交付する。

情報共有に関しては、例えば治療やケアの方針、処方内容を変更した場合などに情報共有されないと、ステーションの看護師が適切に対応できなかったり、対応が遅れることがある。さらに、訪問看護側で相談したいことがあるときに連絡が取れないと、連携しにくいと感じるようだ。日ごろから顔の見える連携を心がけ、気軽に連絡、相談できる関係をつくっておきたい。

訪問リハビリテーションの役割

患者が住み慣れた自宅で最期まで暮らすことを目指す在宅医療において、訪問リハビリテーションは患者の生活に必要な能力・機能の維持・向上や介護に当たる家族等の負担軽減などの重要な役割を担う。訪問リハビリも訪問看護と同様、医療保険と介護保険の両方に位置づけられている。

訪問リハビリの提供主体としては、理学療法士、作業療法士、言語聴覚士が在籍する訪問看護ステーションや医療機関、介護老人保健施設などがある。訪問看護ステーションに訪問リハビリを依頼する場合は、訪問看護指示書を交付する。医療機関などにリハビリを依頼する場合は、診療情報提供書を交付する。介護保険の訪問リハビリの場合は、ケアマネジャーに連絡してケアプランに組み込む必要がある。

訪問リハビリで可能になること

退院後の患者に対しては、自宅での生活を継続するために必要な能力・機能の維持を目的として訪問リハビリを提供することがある。例えば脳梗塞後遺症で片麻痺があり、杖歩行の患者に対して歩行訓練を行ったり、荷物を持ちながら買い物する練習を行うなどして1人で買い物できるように支援する。退院後の数カ月間だけ集中的に訪問リハビリを行うことも有効だ。

リハビリというと機能訓練のイメージが強いが、訪問リハビリには「最期までその人らしい生活を送る」ことを支援する役割もある。患者の家族等の介護負担が大きい場合に負担の少ない介助方法をアドバイスしたり、適切な福祉用具の選定、家屋環境の改善など、リハビリ専門職の観点から環境整備を行える。

認知症のある患者への訪問リハビリでは、認知機能・身体機能の維持・改善などに加え、落ち着いて過ごせるような生活リズムづくり（散歩、外出、軽作業など）、家族等の介護負担軽減のための教育などを行う。

がん末期などで緩和ケアの対象となる患者では、患者の主体的な生活を支援するための「生きていることを感じ取れるリハビリ」や、姿勢保持・移乗・移動のサポートなど、「穏やかな生活を継続するためのリハビリ」のように、機能訓練以外の面から支えていくこともできる。

145

4.14 訪問看護との連携の強化

〔例1〕要支援・要介護の患者（介護保険）

状態：脳梗塞後遺症、片麻痺
目的：状態観察、入浴介助

	月	火	水	木	金	土	日
第1週		●		□			
第2週				□			
第3週		●		□			
第4週				□			

●：訪問診療　□：訪問看護（介護保険）

　要支援・要介護認定を受けた患者では、病気や障害の状態観察、入浴介助や排泄支援、服薬管理、介護者へのケアなどのため介護保険の訪問看護を行う。この場合、訪問看護ステーションなどに訪問看護指示書を交付する。指示書の有効期間は最長6カ月まで。訪問看護指示書を交付した医療機関は訪問看護指示料（300点）を算定できる。
　介護保険のため、ケアプランに組み込まれれば週当たりの訪問回数に制限はない。

〔例2〕がん末期の患者（医療保険）

状態：がん末期
目的：状態観察、疼痛緩和、医療的ケア、24時間対応

	月	火	水	木	金	土	日
第1週	●		■		■		
第2週	●		■		■		
第3週	●		■		■		■ 緊急
第4週	●		■		■		

●：訪問診療　■：訪問看護（医療保険）

　がん末期は「厚生労働大臣が定める疾病等」（別表第7）に該当するため、医療保険の訪問看護を実施できる。医療保険の訪問看護は通常、「1日1回、週3日、1カ所のステーションのみ」という制限があるが、別表第7に該当する場合は1日に複数回、週当たりの利用回数の制限なく最大3カ所のステーションによる訪問看護が可能になる。ただし、1人の患者について複数のステーションに訪問看護指示書を交付した場合でも、訪問看護指示料は1人の患者に対して月1回しか算定できない。

〔例3〕真皮を越える褥瘡のある患者（医療保険）

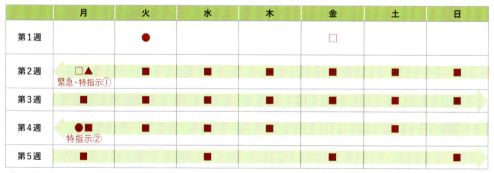

状態：褥瘡（DESIGN-R分類D3）　　目的：状態観察、褥瘡の処置・指導、清潔ケア

●：訪問診療　▲：往診　■：訪問看護（医療保険）　□：訪問看護（介護保険）　：特別訪問看護指示期間

　介護保険の訪問看護を利用中の患者に褥瘡が発生したため、緊急の訪問看護を行った。同日に医師に往診を依頼し、医師が特別訪問看護指示書を交付した。特別訪問看護指示書が交付されると、指示日を含めて最長14日間は毎日、医療保険の訪問看護を行える。特別訪問看護指示書を交付した医療機関は訪問看護指示料（300点）に加えて特別訪問看護指示加算（100点）を算定できる。
　特別訪問看護指示書の交付は月1回が限度だが、①気管カニューレを使用する状態、②真皮を越える褥瘡の状態にある患者では月2回交付できる。この患者は真皮を越える褥瘡の状態にあるため、同一月内に再度特別訪問看護指示書が交付された。

〔例4〕退院直後の患者（医療保険）

状態：退院直後　　目的：状態観察、家族指導、療養環境整備

	月	火	水	木	金	土	日
第1週		退院 ★ 特指示	■	■	■	■	■
第2週	■	●		■			
第3週	■			□			
第4週		●		□			

●：訪問診療　★：初診　■：訪問看護（医療保険）　□：訪問看護（介護保険）　　：特別訪問看護指示期間

　退院直後は入院中の処置や点滴を継続したり、患者や家族の不安を軽減するため、退院日に訪問して特別訪問看護指示書を交付することが望まれる。特別訪問看護指示書が交付されると、指示日を含めて最長14日間は毎日、医療保険の訪問看護を行える。退院日に訪問できない場合、退院直前に病院の医師に特別訪問看護指示書を交付してもらうこともできる。特別訪問看護指示期間後は、要支援・要介護の患者であれば介護保険の訪問看護を行う。

〔例5〕急性増悪患者（医療保険）

状態：肺炎　　目的：点滴注射、状態観察

	月	火	水	木	金	土	日
第1週		●		□			
第2週	▲ 点滴 特指示＋ 点滴指示	■ 点滴	■ 点滴	■ 点滴	■ 点滴	■ 点滴	■ 点滴
第3週	■	●		■			
第4週		●		□			

●：訪問診療　▲：往診　■：訪問看護（医療保険）　□：訪問看護（介護保険）　　：特別訪問看護指示期間

　在宅療養中の患者が肺炎を起こしたため、週3日以上の点滴注射を行う必要があると判断し、医師が特別訪問看護指示書と在宅患者訪問点滴注射指示書を交付した。この場合、訪問看護指示料（300点）に加えて特別訪問看護指示加算（100点）と在宅患者訪問点滴注射管理指導料（100点）を算定できる。特別訪問看護指示書が交付されると、指示日を含めて最長14日間は毎日、医療保険の訪問看護を行える。

　点滴注射の指示を出した場合、医療機関で薬剤料を算定できる。在宅患者訪問点滴注射管理指導料は、訪問看護で週3日以上の点滴注射を実施した場合、3日目に算定できる。患者の状態変化などで週2日以下しか点滴注射を行えなかった場合は、同管理指導料は算定できないが、使用した薬剤料は算定可能だ。同管理指導料の対象は点滴注射のみで、皮下注射や筋肉注射、静脈注射などを行った場合には算定できない。

4.15 介護保険サービスとの連携のポイント

POINT

● サービス担当者会議には可能な限り出席を。欠席の場合も文書などで情報を提供する

● 薬剤師による居宅療養管理指導では、薬の配達や残薬確認、服薬指導などを担ってもらえる

在宅医療では、要支援・要介護認定を受けた高齢者が主たる患者となる。こうした患者が在宅での療養生活を続ける上で、介護保険サービスの利用は不可欠だ。

在宅療養は医療と介護の両輪で成り立っており、それぞれの司令塔である医師とケアマネジャーが連携を強化することで患者の在宅療養の質を高められる。ケアマネジャーへのヒアリングを基に作成した「連携したいと思う医師の特徴」〔表1〕を参考に、気になることがあればすぐ相談できるフラットな関係を目指したい。

患者が要介護認定を受けていない場合

介護保険サービスを利用するには、要介護認定を受ける必要がある。患者が要介護認定を受

〔表1〕ケアマネジャーが連携したいと思う
　　　　医師の特徴

・相談しやすく、フットワークが軽い

・サービス担当者会議に出席し、医療的観点から助言をくれる。欠席時も文書などを通じて助言をくれる

・主治医意見書に具体的なエピソードを記載し、適切に評価してくれる

・必要時に担当患者の訪問診療に同席させてもらえる

・患者や家族に対し、医師からの説明が必要な場合（サービス導入時など）に協力してくれる

・地域で使用している連携シートなどを活用してくれる

けていない場合、本人や家族等が市区町村に申請し、市区町村などの担当者による訪問調査と主治医意見書を基にコンピュータによる要介護度の判定を受ける（1次判定）。その後、1次判定の結果と主治医意見書などを基に、介護認定審査会により要介護度が決まる（2次判定）。

要支援・要介護状態に当てはまりそうな患者が要介護認定を受けていない場合、地域包括支援センターに相談に行ってもらうか、懇意にしている訪問看護ステーションの看護師やケアマネジャーに連絡するなどして、申請につなげる。

主治医意見書作成のポイント

主治医としての重要な役割の一つに、主治医意見書の作成がある。要介護度は、主治医意見書と訪問調査、介護認定審査会の審査により、「介護の手間にかかる時間」という視点で判定される〔表2〕。そのため、「本人や家族がどのようなことで困っているか」という視点で、正確な評価とエピソードなどを具体的に盛り込むことが求められる。限られた診療時間内で患者の日常生活を細かく把握することは難しいため、日ごろからADLやIADL（手段的日常生活動作）について本人や家族、ケアマネジャー、入院中であればリハビリ担当者などから情報を収集しておく。認知機能に関する情報も重要なため、ミニメンタルステート検査（MMSE）などの認知

〔表2〕要介護度別の状態像と要介護認定等基準時間

区分	状態像	要介護認定等基準時間
要支援1	日常生活上の基本動作はほぼ自分で行うことが可能だが、日常生活動作の介助や現在の状態の防止により要介護状態となることの予防に資するよう、手段的日常生活動作において何らかの支援を要する状態	要介護認定等基準時間が25分以上32分未満またはこれに相当すると認められる状態
要支援2	要支援1の状態から手段的日常生活動作を行う能力がわずかに低下し、何らかの支援が必要となる状態	要介護認定等基準時間が32分以上50分未満またはこれに相当すると認められる状態
要介護1	要支援2の状態から手段的日常生活動作を行う能力が一部低下し、部分的な介護が必要となる状態	
要介護2	要介護1の状態に加え、日常生活動作についても部分的な介護が必要となる状態	要介護認定等基準時間が50分以上70分未満またはこれに相当すると認められる状態
要介護3	要介護2の状態と比較して、日常生活動作および手段的日常生活動作の両方の観点からも著しく低下し、ほぼ全面的な介護が必要となる状態	要介護認定等基準時間が70分以上90分未満またはこれに相当すると認められる状態
要介護4	要介護3の状態に加え、さらに動作能力が低下し、介護なしには日常生活を営むことが困難となる状態	要介護認定等基準時間が90分以上110分未満またはこれに相当すると認められる状態
要介護5	要介護4の状態よりさらに動作能力が低下し、介護なしには日常生活を行うことがほぼ不可能な状態	要介護認定等基準時間が110分以上またはこれに相当すると認められる状態

機能検査を行っていれば、その点数も記載する。今後半年程度で状態がどの程度変化するかや、それにより介護の手間が増すかという主治医としての見立てや評価も盛り込むようにしたい。

サービス担当者会議での役割

サービス担当者会議とは、利用者に関わるサービス機関の担当者が集まり、ケアマネジャーが作成したケアプランの内容について検討する会議のことだ。患者本人や家族、ケアマネジャー、主治医、利用する介護サービスの担当者が集まり、本人や家族の希望を踏まえてケアの方針を確認する。

サービス担当者会議における主治医の役割は、患者の症状や生活障害の度合いなどの情報を共有することだ。さらに、ケア目標を達成する上で、医療的観点からのアドバイスを行う。医師が参加することで本人や家族だけでなくケアチームの介護職員にとっても不安の軽減につながるため、可能な限り出席するようにしたい。出

席が難しい場合も、上記の情報やアドバイスを文書などでケアマネジャーに伝える。

かかりつけ薬局・薬剤師との連携

訪問診療に密接な介護保険サービスとして、薬剤師による居宅療養管理指導がある。医療保険の訪問薬剤管理指導に当たるもので、要支援・要介護認定を受けた患者が利用できる。

薬剤師による居宅療養管理指導では、薬の配達や残薬確認、服薬指導、服薬後のフォローなどを担ってもらえる。さらに、アドヒアランスの確認や治療薬の効果・副作用の評価、患者の状態に合わせた処方提案、ポリファーマシーへの対応なども期待でき、在宅医にとって頼もしい存在だ。費用は1回約500円（1割負担の場合）で、区分支給限度基準額には含まれない。

筆者らの経験では、薬剤師が介入する意義を理解している医師が患者や家族に「薬剤師による居宅療養管理指導」を提案することが、最もサービス導入につながりやすい。

4.16 院内外の情報共有の仕組みづくり

POINT

● 組織の情報共有が滞ると、責任感の強いスタッフほど不満を感じるようになる

● 患者の同意を得た上で、院内SNSを活用したり連携先とカルテ情報を共有する

　在宅患者数が増えるに従って、医師や看護師などのスタッフも増え、組織の規模が拡大する。筆者らが支援している医療機関の中にも、規模が拡大し、組織の運営の壁にぶつかっているところが少なくない。その理由の一つが、院内の情報共有不足によるものだ。

　在宅医療は患家で行われるため、主治医以外に情報が伝わりにくいという特性がある。医師が1人で頑張っていても、臨時往診が重なるなどして申し送りの時間が取れなくなると、スタッフが患者の状態の変化を把握するのが難しくなる。責任感の強いスタッフほど情報不足の状態にストレスを感じ、「聞いていない」「知らない」と不満の声が上がるようになってしまう。このような負のスパイラルに陥らないためのポイントは、情報共有の仕組みを構築することだ。

院内SNSを活用する

　医療法人プラタナス・桜新町アーバンクリニック（東京都世田谷区）では、朝夕の申し送りに加えて院内SNSで日々の診療に関する情報を共有している。緊急コール時や往診時、新規患者の受け入れ時などに、院内の全員が参加するSNSに担当者が定型のメッセージを送信する。夜間や休日の対応も、その都度SNSで共有している。メッセージを開かなくてもタイトルで用件を把握できるよう、タイトルを「【申し送り内容】＋患者名」とすることをルール化した〔**表1**〕。

　出勤時にはスタッフ全員がSNSを確認した上で申し送りできるため、情報共有はとてもスムーズだ。さらに、夜間対応が多かった翌朝には皆が担当者をねぎらうなど、チームワークづくりにも役立っている。なお、緊急時等にSNSなどで情報共有することについては、個人情報の取り扱いに関する同意書で同意を得ている。

　別の診療所では、スタッフ全員が参加するSNSに「申し送り」「緊急対応」「新患対応」といったスレッドを立て、担当者がメッセージを送るルールになっている。個々のスタッフが必要な情報にアクセスできる環境を整えたことで、院内の不満が激減したという。

　SNSで患者情報を共有することに対し、個人情報保護の観点から問題ないかと聞かれることがある。そこで、筆者は厚生労働省の「医療情報システムの安全管理に関するガイドライン」や経済産業省の「医療情報を受託管理する情報処理事業者向けガイドライン」などに準拠した医療・介護専用SNSの「メディカルケアステーション」（エンブレース（株））や多職種向けの情報共有ツール「エイル」（（株）エイル）などの利用を勧めている〔**図1**〕。

連携先とカルテ・処方内容を共有する

　在宅医療では、訪問看護ステーションや居宅介護支援事業所、薬局など連携する他事業所との情報共有も求められる。訪問看護指示書や居

〔表1〕院内でやり取りするメッセージのルール

件名	内容
【電話再診】○○○○様	緊急コールの内容の共有
【電話相談】○○○○様	診療報酬の算定対象とはならない、連携先等からの相談への対応内容の共有
【臨時往診】○○○○様	緊急往診の内容の共有
【新患依頼】○○○○様	新患受け入れ時に共有（定型項目に記載）
【中止】○○○○様	入院や入所、入院先からの死亡等による中止連絡の共有

緊急コール時や緊急往診時などに、院内の全員が参加するSNSに担当者がメッセージを送り、情報を共有している。メッセージを開かなくてもタイトルで用件を把握できるよう、タイトルを「【申し送り内容】＋患者名」とすることをルール化した

〔図1〕院内SNSによる情報共有の例

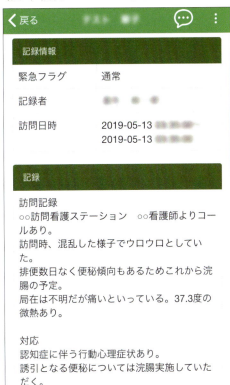

（株）エイルの多職種向け情報共有ツール「エイル」の画面例。往診した際の患者の様子や対応などを共有する

宅療養管理指導情報提供書のように、報酬上のルールで義務づけられている書類による情報共有だけではタイムラグが生じる上、情報量も不十分なため、緊急時の相談や報告などは日々電話やFAXなどで行われているのが現状だ。だが、本来は病棟の入院患者のように、自由にカルテを閲覧できる情報共有の環境が望ましいと筆者は考える。

桜新町アーバンクリニックでは、日々の定期訪問診療と往診のカルテおよび処方内容を、患者の同意の下、連携先のステーションなどに翌日までにFAXで送っている。これが連携先からは非常に好評で、診療やケアの質の向上に寄与している実感がある。FAX送付は事務職員が行っており、それなりに負担のかかる業務だが、連携先とより良い診療を実践するためには優先度の高い業務といえる。

家族やヘルパーともカルテ情報を共有

筆者が支援に携わったある診療所では、診療にノートパソコンとモバイルプリンターを持参し、カルテをその場で印刷して患家用ファイルに写しを保存していた。カルテには療養上の注意点などが丁寧に書かれており、診療に同席できない家族やヘルパーが診療後に確認していた。

こうした情報を共有することで、在宅ケアの質の向上につながる。医療機関にとっても、緊急時の介護者による対応力アップや、それによる医療機関側の負担軽減が期待できる。

施設との情報共有

特定施設には看護職員、ケアマネジャーの配置が義務づけられている。さらに、調剤薬局も施設に出入りしていることが多く、居宅に比べて多職種間の情報共有はしやすい。

一方で、会社によっては情報漏洩防止の観点からSNSやメールによる他事業者との情報共有を禁止しているところもある。その場合は電話やFAXを使うことになる。事前に情報共有の方法を確認し、施設と医療機関の連絡フローを決めておくとよい。

CHAPTER 5

事例で見る実践のポイント：応用編

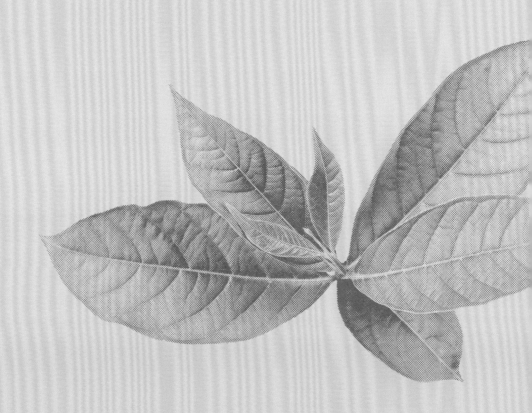

5.1 在宅医療部門の経営指標

POINT

● 最も重要なKPIは医師1人・1日当たりの訪問件数。目安は医師1人・1日当たり8〜12件

● 目標患者数は訪問件数、診療日数、患者1人当たり月間訪問回数を基に設定する

日々の診療に追われて、経営管理に手が回っていない医療機関を見かけることがある。適切なKPI（重要業績評価指標：組織としての目標の達成度を評価する指標）を設定してモニタリングするとともに、根拠に基づく目標を定めよう。

最も重要なKPIは1日当たりの訪問件数

在宅医療の経営において、最も重要なKPIは医師1人・1日当たりの訪問件数だ。筆者らの調査では、1日の訪問件数が12件を超えると医師の負担が増し、患者満足度や医師のモチベーションが下がる傾向がある。経営や患者満足度、医師のモチベーションのバランスを考慮すると、医師1人・1日当たりの訪問件数は8〜12件（1枠4〜6件）が目安となる〔図1〕。

医師1人・1日当たりの訪問件数が8件を下回る場合は在宅医療の需要不足、12件を超える場合は医師の負担過多と判断できる。なお、施設入居者は1枠当たりの診療件数が多くなるため計算に含めない。末期がんなどの重症患者を中心に診る場合、診療に時間がかかるため1日の患者数が少なくなる。この場合は訪問件数ではなく患者単価なども見る必要がある。

1日当たりの訪問件数を決めると、1カ月間に訪問診療を提供する実患者数を導き出せる。この実患者数を目標患者数と設定するとよい。例えば常勤のA医師1人が週5日、全ての枠で訪問診療する場合、1日当たりの訪問件数を9件

（毎日1件分は往診や新患対応のために空けておく）と仮定すると、月間訪問件数は180件（9件×5日×4週）だ。これを患者1人当たりの月間訪問回数（訪問診療と診療時間内の往診の件数）で割った値が目標患者数となる。経営管理においては、目標患者数の設定に用いた訪問件数を達成できているかをモニタリングする。

患者1人当たりの月間訪問回数は、頻回の訪問診療を行う重症患者の割合が高いほど多くなる。月間訪問件数が180件として、患者1人当たり月間訪問回数が2.5回の場合の目標患者数は72人だ。一方、月間訪問回数が1.5回の場合の目標患者数は120人となる。非常勤（週2日）のB医師が加入した場合など、診療パターンごとの目標患者数の設定例を〔図2〕に示す。

診療枠は半日単位で設定する

経営を安定させるには、1週間当たりの医師の診療枠を均一にすることが重要だ。特に、中小病院では9時に内視鏡検査をしてから訪問診療に行き、午後に戻ってきて16時から外来を担当するといったシフトが組まれていることがある。だが、KPIによるモニタリングを徹底するためにも、医師のシフトは整理し、訪問診療については少なくとも半日単位の業務とすることが望ましい。同行する看護師や往診車の有効活用や、緊急時に対応できる体制を整備する観点から、診療枠には穴を作らないように努める。

〔図1〕医師1人・1日当たりの訪問件数

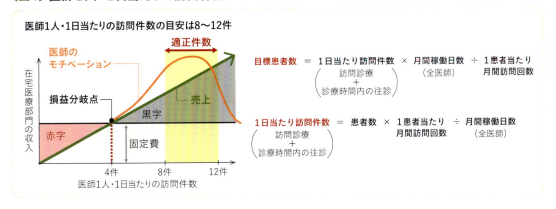

〔図2〕診療パターンごとの目標患者数の設定例

●常勤のA医師1人が週5日、全日訪問診療を担当

(件)	月 A医師	火 A医師	水 A医師	木 A医師	金 A医師
午前	5	5	5	5	5
午後	4	4	4	4	4
1日の訪問件数	9	9	9	9	9
4週当たり訪問件数	36	36	36	36	36

月間訪問件数(件)	180		
月間訪問回数(回)	1.5	2	2.5
目標患者数(人)	120	90	72

重症患者割合 低 ←→ 高

月間訪問件数(4週当たり訪問件数の合計)を患者1人当たりの月間訪問回数で割ることで、目標患者数を算出できる。重症患者の割合が高く、月間訪問回数が多いほど目標患者数は少なくなる。毎日1件分は往診や新患対応で空けておくため、午後の訪問件数は4件としている

●非常勤のB医師が加入（毎週火曜日、木曜日）

(件)	月 A医師	月 B医師	火 A医師	火 B医師	水 A医師	水 B医師	木 A医師	木 B医師	金 A医師	金 B医師
午前	5		5	5	5		5	5	5	
午後	4		4	5	4		4	5	4	
1日の訪問件数	9	0	9	10	9	0	9	10	9	0
4週当たり訪問件数	36	0	36	40	36	0	36	40	36	0

月間訪問件数(件)	260		
月間訪問回数(回)	1.5	2	2.5
目標患者数(人)	173	130	104

重症患者割合 低 ←→ 高

●B医師が週4日勤務の常勤になった場合。往診・新患担当は持ち回り

(件)	月 A医師	月 B医師	火 A医師	火 B医師	水 A医師	水 B医師	木 A医師	木 B医師	金 A医師	金 B医師
午前	5	5	5	5	5		5	5	5	5
午後	4	5	5	4	4		5	4	4	5
1日の訪問件数	9	10	10	9	9	0	10	9	9	10
4週当たり訪問件数	36	40	40	36	36	0	40	36	36	40

月間訪問件数(件)	340		
月間訪問回数(回)	1.5	2	2.5
目標患者数(人)	227	170	136

重症患者割合 低 ←→ 高

●A医師、B医師がそれぞれグループホームと有料老人ホームを1施設ずつ担当する場合

(件)	月 A医師	月 B医師	火 A医師	火 B医師	水 A医師	水 B医師	木 A医師	木 B医師	金 A医師	金 B医師
午前	5	老人H	5	5	5		老人H	5	5	5
午後	4	5	GH+3	4	4		5	4	4	GH+3
1日の訪問件数	9	5	8	9	9	0	5	9	9	8
4週当たり訪問件数	36	20	32	36	36	0	20	36	36	32

月間訪問件数(件)	284		
月間訪問回数(回)	1.5	2	2.5
目標患者数(人)	189	142	114

重症患者割合 低 ←→ 高

5.2 集患のための取り組み

POINT
● 在宅医療の始まりは連携先からの紹介。集患の基本はとにかく「断らないこと」
● 日々の診療と連携の質を高めることが集患に直結する

　在宅医療は患者が直接来院する外来と異なり、連携先から患者の紹介を受けることが多く、日々の診療と連携の質が集患に直結する。

　連携の質を高める上ではまず、連携状況を正しく知ることが重要となる。最も簡単な方法は、Excelで患者情報を一元管理し、自院の紹介経路の実態を把握することだ。患者IDや氏名などの基本情報と初診日、病名、紹介元、紹介状の発行元医療機関、転帰日、転帰理由などを整理しておくと、どこからの紹介が多いかや紹介件数の推移、自院への紹介の傾向（慢性期が多い、ターミナルが多いなど）を把握できる。

　紹介元となる連携先は、病院や訪問看護ステーション、居宅介護支援事業所、地域包括支援センターなど様々だ。紹介件数が減っている紹介元があれば原因を分析したり、直接挨拶に行って話を聞く。分析データを基に資料を作成しておけば、自院の特徴を連携先にも伝えやすい。

連携先との信頼関係を築く

　4.16で紹介したように、連携先との情報共有は診療やケアの質の向上に欠かせない。筆者らがケアマネジャーに行ったアンケートでは、在宅医に期待することとして、「利用者の情報をしっかり共有してもらえる」「医療的なアドバイスを聞ける」などの声が多く上がった（詳細は4.15参照）。病状に変化があったときはもちろん、日々の診療についてもこまめに情報共有する

ことが多職種との信頼関係を築く近道となる。

　そのためには主治医意見書や訪問看護指示書などの期限を厳守するのは当たり前で、連携先から催促される前に発行するといった姿勢も好印象を与える。訪問看護に対して指示の追加や変更があったときには、口頭で伝えるだけでなく、すぐに文書で指示を送るようにする。

　多職種と情報共有する際は、相手の情報を尊重する。患者や家族が医師に見せる顔と、ほかの職種に見せる顔は異なる場合がある。自分の前での言動と違ったとしても、まずは相手の見たこと、聞いたことに耳を傾けるようにしたい。

　在宅医療中心の診療所を新たに開設する場合には、困難事例でもとにかく紹介を受け、少しずつ連携先からの認知と信頼を獲得していくことが重要となる。

定期的に連携先を訪問する

　集患のために定期的に居宅介護支援事業所や訪問看護ステーションを訪問している医療機関もある。頻度は年1、2回程度で、医師の入れ替わりや年末年始の挨拶などを理由に訪問するのが一般的だ。定期的に訪問するのは、自院のパンフレットがなくなっていたり、連携先のスタッフにも入れ替わりがあるためだ。日々の連携状況を理解し、自院の魅力を伝えられるスタッフであれば訪問する職種は問わないが、介護系のスタッフは医師には率直な意見を伝えにくい

〔図1〕松原アーバンクリニックが紹介元に送っている「松原アーバン便り」の例

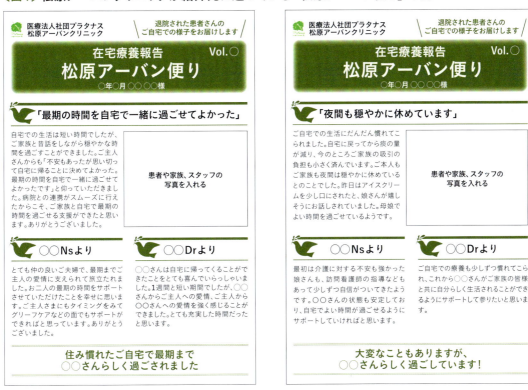

退院した患者の在宅療養の様子や経過を担当医、担当看護師が写真つきで紹介する

め、医師以外の職種が訪問するのが望ましい。

　事前に一緒に診ている患者や直近で紹介を受けた患者を把握しておき、その患者について日々の連携状況や紹介のお礼を伝えると会話がスムーズだ。訪問時には日々の連携がうまくできているかや困っていることはないかなどを確認し、改善が必要な点についても率直な意見をもらうようにしたい。連携関係をより良くしたいという姿勢を見せることが信頼につながる。

　これまで連携実績のない事業所には、訪問診療していることを伝え、後述するリーフレットなどを用いて自院の魅力や他院にない専門性などを伝えよう。ケアマネジャーや一般の人ほど医師の専門分野に過敏に反応する傾向があることには注意したい。「専門分野以外は診られない（診たがらない）」という印象を持たれることもあるため、専門分野以外に内科全般の医学管理ができることをしっかり伝えよう。

相談しやすい雰囲気づくりに取り組む

　ケアマネジャーなどの介護職にとって、医師とのコミュニケーションはまだまだハードルが高いという話をよく聞く。そこで、筆者が支援した医療機関では、週1回、2時間程度ケアマネジャー

5.2 集患のための取り組み

の相談を積極的に受け付ける「ケアマネタイム」を設け、好評を得ている。別の医療機関では、曜日を決めて連携先を集めたカンファレンスを開催しており、徐々に参加率が高くなっている。

顔の見える関係づくりとしては、連携先との勉強会やワークショップなども有効だ。講義形式よりも双方向性のあるグループディスカッションなどの方がより盛り上がる。自分たちが"気軽に相談しにくい"存在かもしれないという認識の下、相談しやすい雰囲気づくりに取り組んでほしい。

医師会との関係構築

地域のかかりつけ医も重要な紹介元となることから、医師会にも必ず加入する。在宅患者のほとんどは高齢者であり、その大半には既にかかりつけ医がいる。

患者に在宅医療が必要になった場合、まずはかかりつけ医が相談を受け、訪問診療できない場合に限り、かかりつけ医が他の医療機関を紹介するケースが多い。自院に連絡してきたのがケアマネジャーでも、自院を指定したのはかかりつけ医や訪問看護ステーションである場合が少なくないことを押さえておきたい。

病院に在宅医療の魅力を知ってもらう

病院との連携では、退院前カンファレンスへの参加や紹介を受けた際のお礼状、看取り後の連絡状のやり取りは一般的に行われている。さらに最近、病院の医療従事者に対する在宅医療の啓発活動に注力する医療機関が増えてきた。

医療法人プラタナス・松原アーバンクリニック（東京都世田谷区、18床）は、退院した患者の自宅での様子を写真つきで紹介する「松原アーバン便り」を作成し、紹介元の医療機関に送ったり、訪問した際に手渡している〔図1〕。患者

の在宅療養の様子や経過を担当医、担当看護師が報告することで、紹介元が退院後の生活をイメージしやすくなり、病院スタッフから患者や家族により積極的に在宅医療を勧めてもらえることを期待したものだ。このほかにも、地域の中核病院と合同で在宅医療に関する勉強会を病院の医師向けに定期的に行ったり、病院の退院調整会議に参加し、入院患者が「どうすれば在宅復帰できるか」を議論している医師もいる。

病院には、在宅医療でできる治療の範囲や在宅療養についてほとんど知らないスタッフもいる。どのようなケースで在宅復帰が可能かや、退院後の療養生活について知ってもらうための啓発活動は、今後ますます重要になるだろう。

営業効果の高い紙媒体

連携の質を高める以外の集患策として、リーフレットなどの紙媒体も有効な営業ツールとなる。在宅医療について案内するリーフレットでは、診療開始までの流れや在宅医療の特徴、費用の目安、24時間のサポート体制、連携医療機関への入院体制などを簡潔にまとめることがポイントだ〔図2〕。自院のスタッフだけでなく、ケアマネジャーや病院のスタッフなどが患者や家族への説明に使うことをイメージするとよい。、

主要な医師や診療チームの写真があれば、雰囲気や規模感がより伝わる。在宅医療は外来医療に比べるとまだなじみが薄いため、分かりやすいリーフレットは患者や家族の理解を助け、説明するケアマネジャーなどの負担も減らせる。

スタッフの紹介チラシも、費用対効果の高い営業ツールだ。医師だけでなく看護師などの多職種や事務職員の笑顔の写真と名前、メッセージを載せる。連携先や患家などに配布すると、スタッフにも親しみを持ってもらいやすくなる。

〔図2〕桜新町アーバンクリニックが配布している在宅医療について案内するリーフレット

観音折のリーフレットを作成し、連携する病院や居宅介護支援事業所などに配布している。診療開始までの流れや在宅医療の特徴、費用の目安、24時間のサポート体制、連携医療機関への入院体制などをまとめ、ケアマネジャーや病院の地域連携室の職員なども説明に使えるようにしている

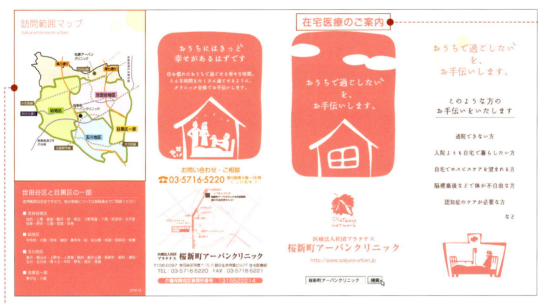

・訪問エリアを示す

・ラックなどに置かれることを想定して、一番上に在宅医療の案内であることを明記することが重要

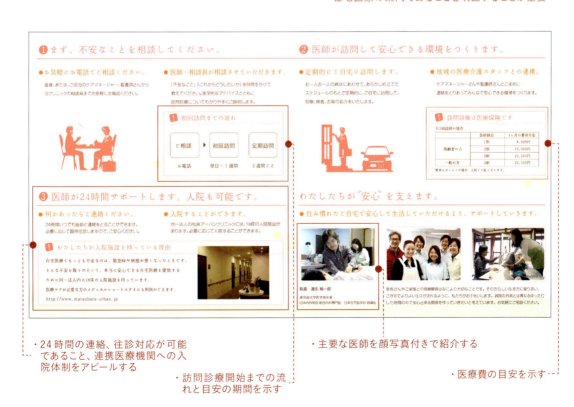

・24時間の連絡、往診対応が可能であること、連携医療機関への入院体制をアピールする

・訪問診療開始までの流れと目安の期間を示す

・主要な医師を顔写真付きで紹介する

・医療費の目安を示す

5.3 24時間体制の構築

POINT

● 在支診・在支病も訪問看護ステーションに頼っている。重要なのは24時間「連携」体制の構築
● 24時間対応の負担軽減のための費用に機能強化型届け出による増収分を積極的に活用

在宅療養支援診療所（在支診）や在宅療養支援病院（在支病）へのステップアップを考えるときに、施設基準のハードルになるのが24時間体制の構築だ。在支診・在支病を届け出るには、①連絡、②往診（在支診の場合は他の医療機関との連携含む）、③訪問看護（訪問看護ステーションなどとの連携含む）、④入院（在支診の場合は他の医療機関との連携含む）——に24時間対応できる体制の確保が求められる。

「無理なく続けること」を第一に考える

24時間対応の負担感は人それぞれだ。状態の安定した患者1人で、夜間や休日の対応はほぼないと分かっていても、待機だけで負担に感じる医師もいる。こういう場合は在支診・在支病を届け出ず在宅医療を続けることも選択肢だ。

もともと外来中心で、「在宅医療はできる範囲で」と考えているのであれば、在宅医療の対象をこれまで外来で診てきた患者に絞るのも手だろう。自身が長年外来で診てきた患者であれば気心も知れているし、専門外の対応まで求められる可能性は低い。だが、新規の患者は信頼関係を一から築く必要がある上、専門外の対応を求められる可能性もある。同じ24時間対応でも精神的な負担は全く異なる。

最も重要なのは、無理なく在宅医療を続けることだ。地域に在宅医療の提供体制があること自体が、患者にとっては恩恵となる。

24時間「連携」体制の構築

医師1人の外来中心の診療所が自院だけで24時間365日の対応を約束することは現実的ではない。実際、在支診・在支病を届け出ている医療機関も、厳密に24時間「往診」体制を整備できているかというとそうでもない。ポイントは、24時間「連携」体制を構築することだ。筆者が知る事例を紹介しよう〔事例1～4〕。

四つのケースでは、日中や夜間、休日の対応についてはいずれも訪問看護が中心的な役割を果たしており、厳密には24時間「往診」体制を確保できているわけではない。ただ、患者にとって大切なのは、在宅医療を担う医療機関とステーション、後方支援を担う病院が連携し、24時間対応してもらえる体制が確保されていることではないだろうか。

医師1人の診療所、複数医師の診療所における24時間「連携」体制のパターンを示す〔図1〕。医師1人の診療所であれば、平日の日中は訪問看護ステーションと連携して「パターンB」、学会や長期休暇の際は「パターンE」「パターンF」などを検討するとよい。

スポットで宿直を依頼する場合、近隣の医師や知人など、顔の見える医師に依頼するのが安心だ。そのため、近隣の病院に勤務する後期研修医などを非常勤医師として受け入れ、日頃から関係を構築している医療機関もある。

事例1 在支診以外

中部地方にある外来中心のA診療所は、高齢の院長が昼休みに10人ほどの在宅患者を診ている。在支診は届け出ていない。緊急時の連絡は、まず連携する訪問看護ステーションが受ける。訪問看護師から相談があれば指示を出すことはあるが、往診は行わず、診療が必要な場合は近隣の病院に紹介している。

看取りにはできる範囲で対応しているが、22時以降に亡くなった場合は訪問看護にエンゼルケアを施してもらった上で、翌日の外来診療前に患家を訪問して死亡診断を行っている。事前に患者や家族に十分に説明し、了解を得ることでこうした対応が可能になっている。

事例2 在支診

関東地方にある外来中心のB診療所は在支診を届け出ており、外来診療の合間に約20人の在宅患者を診ている。緊急時の対応は連携する訪問看護ステーションが行っている。

夜間や休日の対応には不安があるため、看取りが近い患者については事前に患者や家族の希望を確認した上で近隣の在宅医療中心の診療所や病院に紹介している。

事例3 連携機能強化型在支診

関東地方のC診療所は、高齢で通院困難な患者が増えたこと、地域の在宅医療のニーズが高まっていることを受け、在宅医療を手がけている。医師は40歳代の院長1人で、週1日と昼休みを在宅の診療枠とし、約30人の在宅患者を診ている。

1日の外来患者が100人を超える日も多く、緊急時の対応はまず訪問看護ステーションが行うが、できる範囲で看取りにも対応。近隣の診療所2カ所と連携して機能強化型を届け出ており、学会や所用で不在にする際には互いに代診などを引き受けている。

事例4 単独機能強化型在支病

中部地方のD病院（200床未満）は、常時約200人（居宅60人、施設140人）の在宅患者を診ている。がん末期の患者を中心に、年間約50件の在宅看取り実績がある。平日日中の緊急時の対応は法人の訪問看護ステーションと分担している。夜間や休日は、まずはステーションが対応。看取りの場合は当直とは別に配置する在宅支援当直（常勤医師が持ち回りで担当）が往診している。

〔図1〕24時間連携体制のパターン

1stコール、1stコールがつながらない場合の2ndコール、臨時往診に分けて曜日、時間帯ごとに担当を決めておく

● 医師1人の場合（パターンE、Gは非常勤の当直医を採用）

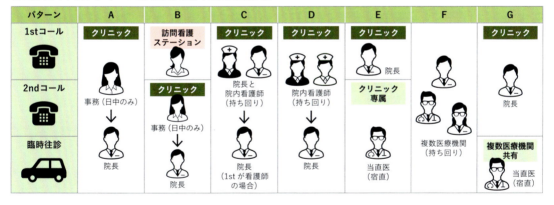

● 医師複数の場合（パターンM、Nは非常勤の当直医を採用）

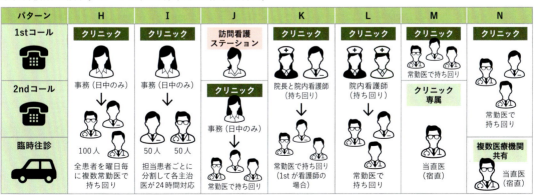

5.3 24時間体制の構築

医療機関の連携における課題

　機能強化型在支診・在支病には、複数の医療機関が連携して常勤医師を3人以上確保し、緊急往診や在宅看取りなどの実績も足し合わせられる「連携型」の類型がある。2018年度診療報酬改定では、在支診以外の診療所の訪問診療に対する評価として、継続診療加算が新設された。継続診療加算の算定要件には、「自院または他の医療機関との連携により、24時間の往診・連絡体制を有していること」「自院または他の医療機関、訪問看護ステーションとの連携により、訪問看護を提供する体制を確保していること」が盛り込まれた。このように、診療報酬によっても医療機関の連携が促されている。

　だが、実際には医療機関の連携はそれほど進んでいない。医療機関ごとに患者数や患者層、専門性などが異なったり、重症患者の割合に差があると負担の公平性を保つのが難しくなるからだ。代診医による診療報酬をどのように算定するかに明確なルールはなく、案分の方法なども当事者間で決めなければならない（165ページCOLUMN参照）。これらの課題について当事者間だけで利害調整し、オペレーションを回し続けるのは容易ではない。

複数の医療機関で当直医を共有

　連携する複数の医療機関の医師が互いに代診を引き受ける仕組みの場合、負担の公平性を保つのが難しいことがある。そこで、24時間「連絡」体制と「往診」体制を分離し、当直医を共有しているケースもある。

　医療法人プラタナス（東京都世田谷区）は、有床診療所の松原アーバンクリニック（18床）に夜間・休日の往診機能を集約し、法人内の複数の医療機関の患者への往診を当直医に代診

してもらう仕組みを作った〔図2〕。各医療機関の医師が患者や家族等から連絡を受け、緊急往診が必要と判断したら松原アーバンクリニックの当直医に往診を依頼する。当直医の業務フローを文書化しており、迷わず対応できるようにしている〔図3〕。

　診療後は院内の専用端末でフォーマットに沿ってカルテを記載し、メーリングリストで共有する。患者のカルテやサマリー情報はクラウドで共有しており、当直医はパソコンやスマートフォンなどで確認できる。ICTを使って患者情報を共有することについては、個人情報の取り扱いに関する同意書で事前に同意を取得している。

　当直医の採用に当たっては、院長が面談して在宅医療の経験、死亡診断書の交付枚数、処置のスキルやオピオイドに関する知識などをチェックする。さらに、初回勤務日は業務マニュアルに沿って詳細なオリエンテーションも実施している。当直医の配置にかかるコストは、この仕組みを利用する医療機関で案分している。

　当直医を共有する仕組みを導入してからも、患者や家族等からの連絡には24時間対応が求められるが、往診の負担が減ったことで常勤医師を採用しやすくなった。さらに、定着率も上がっている。求職時にライフ・ワーク・バランスが重視される傾向は年々強まっており、いかに24時間対応の負担を軽減できるかが医療機関の発展を左右するといえる。

　プラタナスの事例は法人内で当直医を共有しているが、ハブとなる医療機関の方針次第で、異なる法人間で当直医を共有することも可能だ。当直医にかかる費用はある程度決まっており、連携する医療機関が多いほど個々の医療機関の費用負担は少なくて済む。一方で往診件数が多くなるほど当直医の診療による収入は増える。

〔図2〕松原アーバンクリニックの当直医による緊急往診の業務フロー

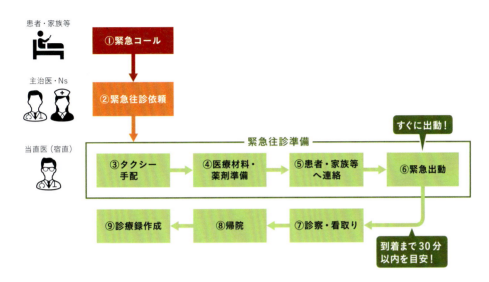

〔図3〕松原アーバンクリニックにおける当直マニュアル（抜粋）

①主治医がホーム（または患者、家族等）から緊急コールを受ける

（臨時往診が必要と判断した場合）
②主治医から当直医に電話で出動を要請

③主治医から当直医に必要な申し送りを行う
　（メールで情報提供を行う場合はkanja-joho@xxxx.jpへ送信する）
　　看取りの場合：訪問先、死亡者名、死因を伝える
　　それ以外の場合：訪問先、患者名、病状、処置内容（※）などを伝える
　　※処置に必要な医療材料・薬剤についてはホームに常備してあるものを使用

④主治医がホーム（または患者、家族等）へ状況説明
　　「○○医師が○○分ほどでお伺いします」「点滴の処置をお願いしました」
　　「状況によっては病院搬送の指示を出します」など

⑤当直医が往診車またはタクシーで移動
　　タクシー　A社：03-XXXX-XXXX
　　　　　　　B社：03-XXXX-XXXX
　　※往診の際は白衣・当直ファイル・携帯電話を持参

⑥当直医が診察
　　主治医の指示通りの処置を行う。搬送が望ましいと判断した場合や
　　指示以外の処置を行う場合は主治医に判断を仰ぐ
　　※処方箋や診療情報提供書を作成した場合は原本をホーム（または患者、家族）に渡し、コピーを持ち帰る

⑦当直医がカルテ記載
　　帰院後、診療録を作成しメールでメーリングリスト（tochoku-karte@xxxx.jp）へ送信する
　　記載内容：訪問時刻、訪問先、患者氏名、身体所見、AP、処置内容、処方内容など

対応に困った場合の相談窓口
070-XXXX-XXXX

5.3 24時間体制の構築

ただし、当直医を共有する場合は採用（人物とスキルの見極め）、厚生（支）局などへの届け出、診療の質の管理、情報共有のルール、ICT環境の整備や連携医療機関への費用の請求など、ハブとなる医療機関の負担が大きい。そのため、ある程度規模の大きい医療法人でなければ難しく、中小病院はその最有力候補となる。

2.3や〔**事例4**〕にあるように、在支病は当直医と別に往診担当医を配置する必要がある。その往診担当医を地域に開放することで、人件費の負担を抑えられるだけでなく、在宅医療に参入する診療所を増やし、地域全体の在宅患者の入院ニーズを取り込むことも期待できる。

機能強化型の診療報酬を原資に

夜間・休日などの対応のため当直医を採用するには、当然費用が発生する。その費用には、在支診から機能強化型在支診にステップアップすることで得られる増収分を積極的に活用したい。在支診から機能強化型（病床なし）になると患者1人につき4000円、機能強化型（病床あり）なら8000円の増収となる（月2回以上、単一建物診療患者1人の場合）。

医療法人プラタナスの夜間・休日の臨時往診実績を分析すると、年間の臨時往診約400件のうち、43%が休日の日中の往診だった。そこで、仮に週末の2日間だけ日給3万円＋歩合（往診1件につき1万円）で当直医を雇おうとすると、歩合分は診療報酬で賄うとして5週で月30万円かかる。もし3カ所の医療機関で当直医を共有する場合、各医療機関の負担は10万円だ。つまり、機能強化型（病床なし）へのステップアップであれば居宅患者が25人、機能強化型（病床あり）なら13人いれば追加費用なしで週末の往診の負担を軽減できる計算になる。

24時間対応における処方

在宅医療を提供する全ての医療機関において、訪問看護との連携が24時間対応の基本になる。ただし、訪問看護では対応できないことが二つある。薬の処方と看取りだ。

患者が急変して薬が必要になっても、医師がすぐ往診に行けないことはしばしばある。そこで筆者は、次の診療までに起こり得る症状に対して必要になりそうな薬を頓用で処方することを勧めている。患家に薬があれば、看護師に指示を出して対応してもらえる。頓用で処方した薬の情報は、あらかじめ訪問看護師と共有しておく。

実際の現場では、家族や訪問看護師から電話で聞き取った内容に基づき処方箋を交付し、家族などに取りに来てもらったり、医療機関から薬局に処方箋をFAXで送り、調剤して患家に届け出もらい、後日処方箋の原本を渡すといった対応を取っていることもある。ただ、夜間や休日は開いている薬局が少なく、探すのに難渋することが多い。また、電話等再診による処方箋の交付の可否は診療報酬上は明記されておらず、法的にグレーな対応となる。

24時間対応における看取り

患者が亡くなった際の死亡診断書の交付は、医師（歯科医師）にしかできない。〔**事例1**〕のように患者が深夜に亡くなった場合、翌朝に訪問して死亡診断することが地域に浸透し、許容されているケースもあるが、中には1時間待たされることさえ快く思わない家族もいる。

看取りに関しては、地域性や患者、家族の価値観などにより求められる対応が大きく異なる。患者や家族の要望を聞くとともに、医療機関として対応可能な範囲を伝え、事前に対応を十分に話し合うことがトラブルを回避するポイントだ。

COLUMN

連携に関するルール・ガイドラインの必要性

連携機能強化型在支診・在支病の制度化や継続診療加算の新設など、診療報酬によっても医療機関の連携が促されている。だが、いざ連携を始めてみると、雇用契約や厚生（支）局への届け出の必要性、診療報酬の算定や案分、情報共有方法など曖昧な部分が多いことが分かる。

複数の医療機関が連携し、代診などを引き受けた場合、代診による診療報酬を主治医の医療機関で算定するのか、代診医の医療機関で算定するのかを決める必要がある。前者の場合、厳密に運用するにはそれぞれの医療機関が代診医となり得る医師と雇用契約を結んだ上で、厚生（支）局に届け出なければならない。一方、後者の場合は対面診察をしたことがなければ緊急コールがあっても電話等再診料を算定できないほか、初回訪問時に往診料と初診料を算定すると患者負担がかさむ。主治医医療機関の医師としてでなければ、代診医が往診して看取りを行っても、在宅ターミナルケア加算は算定できない。

いずれの場合も、代診医への手当の金額や支払い方法は医療機関の間で決める必要があり、利害調整が難しい。せめて、「連携機能強化型として届け出ている医療機関の医師による代診であれば、雇用契約や厚生（支）局への届け出がなくても主治医の医療機関による報酬算定が可能」といったルールが必要ではないか。

代診では患者情報が極めて重要になるが、異なる法人間では導入している電子カルテが異なり、患者情報の共有も難しい。実際には、往診が発生した患者のカルテの情報をメールやFAXで送ったり、往診が発生しそうな患者について直近数回分のカルテを印刷して、あらかじめ渡しておくなどの対応が取られている。インターネット経由で利用できるクラウド型電子カルテを導入している医療機関の場合、代診医となり得る医師にもIDを付与しているケースもある。

だが、こうした対応を取っている医師自身も「この対応で問題ないのか」と不安を感じながら行っているのが現状だ。医療現場が安心して連携を進められるよう、在宅医療機関の適切な連携のあり方について、ガイドラインのような形で示すことが必要だと筆者は考える。

ここまで触れてきたように、在宅医療の24時間対応は訪問看護の支えによって成り立っている。そのため、地域の訪問看護ステーションとの良好な関係づくりが鍵を握っている。

もう一つ、24時間対応の負担感を大きく左右するのが、看取りとの関わりだ。看取りだけは、訪問看護で対応することはできない。そのため、終末期の患者への対応が困難であれば、別の医療機関にバトンタッチすることも選択肢となる。だが、長く診てきた患者を「最期まで診たい」という気持ちが芽生えたら、ぜひ訪問看護ステーションのサポートを得ながら看取りに取り組んでみてほしい。成功体験が新たなステージへと背中を押してくれるはずだ。

5.4 医療機関の類型のステップアップ

POINT

● 「緊急往診4件」と「在宅看取り2件」がステップアップに向けた最初の目標となる

● 在宅療養実績加算1または機能強化型の届け出で在総管・施設総管が約1割アップ

機能強化型の届け出で
在総管・施設総管が約1割アップ

在宅療養支援診療所（在支診）・在宅療養支援病院（在支病）が医療機関の類型のステップアップを目指す場合、過去1年間の緊急往診（※）4件と自宅や施設での看取り（以下、在宅看取り）2件の実績が最初の目標となる。在宅看取り実績には、有料老人ホームやサービス付き高齢者向け住宅、グループホームのほか特別養護老人ホームなどにおける看取りも含まれる。

緊急往診と在宅看取りの実績を満たすと、在宅療養実績加算2の届け出が可能になる。さらに、複数の医療機関と連携して常勤医師3人以上、過去1年間の緊急往診10件以上（連携医療機関の実績の合計）、在宅看取り4件以上（同）などを満たせれば、連携機能強化型を届け出ることができる。

診療報酬上のメリットとして、在宅療養実績加算2は在支診・在支病の在宅時医学総合管理料（在総管）・施設入居時等医学総合管理料（施設総管）の点数に40〜200点を、加算1は56〜300点を加算できる。機能強化型（病床なし）の場合は在総管・施設総管の点数そのものが約1割（40〜400点）高くなる。もっとも、機能強化型は常勤医師が3人以上必要とな

るため、連携できる医療機関がない場合はまずは在宅療養実績加算を届け出るのが現実的だ。

医療機関の類型のステップアップにより、患者の自己負担も増えるため、あらかじめ書面などで案内する〔図1〕。

在宅療養実績加算の届け出

在宅療養実績加算2は、単独の医療機関で過去1年間の緊急往診4件と在宅看取り2件の実績を満たし、緩和ケアにかかる研修を修了すると届け出ることができる。届け出に当たっては施設基準の届け出様式11（病院の場合は様式11の2）と様式11の5、緩和ケアにかかる研修の修了証を添付する。様式11、11の2の記載方法は、**4.6**で解説している。様式11の5の記載方法は、後述の様式11の3に準ずる。

さらに実績を上積みして過去1年間の緊急往診10件と在宅看取り4件の実績を満たせたら、在宅療養実績加算1を届け出ることができる。加算1を届け出る場合は、緩和ケアにかかる研修の修了証を添付する必要はない。

過去1年間の緊急往診15件、在宅看取り20件などが要件とされる在宅緩和ケア充実診療所・病院加算は、機能強化型在支診・在支病でなければ届け出できない。

※緊急の往診とは、往診料の加算である緊急往診加算、夜間・休日往診加算、深夜往診加算を算定する往診のことをいう

〔図1〕医療機関の類型のステップアップに伴う請求金額改定の案内

20○○年○月吉日

施設基準変更に伴うご請求金額改定に関するお知らせ

謹啓　時下ますますご清祥のこととお慶び申し上げます。

　この度○○クリニック（病院）は、過去1年間において一定の緊急往診数や在宅看取り数などの実績を有する在宅療養支援診療所（病院）として、○○厚生（支）局長から「機能強化型在宅療養支援診療所（病院）」の施設基準認定を受け、○月診療分より、以下の診療点数を算定させていただくこととなりました。

　これにより、医療保険の自己負担割合が1割の方で800円、3割の方で2,400円の増額となります。

●毎月のご請求に関する点数（単一建物診療患者数1名の場合）

診療点数名称	20○○年○月診療まで	20○○年○月診療から	増減
在宅時医学総合管理料 ・別に定める状態（※）、月2回以上訪問診療	4,600点	5,400点	+800点
在宅時医学総合管理料 ・月2回以上訪問診療	3,700点	4,500点	

※末期がんや指定難病などの疾患に罹患している状態または人工呼吸器、気管カニューレの使用、人工肛門・人工膀胱の管理、在宅酸素療法、在宅中心静脈栄養法、在宅成分栄養経管栄養法、在宅自己導尿などの処置を実施している状態

●対象診療行為に対して発生する点数

診療点数名称	20○○年○月診療まで	20○○年○月診療から	増減
緊急時往診（診療時間中の往診）	1,370点	1,570点	+200点
夜間・休日往診（18時～翌朝8時、休日）	2,020点	2,420点	+400点
深夜往診（22時～翌朝6時）	3,020点	3,420点	+200点
在宅ターミナルケア	4,500点	6,500点	+2,000点

　これからも、皆様により質の高い医療サービスを提供できますよう職員一同努めてまいりますので、ご理解いただきますよう、何卒、よろしくお願い申し上げます。

謹白

　なお、本件に関してご不明点などございましたら、お手数ですが下記連絡先までお問い合わせください。

（お問い合わせ先）
〒XXX-XXXX ○○県○○市○○町○○○○
医療法人社団○○会 ○○クリニック（病院）
TEL XXXX-XX-XXXX FAX XXXX-XX-XXXX
事務長 ○○ ○○

CHAPTER 5 事例で見る実践のポイント：応用編

5.4 医療機関の類型のステップアップ

機能強化型在支診・在支病の施設基準

機能強化型在支診・在支病には、単独の医療機関で要件を満たす単独機能強化型と、複数の医療機関が連携して要件を満たす連携機能強化型がある。機能強化型を届け出る場合、常勤医師3人以上、過去1年間の緊急往診10件以上、在宅看取り4件以上などの要件を満たさなければならない。つまり、常勤医師1人の診療所が連携する場合、最低でも3カ所の医療機関が連携する必要がある。

連携機能強化型の場合は各医療機関においても緊急往診4件かつ在宅看取り2件を満たす必要がある。例えば3カ所の医療機関で連携機能強化型を組む場合、実績の合計は緊急往診12件以上、在宅看取り6件以上になる計算だ。

実際に連携機能強化型を届け出るには、既存の機能強化型のグループに加えてもらうか、一定の実績を有する医療機関を探す必要がある。まずは地域の親しい医師などに相談しながら、**4.1**で紹介した「届出受理医療機関名簿」を活用して連携先の候補を探してみよう。

既存の機能強化型に加わる場合、連携機能強化型在支診・在支病（届出受理医療機関名簿の支援診2・支援病2）が有力な候補になる。単独機能強化型在支診・在支病（支援診1・支援病1）も連携してもらえる可能性がある。新たに連携機能強化型のグループをつくるのであれば、在支診・在支病（支援診3・支援病3）で既に緊急往診や在宅看取りの実績を有する在宅療養実績加算1・2（在診実・在病実1・2）を届け出ている医療機関が有力な候補になる。

連携機能強化型は最大9カ所の医療機関まで連携可能だ。緊急時の連絡や24時間往診できる体制が確保できる範囲であれば医療機関間の距離の制約はないが、患者の診療情報の共有のため、連携医療機関間で月1回以上定期的にカンファレンスを行うことが要件となる。

なお、1カ所の医療機関が複数の連携グループに加わることも可能だ。ただし、緊急往診や在宅看取りの実績は重複して計上できないため、グループごとの実績を分けて管理する。

機能強化型の施設基準の届け出

機能強化型の施設基準の届け出は、単独型、連携型によって必要な届け出様式が異なる。様式11（病院の場合は様式11の2）のほかに単独型は様式11の3、連携型は様式11の3、11の4による届け出が必要となる。様式11の4は医療機関ごとに作成する様式11の3の実績を合計したもので、連携型を組む医療機関が様式11、11の3と併せて同じ内容を届け出る。

筆者らは過去1年間の緊急往診・在宅看取りの実績を満たした時点で届け出を行うことを勧めている。だが、都道府県によって判断が異なり、厚生（支）局に届け出る日が属する月の「前月までの実績」による届け出を求められるケースもあるため、判断に迷ったら厚生（支）局の都道府県事務所に問い合わせしてほしい。

様式11の3、11の4の記載方法を〔図2、3〕で解説する。連携機能強化型で複数の連携グループに加わる場合、様式11の4についてはグループごとの実績を分けて記載する必要がある（詳細は199ページ参照）。

項目Iの1の「平均診療期間」には、直近1年間に訪問診療した患者について月単位で診療期間を出し、その合計を担当した患者数で割った月数を記載する。2の「合計診療患者数」には、直近1年間に1日でも訪問診療を行った実患者数を記載する。11カ月前に死亡した患者や直近1年間で1カ月だけ診療した患者なども含める。

「死亡患者数」については、直近1年間に1日でも訪問診療を行った患者のうち、死亡した患者数を記載する。(1)「医療機関以外での死亡者数」とは、ア「自宅での死亡者数」とイ「自宅以外の死亡者数」の合計だ。ア「自宅での死亡者数」は戸建て住宅やマンションなどで死亡した患者数、イ「自宅以外の死亡者数」には有料老人ホームやサ高住、グループホーム、特養などで死亡した患者数を記載する。サ高住やグループホームは、死亡診断書の死亡場所では自宅扱いになるが、様式11の3では自宅以外の死亡者数に含める(関東信越厚生局東京事務所の解釈による)。

(2)「医療機関での死亡者数」はア「連携医療機関での死亡者数」とイ「連携医療機関以外での死亡者数」の合計だ。ア「連携医療機関で

〔図2〕 **様式11の3(機能強化型在支診・在支病、在宅緩和ケア充実診療所・病院加算の届け出、7月報告に使用)**

①直近1年間に訪問診療した患者について月単位で診療期間を出し、その合計を担当した患者数で割った月数を記載する。診療開始1カ月目の患者と3カ月目の患者がいれば、平均診療期間は2カ月となる。診療期間は累計となり、例えば診療を開始して2年の患者の診療期間は24カ月となる

②直近1年間に1日でも訪問診療を行った実患者数を記載する。11カ月前に死亡した患者や直近1年間で1カ月だけ診療した患者なども含める

③過去1年間に1日でも訪問診療を行った患者のうち、死亡した患者数を記載する((1)と(2)の合計を記載する)

④ア「自宅での死亡者数」には戸建て住宅やマンションなどで死亡した患者数、イ「自宅以外の死亡者数」は有料老人ホームやサービス付き高齢者向け住宅、グループホーム、特別養護老人ホームなどで死亡した患者数を記載(※)。その合計を(1)に記載する

⑤ア「連携医療機関での死亡者数」には様式11の項目7で記載した医療機関で死亡した患者数(有床診療所が項目7で(2)を選択し、連携する病院名を記載した場合は自院および(2)に記載した病院で死亡した患者数)、イ「連携医療機関以外での死亡者数」はその他の医療機関で死亡した患者数を記載。その合計を(2)に記載する

⑥往診料、在宅患者訪問診療料、在宅患者訪問看護・指導料等を算定した件数を記載する。緊急の往診については緊急往診加算、夜間・休日往診加算、深夜往診加算の算定件数の合計を記載する

⑦項目IIIは診療所のみが記載する。内容は様式11の項目10に準ずる。様式11の3で改めて記載が求められるのは、様式11の3が7月報告にも使用されているためだ

※サービス付き高齢者向け住宅やグループホームでの死亡は、死亡診断書の死亡場所では自宅扱いになるが、
　様式11の3では自宅以外の死亡者数に含める(関東信越厚生局東京事務所の解釈による)

169

5.4 医療機関の類型のステップアップ

の死亡者数」は様式11の項目7で緊急時の入院先として記載した医療機関で死亡した患者数（有床診療所が項目7で（2）を選択し、連携する病院名を記載した場合は自院および（2）に記載した病院で死亡した患者数）、イ「連携医療機関以外での死亡者数」にはその他の医療機関で死亡した患者数を記載する。その他の医療機関に入院後、どの程度の期間まで追って記載するかについては、明確な規定はない。

項目Ⅱの「直近1年間の訪問診療等の実施回数について」には、往診料、在宅患者訪問診療料、在宅患者訪問看護・指導料等を算定した件数を記載する。緊急の往診については緊急往診加算、夜間・休日往診加算、深夜往診加算の算定件数の合計を記載する。

項目Ⅲの「直近1月間における往診又は訪問診療の状況について」は診療所のみが記載する。内容は様式11の項目10に準ずる。項目Ⅲの③で在宅患者割合が95％以上になった診療所のみ、項目Ⅳを記載する。内容は様式11の項目11に準ずる。

項目Ⅴの「在宅支援連携体制」は、連携機能強化型のみ、連携する医療機関全体で在宅医療を担当する常勤医師数の合計と自院を含めた医療機関数を記載する。連携機能強化型を届け出る場合、様式11の4による届け出も必要だ。

全ての在支診は、毎年7月1日時点の実績（前年7月1日～6月30日の直近1年間の実

〔図2〕の続き

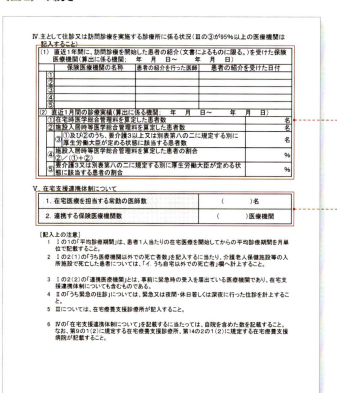

績）を様式11の3により7月末までに報告しなければならない（7月報告）。連携機能強化型は様式11の4による報告も必要となる。これらの実績を集計してくれる電子カルテも出ているが、そうでなければ日ごろからしっかり実績を管理しておく必要がある。

もっとも、「平均診療期間」や「自宅での死亡者数」など定義が曖昧な項目も多く、その結果、誤った認識に基づいた報告も散見される。都道府県によって判断が異なることもあるようなので、判断に迷った場合は厚生（支）局の都道府県事務所に問い合わせるようにしてほしい。

〔図3〕様式11の4（連携機能強化型在支診・在支病の届け出に使用）

①直近1年間に訪問診療した患者について、月単位で診療期間を出し、その合計を担当した患者数で割った月数を記載する。診療開始1カ月目の患者と3カ月目の患者がいれば、平均診療期間は2カ月となる。診療期間は累計となり、例えば診療を開始して2年の患者の診療期間は24カ月となる

②直近1年間に1日でも訪問診療を行った実患者数を記載する。11カ月前に死亡した患者や直近1年間で1カ月だけ診療した患者なども含める

③過去1年間に1日でも訪問診療を行った患者のうち、死亡した患者数を記載する（(1)と(2)の合計を記載する）

④ア「自宅での死亡者数」には戸建て住宅やマンションなどで死亡した患者数、イ「自宅以外の死亡者数」は有料老人ホームやサービス付き高齢者向け住宅、グループホーム、特別養護老人ホームなどで死亡した患者数を記載（※）。その合計を（1）に記載する

⑤ア「連携医療機関での死亡者数」には様式11の項目7で記載した医療機関で死亡した患者数（有床診療所が項目7で（2）を選択し、連携する病院名を記載した場合は自院および（2）に記載した病院で死亡した患者数）、イ「連携医療機関以外での死亡者数」はその他の医療機関で死亡した患者数を記載。その合計を（2）に記載する

⑥往診料、在宅患者訪問診療料、在宅患者訪問看護・指導料等を算定した件数を記載する。緊急の往診については緊急往診加算、夜間・休日往診加算、深夜往診加算の算定件数の合計を記載する

⑦連携機能強化型のみ、連携する医療機関全体で在宅医療を担当する常勤医師数の合計と自院を含めた医療機関数を記載する。常勤医師数は3人以上、連携する医療機関数は最大9カ所まで。直近1年間のカンファレンスの開催状況については、月1回以上の定期的なカンファレンス実施が要件となっており、12回以上である必要がある

様式11の4

在宅支援連携体制に係る報告書（新規・7月報告）

※該当するものを○で囲むこと

Ⅰ．直近1年間に在宅療養を担当した患者について

1．平均診療期間	（　　）ヶ月
2．合計診療患者数	（　　）名
【再掲】死亡患者数	①+②+③+④（　　）名
(1)うち医療機関以外での死亡者数	①+②（　　）名
ア．うち自宅での死亡者数	①（　　）名
イ．うち自宅以外での死亡者数	②（　　）名
(2)うち医療機関での死亡者数	③+④（　　）名
ア．うち連携医療機関での死亡者数	③（　　）名
イ．うち連携医療機関以外での死亡者数	④（　　）名

Ⅱ．直近1年間の訪問診療等の実施回数について

訪問診療等の合計回数	(1)往診	【再掲】うち緊急の往診	(2)訪問診療	(3)訪問看護（緊急を含む）
①+②+③（　　）回	①（　　）回	（　　）回	②（　　）回	③（　　）回

Ⅲ．在宅支援連携体制について

1．在宅医療を担当する常勤の医師数	（　　）名
2．連携する保険医療機関数	（　　）医療機関
3．直近1年間のカンファレンスの開催状況	（　　）回

［記入上の注意］

1　当該届出は、在宅支援連携体制を構築する複数の保険医療機関の実績について報告するものである。

2　Ⅰの1の「平均診療期間」は、患者1人当たりの在宅医療を開始してからの平均診療期間を月単位で記載すること。

3　Ⅰの2(1)の「うち医療機関以外での死亡者数」を記入するに当たり、介護老人保健施設等の入所施設で死亡した患者については、「イ．うち自宅以外での死亡者」欄へ計上すること。

4　Ⅰの2(2)の「連携医療機関」とは、事前に緊急時の受入を届出ている医療機関であり、在宅支援連携体制についても含むものである。

5　Ⅱの「うち緊急の往診」については、緊急又は夜間・休日若しくは深夜に行った往診を計上すること。

※サービス付き高齢者向け住宅やグループホームでの死亡は、死亡診断書の死亡場所では自宅扱いになるが、様式11の4では自宅以外の死亡者数に含める（関東信越厚生局東京事務所の解釈による）

5.5 中小病院を中心とした今後の機能強化型連携のあり方

POINT

● 機能強化型の連携先に病院や有床診療所が含まれると、在総管・施設総管の点数が高くなる

● 中小病院を中心とした機能強化型連携体制は、病院・診療所の双方にとってメリットが大きい

「病床あり」の連携で単価は5000円増

5.4で解説したように、在宅療養支援診療所（在支診）・在宅療養支援病院（在支病）の機能強化型には常勤医師数や緊急往診件数、在宅看取り件数などの要件があり、これを単独の医療機関で満たす単独機能強化型と、複数の医療機関が連携して満たす連携機能強化型がある。単独型、連携型による報酬上の差はないが、病床を有する病院や有床診療所が含まれるかどうかで報酬が区分されている。具体的には、在宅時医学総合管理料（在総管）・施設入居時等医学総合管理料（施設総管）の点数が「病床あり」「病床なし」で区分されており、病床ありの場合は病床なしに比べて8〜10％ほど高い。

在宅療養実績加算1を算定する在支診が病院や有床診療所と連携して連携機能強化型を届け出た場合、居宅の患者単価は6万4040円から6万9040円に上がる（標準的な患者に月2回訪問する場合。詳細は3.2参照）。居宅患者が50人いれば、月間25万円、年間300万円の増収になる計算だ。施設の患者単価についても、2万1320円から2万2760円に上がる（標準的な患者に月2回訪問する場合。単一建物診療患者数は10人以上で計算）。

ほかにも往診料の緊急往診加算、夜間・休日往診加算、深夜往診加算や在宅患者訪問診療料の在宅ターミナルケア加算について、病床を有する医療機関が含まれる連携機能強化型ではより高い点数が設定されている。無床診療所の場合、病状の急変やレスパイト（介護に当たる家族の休息）などで入院を必要とする患者への対応力も強化できる〔図1〕。

診療所との連携で病床稼働率を高める

有床診療所や病院にとっても、地域の診療所と連携して連携機能強化型を届け出るメリットは大きい。一つは、病床稼働への影響だ。筆者は複数の在支診・在支病の運営支援を行っているが、いずれの医療機関でも在宅患者の約1割が全身状態の悪化や検査、レスパイトなどの理由で入院している。診療所が連携機能強化型を届け出る場合、「緊急時に患者が入院できる病床を常に確保しておくこと」が要件となっており、連携機能強化型を届け出ていれば、連携する診療所からの入院患者の紹介が期待できる。

さらに、在宅患者の入院を受け入れること自体が診療報酬上評価されている。在宅療養中の患者が病状の急変などにより入院した場合、在宅患者緊急入院診療加算（1000〜2500点）を入院初日に算定できる。機能強化型在支病が連携する診療所の求めに応じて入院を受け入れた場合は2500点を算定できる。同加算は、多くの加算が入院料に包括されている地域包括ケア病棟入院料・入院医療管理料でも算定可能だ。

[図1] 在宅医療における今後の連携のあり方

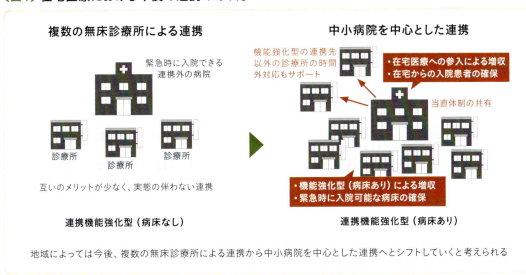

地域によっては今後、複数の無床診療所による連携から中小病院を中心とした連携へとシフトしていくと考えられる

中小病院を中心とした連携が求められる

　2018年度診療報酬改定では、200床未満の中小病院のみが算定できる地域包括ケア病棟入院料1・3が新設され、改定前よりも180点高い点数が設定された。これらの入院料を算定するには、「地域包括ケアに関する実績」として、在宅医療の提供や自宅等からの入院患者割合などを満たす必要がある。そこで、新たに在宅医療を始めたり、自宅等からの入院受け入れ実績を満たすため積極的に地域の医療機関と連携を図ろうとする中小病院が出てきた。無床診療所の連携先として、地域包括ケア病床を有するか、今後地域包括ケア病床への転換を視野に入れる200床未満の病院は有力な候補となる。

病院に当直機能を集約して共有も

　中小病院を中心とした機能強化型の連携体制を構築するには、互いのニーズを理解した上でアプローチすることが重要だ。
　例えば、一般に病院には在宅医療の施設基準や診療報酬に精通した人材が少ない。そこ

で、病院が在宅医療を始めやすいよう医事課の研修や訪問診療の同行見学を受け入れるなど、運営を手助けするのも手だ。筆者の支援先の中には、診療所の院長が将来の連携機能強化型の届け出を見据えて近隣の病院の非常勤医師となり、緊急往診や在宅看取りの実績づくりを支援しているところもある。
　一方で、病院が地域のかかりつけ医の在宅医療をサポートする形もあり得る。5.3で紹介したように夜間や休日の往診機能を病院に集約できれば、連携する診療所の往診の負担を減らせる。病院としても、当直医の配置にかかるコストを案分できれば、費用負担を減らせる。機能強化型の連携体制を構築する診療所以外の時間外の連絡・対応体制までサポートできれば、在宅医療に参入する診療所が増え、地域の在宅医療提供体制をより充実できる可能性もある。
　連携機能強化型は1グループにつき最大9カ所連携できるが、緊急往診や在宅看取りの実績を分けることを前提に複数のグループを構築することも可能だ（詳細は199ページ参照）。

5.6 がん末期の患者への対応

POINT

● 横浜市の調査では、自宅看取りの過半数をがん患者が占めている

● がん末期の患者の診療に携わる上で、緩和ケアの基本的な知識を習得することが必須に

　在宅医療への取り組みをさらに強化しようと考えるのであれば、がん末期の患者の受け入れは避けられないだろう。1.1で紹介したように、末期がんで回復の見込みがないと診断された場合、自宅で医療・療養を受けたり、自宅で最期を迎えることを希望する人は少なくない。

　2017年の人口動態統計（確定数）によると、年間の死亡者数は約134万人で、このうちがんによる死亡が約37万人（27.9％）と最も多かった。自宅での死亡に限ると、この割合はさらに高くなる。横浜市が2017年度に行った在宅医療・看取りに関する調査によると、自宅で看取られた死亡者は年々増えており、2016年にはがん患者が過半数を占めていた〔図1、2〕。「自宅で最期を迎えたい」という患者の望みをかなえるために、今後、緩和ケアの基本的な知識を習得することは必須になるだろう。

在宅緩和ケアを実践する

　がん末期の患者の診療に携わる上で、押さえておきたいのが緩和ケアにかかる研修だ。現在、全国のがん診療連携拠点病院などで、緩和ケアに関わる医療従事者を対象とした緩和ケア研修会が開催されている。緩和ケアに関する知識、技術、態度の習得により、診断時から適切な緩和ケアが提供されることを目的としたものだ。

　在宅療養実績加算2や、在宅緩和ケア充実診療所・病院加算では、緩和ケアにかかる研修を修了した常勤医師の配置が要件化されている。これらの加算の届け出も見据え、研修には早めに参加しておきたい。

　もっとも、数日間の研修を受けるだけでは在宅緩和ケアを実践することは容易ではない。そこでお勧めしたいのが、緩和医療専門医や緩和ケアの経験が豊富な医師を非常勤医師として雇用することだ。週1日勤務してもらうだけでも、医療用麻薬の使い方やがん末期の患者に対するコミュニケーションスキルをレベルアップできる。

　2018年度診療報酬改定では、複数の医療機関から訪問診療を提供することが可能になった。この仕組みを利用して、緩和ケアの経験が豊富な医師と併診するのもよいだろう。

麻薬の処方には麻薬施用者免許が必要

　がん末期の患者では、がん性疼痛のコントロールのために医療用麻薬を処方することがしばしばある。医師が疾病治療の目的で麻薬を処方するには、麻薬施用者免許が必要となるため注意したい。麻薬施用者免許を取得するには、申請書と、心身の障害があっても麻薬施用者の業務を適正に行うことができ、麻薬・覚せい剤の中毒者でないことを証明する診断書を添えて都道府県知事に申請する。その際、医師免許証も提示する必要がある。

　同様に、麻薬を調剤できるのは、麻薬小売業者の免許を取得した薬局に限られる。そこで、医

〔図1〕横浜市における自宅で看取られた死亡者数と死因の推移

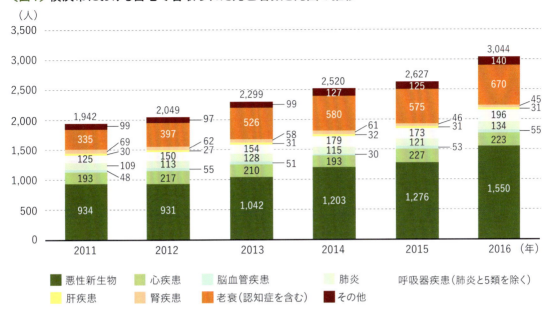

〔図2〕横浜市における自宅で看取られた死亡者の死因構成の内訳

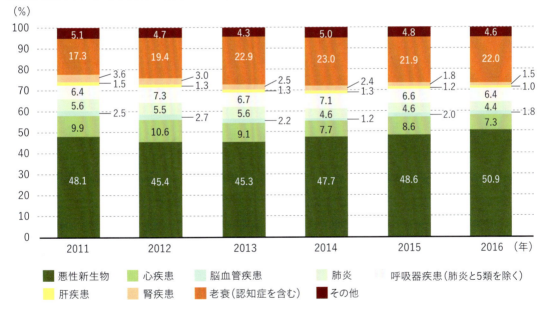

療用麻薬を処方する際は、あらかじめ近隣で麻薬の調剤が可能な薬局を確認しておくとよい。麻薬の調剤が可能な薬局については、地区薬剤師会に確認すると教えてもらえることが多い。

なお、麻薬施用者免許と別に麻薬管理者免許を取得し、院内に麻薬専用の据え置きの金庫を設置すれば、院内で麻薬を管理し、必要時に院内処方することも可能になる。

5.7 在宅看取りの実践

POINT

● 在宅看取りの体制が整備されていることで、患者や家族が安心して在宅療養を続けられる

● これから訪れる"多死社会"に向けて、看取りの対応が一層重要になる

1.1で紹介したように、自宅で最期を迎えることを希望する人は少なくない。「自宅で、家族や好きなものに囲まれて最期を過ごしたい」という患者本人の希望をかなえる在宅での看取りは、病院とは違った素晴らしいものである。今後訪れる"多死社会"に向けて、看取りに対応できる医療機関の重要性は一層増す。

患者の希望を繰り返し確認する

在宅での看取りは、患者本人の希望があって初めて成り立つ。ただ、患者があらかじめ意思表示できるケースは少なく、医師や看護師には本人の意思決定を支援する役回りが求められる。ポイントは、患者の病状が比較的安定しているときから繰り返し希望を聞いておくこと。最期が近づくと患者の意思表示が難しくなるからだ。

その際、「最期を迎える場所は自宅と病院のどちらがよいか」のように2択で決断を迫ることは、患者や家族にとって大きな負担になりかねない。まずは「できるだけ長く自宅で暮らす」ぐらいの目標でよい。希望はいつでも変更可能であることを伝え、その時々で変わる患者や家族の心情に医師や看護師が寄り添う姿勢を示すと、安心感を与えられる。家族の状況により在宅での看取りが難しいケースでは、介護施設に入所して最期を迎える選択肢もあることを説明する。

さらに、診療の都度、今後起こり得る病状の変化や経過を繰り返し家族に説明しておくことも重要だ。多くの人にとって、家族の最期を自宅で見届けるのは初めての経験となる。今後の病状変化をきめ細かく伝えることで、死に至る自然な経過であることを家族が認識でき、病状が変化しても「先生が言っていた通りだ」と見守れるようになる。

急変時の対応についても十分説明する。多くの家族は救急搬送が延命措置につながり、穏やかな看取りを実現しにくくなることを知らない。そこで、救急搬送した場合にどのような処置・対応が取られるかを伝えておく。救急隊や搬送先医療機関に渡す診療情報提供書に、患者本人の希望や治療方針を記し、患者宅に置いておくのも手だ。

家族に失礼にならないよう気配りを

看取りは、家族にとって非常にデリケートな場面であり、失礼にならないようマナーに注意したい。家族と接するときは早口で話したり、せっかちに動かず、丁寧な振る舞いを意識する〔表1〕。死後処置は葬儀会社か訪問看護ステーションが行ってくれることが多いが、時期によっては遺体が傷まないよう冷房の使用を勧めるとよい。

患者が亡くなった後は、葬儀の準備や死亡届の提出、住民票の世帯変更、医療保険・介護保険の被保険者証の返納など必要な手続きが少なくない。対応を一覧にまとめ、渡せるようにしておくとよいだろう。医療法人プラタナス・桜新町アーバンクリニック（東京都世田谷区）が家族に渡しているパンフレットを巻末に示す（240ページ）。

〔表1〕死亡診断時の立ち振る舞いの注意点

心構え	・患者の人柄に触れ、死にゆく人に1人の人間として畏敬の念を持って接する ・家族へのお悔やみの言葉は、「ご愁傷様です」「お悔やみ申し上げます」「お気落ちなさいませんように」などがあるが、言葉にならないことも場合もあり、深く黙礼するだけでも十分に気持ちは伝わる ・死別や死後のケアは初めての体験である場合が多く、パニックに陥る家族もいることから、家族の混乱や感情を十分に受け止めた対応を心がける ・家族が十分に悲嘆できる時間を確保する（動揺が激しい場合は15〜30分空けて再度訪問することも検討する）
訪問時	・丁寧に振る舞いを意識する。家族と接するときは早口で話したり、せっかちに動かない ・可能であれば、患者の臨終に立ち会いたいと考えている家族全員がそろってから死亡確認を行う ・同時に別のことをするような「ながら」動作はしない ・携帯電話などで時刻を確認することを失礼と感じる家族もいる可能性がある。携帯電話などで時刻を確認する場合、「正しい時間確認のため、こちらで確認させていただきます」のように丁寧に事情を説明する
声かけ	・患者本人に「○○さん、失礼します」「○○さん、今から死亡確認しますね」など、声をかけてから診断する ・「すごく穏やかな顔をされていますね」「自宅で最期を迎えられて良かったですね」など、家族をねぎらう言葉をかける（ただし、不要な場合もあるので家族の様子を見て判断する） ・「時間がたてば元気になりますよ」のようなアドバイス、「頑張ってください」のような励ましは慎む。「大往生」という言葉は、第三者が使わない方がよい

医療法人プラタナス在宅医療部のマニュアルを基に作成

〔表2〕在宅患者訪問診療料の在宅ターミナルケア加算

報酬項目名	施設基準ごとの点数			
	機能強化型在支診・在支病		在支診・在支病	在支診・在支病以外
	病床あり	病床なし		
在宅ターミナルケア加算 （在宅患者訪問診療料（I）の1の加算、有料老人ホーム等に入居する患者（※）以外の患者）	6500点	5500点	4500点	3500点
在宅ターミナルケア加算 （在宅患者訪問診療料（I）の1の加算、有料老人ホーム等に入居する患者（※））	6500点	5500点	4500点	3500点
在宅ターミナルケア加算 （在宅患者訪問診療料（II）のイの加算）	6200点	5200点	4200点	3200点
在宅緩和ケア充実診療所・病院加算	+1000点	+1000点	—	—
在宅療養実績加算1	—	—	+750点	—
在宅療養実績加算2	—	—	+500点	—
酸素療法加算	+2000点			

※有料老人ホーム等に入居する患者とは、以下のいずれかに該当する患者をいう
1.施設入居時等医学総合管理料の算定対象とされる患者
2.障害福祉サービスを行う施設および事業所、福祉ホームに入居する患者
3.小規模多機能型居宅介護または看護小規模多機能型居宅介護における宿泊サービス利用者

診療報酬上の在宅看取りの評価

　2018年度診療報酬改定で、基本方針の中に初めて「国民の希望に応じた看取りの推進」が盛り込まれた。在宅での看取りは24時間の連絡対応や頻回の往診など医師にって負担が大きいが、その分手厚い診療報酬が設定されている。

　死亡日および死亡日前14日以内の計15日間に往診または訪問診療を2回以上行い、患者が在宅で死亡した場合（往診または訪問診療後、24時間以内の在宅以外での死亡を含む）、在宅ターミナルケア加算（在宅患者訪問診療料の加算）を算定できる〔表2〕。事前に患者や家族に十分な説明を行い、在宅で看取りを行った場合には看取り加算（3000点、在宅患者訪問診療料の加算）を算定する。死亡診断を行った場合には死亡診断加算（200点、往診料、在宅患者訪問診療料、在宅がん医療総合診療料の加算）を算定できるが、看取り加算とは併算定できない。

5.8 医師採用のポイント
（魅力づくり、求人資料や雇用契約書の作成）

POINT
● 常勤医師の採用は理念への共感と一緒に働きたいと思えるかどうかで決める
● よい医師を採用するポイントは教育環境の充実とライフ・ワーク・バランスの確保

在宅医療の24時間対応への負担などを考えると、早期に複数の医師による診療体制を構築することが望ましいのは明らかだ。だが、筆者の経験上、常勤医2～3人の体制が最も運営が難しいと感じる。常に退職のリスクを抱えながら患者を増やすことになる上、いざ医師が退職してしまった場合はその分の患者を残された医師が診なければならないからだ。医師が少ないため、個々の常勤医師の要求や主張が大きくなる時期でもある。さらに、医師の増員に合わせて看護師や事務職員も増えるため、組織全体の管理にかかる手間と負担感は大きくなる。

そのため筆者らは、常勤医師の採用に関しては、医療機関として目指す方向性や院長のタイプ、理想とする働き方などと照らして、「規模拡大を目指さない」という選択肢も含めて慎重に検討することを勧めている。本項では、それでも常勤医師を採用して在宅医療を伸ばしたい医療機関に向けて、医師採用のポイントを解説する。

魅力的な医療機関をつくるポイント

よい医師を採用するには、医師が魅力的だと思う医療機関をつくる必要がある。そこで、医療機関の魅力を構成する要素を（1）報酬、（2）ライフ・ワーク・バランス、（3）教育環境、（4）理念・雰囲気、（5）地域——の五つに分解して解説する。

（1）報酬

医療機関の魅力を構成する要素としてまず挙げられるのが報酬だ。特に、以前は「在宅医療＝高額報酬」というイメージが浸透し、在宅医療への関心よりも高額報酬を目当てに在宅医療を手がける医療機関への勤務を希望する医師が少なくなかった。

だが、2014、2016年度診療報酬改定で診療報酬が適正化されてからは、報酬の重要性は相対的に低くなっている。2014年以前は年収3000万円を超える求人も珍しくなかったが、現在の相場は卒後年数に応じて週5日で年収1000万～2000万円程度に落ち着いている。もちろん地域によって多少の開きはあり、地域の相場を考慮する必要はある。だが、確実に言えるのは、高額報酬に頼った採用は難しくなり、多面的な魅力が求められているということだ。

（2）ライフ・ワーク・バランス

報酬に代わって相対的に重要性が高まっているのが、「医師の働き方改革」に象徴されるライフ・ワーク・バランスだ。24時間対応の対価として高額報酬を約束すればいくらでも医師が来てくれた時代は終わり、標準的な報酬を得ながら家庭やプライベートを両立できる職場環境が求められるようになっている。看護師や事務職員の同行による診療の効率化や組織化による24

時間対応体制の整備など、医師の負担軽減のためのプラットフォームづくりが医療機関にとって重要といえる。

(3) 教育環境

学習意欲が高く、学べる環境を求める医師は多い。特に、若い医師では報酬や利便性などよりも優先順位が高いこともある。教育環境という点では病院の方が優位だが、たとえ診療所でも「そこでしか学べない」医療を展開している医療機関に医師は集まる。

若手医師を集めている医療機関の中には、在宅医療専門医や総合診療専門医の研修施設となり、研修プログラムを充実させるといった工夫をしているところもある。規模が小さい医療機関でも、給与と別に研修費として学会や外部の勉強会、セミナーへの参加を奨励したり、緩和ケアや認知症など在宅医療でニーズの高い分野の専門医を非常勤で採用することで、学べる環境をつくることはできる。

医療だけでなく、財務や労務といった経営全般について学べる環境を用意するなど、学べる内容に幅を持たせることも有効だ。

(4) 理念・雰囲気

採用において、院長にとって一緒に働きたいと思える医師かが重要であるように、求職者にとっても一緒に働きたいと思える院長かは重要な要素だ。そのためには、院長自身の理念やビジョンが魅力的であることが求められる。自身の理念やビジョンを明確にした上で、そこに共感してもらえるかどうかも含めて両者の相性を見極めるポイントにしたい。採用後も理念や行動指針にのっとって働くよう、雇用契約書に盛り込んでおくとよい。

「スタッフが生き生きと働いているか」といった職場全体の雰囲気も重要だ。ウェブサイトやパンフレットの写真が映し出す雰囲気、面接で訪れた際にスタッフの挨拶から受ける印象、スタッフの院長への接し方、院長のスタッフへの接し方など、求職者は細部まで見ている。

(5) 地域

医療機関の立地は、医師が医療機関を選ぶ際の最も重要な要素の一つだ。「自宅から近い」「通勤しやすい」といった利便性に加えて、地域の魅力（歴史や文化性、教育環境など）も十分に訴求ポイントとなり得る。

家族がいる場合、配偶者の意向も影響する。子どもがいれば教育環境も重視される。医師にとっての魅力だけでなく、家族にとっての魅力も伝えられるようにしたい。

地域は医師の報酬と密接な関係にあり、地域として魅力が薄い場合は求められる報酬の水準は高くなる。

ポイントは、医療機関の成長段階や求職者の優先順位に合わせてこれらの要素を組み合わせて考えることだ。例えば、在宅医療中心の診療所が2人目、3人目の常勤医師を採用する時期は、まだ各医師にかかる負担が大きく、ライフ・ワーク・バランスの観点での魅力は劣る。そのため、報酬の力を借りることになる。夜間・休日のコール当番などについては、負担を平等にしようとすると負荷が大きくなるため、各医師が担う負担の範囲に応じて報酬を調整する。

当初は報酬の力を借りつつ、院長の理念やビジョンに共感してもらえる医師を中心に組織拡大を図り、並行して教育環境やライフ・ワーク・バランスにおける魅力を高めていくとよいだろう。

5.8 医師採用のポイント（魅力づくり、求人資料や雇用契約書の作成）

エージェントと上手に付き合う

人材紹介会社経由で医師を採用した場合、年俸のおよそ20〜30％の紹介手数料が発生する。年俸1500万円の医師の場合で300万〜450万円前後と、その額は決して小さくない。それだけの手数料を払っても1、2年で辞められてしまうこともあり、人材紹介会社の利用に消極的な院長も多い。だが、エージェントに会うだけなら費用は発生しないし、よい医師が一定数以上いるのも事実だ。毛嫌いせず、是々非々で付き合うようにしたい。

よい医師を紹介してもらうには、自院の特徴や理念、求める医師像をしっかり理解してもらうことが重要だ。前述の五つの要素を意識しながら、担当者に魅力を伝えよう。都市部の医療機関なら、担当者に訪問診療に同行してもらい、実際の診療を見てもらうのもよい方法だ。まずは担当者に「自院のファンになってもらう」ことを考えよう。

求人パンフレットの重要性

魅力的な医療機関づくりを進める一方で、魅力を伝えるための情報発信も必要だ。そのためには、院長の理念やビジョン、仕事内容、職場環境、報酬などの条件を数枚にまとめた「求人パンフレット」が重要なツールとなる。だが、残念なことにテキスト2、3枚の募集要項しか用意していない医療機関も少なくないのが現状だ。

よい医師を採用したいのは競合医療機関も同じであり、選ばれるためには前述の五つの要素の充実を図った上で、それをうまく伝えなくてはならない。「どんなビジョンを描いているのか」「入職したら、どんな仕事で、どのように1日を過ごすのか」「勤務時間や給与などの条件は？」などの具体的な情報を盛り込み、求職者が実際に働いたときのイメージを伝えるようにしたい。

具体的には、自院の特徴や将来のビジョン、職場の雰囲気に加え、仕事で得られるスキル、1日のスケジュール例、研修制度、給与などを明記する。さらに、働いているスタッフの紹介、よくある質問のQ&A集なども参考になる。自院の特徴や給与などの条件は、地域のほかの医療機関よりも魅力的になるよう、周辺の医療機関の求人情報と比較しながら負けない条件を検討したい。筆者らが運営に関わる医療法人プラタナス（東京都世田谷区）の募集要項の例を巻末（230ページ）に示す。

自院の特徴や将来のビジョンを紹介する際、表現に困ったら、在宅医療専門医の研修施設になっている医療機関のウェブサイトの求人広告を参考にすることを勧めている。研修施設は、日本在宅医学会のウェブサイト（http://www.zaitakuigakkai.org/k-sen-kensyu-ichiran.html）で確認できる。複数の医療機関に共通するフレーズを参考にしたり、求人広告に使われている文言を見て、日ごろ自身が口にしている言葉に置き換えるのがコツだ。

過度にデザインに凝る必要はないが、読み手となる求職者の気持ちを考えて適切な分量、レイアウトにする。完成したらスタッフなどに見てもらい、意見をもらって磨きをかけていく。

一度、求人パンフレットをしっかり作り込んでおけば、その後も楽になる。自院のウェブサイトに求人ページを作ったり、有料求人媒体に情報を載せる際も、パンフレットの文章を引用して簡単に作成できる。

選考プロセス

面接の目的は、採用したい医師かどうかの見極めと、自院で働くことの魅力を伝えることの二

つに集約される。

採用したい医師かどうかを見極めるため、医療法人プラタナスでは面接だけでなく訪問診療への同行をお願いしている。半日程度、訪問診療に同行してもらい、その後に面接を行う。拘束時間が長くなるというデメリットはあるものの、在宅医療が未経験の医師には実際の在宅医療の雰囲気を掴んでもらうことができ、採用してから「想像と違った」などの理由で退職することを防げる。既に在宅医療の経験のある医師にも、法人の診療スタイルを理解してもらえるメリットは大きい。同時に、同行した医師や看護師との会話や患家での立ち振る舞い、患者に対する視点などから、理念やビジョンに合った医師かどうかを複数のスタッフが評価できる。

在宅医療は異なる組織の多職種が患者の在宅療養を支える医療だ。チームアプローチができるかといった視点は、多くの医療機関に共通する見極めのポイントだと考えられる。

自院で働くことの魅力を伝える際は、相手が重視するポイントが何かを見極め、そこを中心にアピールするとよい。求職者が求める条件や環境と医療機関として用意できる条件や環境にミスマッチがある場合は、柔軟に検討しつつ、過度な妥協はしないようにしたい。

面接はできれば複数のスタッフで、最低1時間は行う。面接は相互理解のため、求職者と面接官が話す割合は6：4程度を心がけたい。選考は医療機関の発展と相手の人生を左右する、双方にとって重要な意思決定のプロセスだ。気になるところがあれば、2次面接も行う。

雇用契約書作成時の注意点

医師を採用する際には、雇用契約書が必要だ。労働基準法上、雇用契約書には①労働契約の期間、②就業の場所および従業すべき業務、③始業および終業の時刻、所定労働時間を超える労働の有無、休憩時間、休日、休暇など、④賃金の決定、計算および支払いの方法、賃金の締切および支払いの時期ならびに昇給、⑤退職——に関する事項を必ず記載しなくてはならない。在宅医療に限らず、医師は年度単位で動く傾向がある。年度途中の常勤医師採用は困難を極めるため、契約期間は必ず年度単位とする。

〔図1〕は在宅医療を担う医師の雇用契約書の例だ。年俸に固定残業代を含める場合、雇用契約書に時間数と金額を必ず明記する。労基法で求められているわけではないが、過去の判例では、固定残業代の金額の記載がないために残業の支払いを命じる判決が出たことがあった。給与水準の高い医師であっても、金額の記載がなければ支払いを命じられる可能性がある。昇給した際は、昇給通知書に固定残業代の金額を明記しておく。

さらに、医師の契約書で重要なのは業務内容を詳細に書くことだ。オンコールの回数については目安を示した上で、その手当が年俸に含まれるか、別途支給するのかを明記する。別途支給する場合、基本的に緊急往診が生じるのは夜間のため、深夜割増賃金の対象としておく。記載がなければ、緊急往診手当とは別に深夜割増賃金の支給を求められる可能性があるためだ。

学会参加については、どのような場合に費用を負担するかを明記する。例えば費用を負担するのは発表者または座長を務める場合に限定したり、対象となる学会の種類、回数（日数）、負担上限額などを決めておく。複数の専門医資格を持つ医師もいるため、学会の種類には幅を持たせ、適宜見直す。日数は3日程度、金額は10万円程度が年間の目安となる。

5.8 医師採用のポイント（魅力づくり、求人資料や雇用契約書の作成）

〔図1〕 在宅医療を担う医師の雇用契約書の例

雇用契約書

医師○○○○（以下「甲」という。）と医療法人社団○○会（以下「乙」という。）は、下記の条件により雇用契約を締結する。

第一条　（入職）
　　甲は、医療法人社団○○会に入職するにあたり、乙の理念及び行動指針に則って、他職員と協力して、誠実に診療及びその他付随する業務を行うものとする。

第二条　（契約期間）
　　当契約の契約期間は20○○年○月○日から20○○年○月○日までとする。

第三条　（勤務地）
　　甲の勤務地は、乙の○○クリニックおよび分院、訪問先の個人宅、提携する施設（有料老人ホーム等）とする。

第四条　（業務内容）
　　甲の業務内容は、外来診療、在宅訪問診療およびその他付随する業務とする。その他の業務には、在宅訪問診療の患者獲得を目的とした連携先への挨拶まわりや地域向けの勉強会開催等を含むものとする。
　　在宅訪問診療は、定期訪問に加え、緊急時の電話対応、搬入先病院の手配、必要な書類作成等を行う。また、緊急往診が必要な場合は、甲または時間ごとに定める当番医が対応するものとする。当番医への依頼・指示は甲が行う。

第五条　（勤務日・休日及び勤務時間）
　　甲の勤務日は月曜日〜金曜日の週5日、休日は土曜日・日曜日・祝日とする。勤務時間は9:00〜18:00（実働週40時間）、休憩時間は1日60分とし、法人の時間外・休日労働に関する労使協定の範囲内で所定時間外労働がある。また、持ち回りで夜間休日のオンコールを担当する。オンコールの頻度は週2〜3回程度とし、毎月のシフトにより決定する。祝日等により休診となる場合にはその月の中で必要な診察を行えるよう、訪問予定日や診察人数など事前に患者、患者家族、施設等と調整を行う。

第六条　（報酬）
　　甲の報酬は以下の通りとする。
　　・　年俸：○○○○万円　オンコール手当および各月○○時間分（月○○万円）の法定超時間外手当相当額を含むものとする。
　　・　緊急往診手当：勤務時間外に患者の求めに応じて往診した場合には1件につき1万円を深夜手当として別途支給する。
　　・　昇給：入職後、甲の個人評価や役割に応じて昇給を検討する。
　　・　交通費：公共交通機関利用に基づく実費を別途全額支給する。
　　・　健康保険、厚生年金保険、雇用保険に加入する。
　　・　給与支給日：毎月○○日締め○○日払い。年俸を12月で割った額を月々支払う。

第七条　（年次有給休暇）

就業規則第○条の通り入職日の半年後に10日間、2年目以降は法定に従った日数を付与する。年次有給休暇を取得する場合には、○日前までに法人の承認を得ることとする。○日前までに承認を得ない年次有給休暇の申し出に対し、法人は、代替医師の配置が困難な場合等、事業の正常な運営に支障が生じると判断した場合、時季変更権を行使する。法人が時季変更権を行使した日に勤務しなかったときは欠勤として扱う。

第八条　（夏季休暇・年末年始休暇）

夏季休暇は○日間とし、毎年7月1日から9月30日の期間に取得する。年末年始休暇は○日間とし、毎年12月1日から翌年1月31日の期間に取得する。それぞれ○日前までに法人の承認を得ることとする。○日前までに承認を得ない場合には欠勤扱いとする。

第九条　（学会参加）

甲が発表者または座長である学会に参加する場合には年間○日間まで出張扱いとし、参加費・旅費・宿泊費を乙の負担とする。

その他の学会については、○○学会及び○○学会の参加費・旅費・宿泊費を乙の負担とする。

第十条　（退職及び解雇）

本契約の期間内において、甲がやむを得ず中途で契約を解除する場合は、甲は乙に対して○カ月前までに文書による申し出をしなければならない。また、その他退職・解雇事由や手続きについては、就業規則第○条〜第○条の記載の通りとする。

第十一条　（更新）

本契約の契約満了前3カ月前後に、甲・乙いずれか一方による解約の申し出が無い場合には、本契約を見直した上、再度契約し更新するものとする。

2　契約の更新は次により判断する。

- 契約期間満了時の業務量　　・勤務成績、態度　　　　・能力
- 法人の経営状況　・従事している業務の進捗状況
- その他（　　　　　　　　　　　　　　　　　　　　　　　　　　　　　　）

第十二条　（その他）

本契約に記載ない事項で疑義が生じた場合には、甲及び乙は誠実に協議し解決を図るものとする。

上記内容を証するため、本書2通を作成し、記名押印の上各1通を保持する。

20○○年○月○日

甲　　○○県○○市○○町○-○-○
　　　　　　　　　　　○○　○○

乙　　○○県○○市○○町○-○-○
　　　　　医療法人社団　○○会
　　　　　理事長　○○　○○

5.9 多職種による組織づくり

POINT
- 院内の様々な専門職が協業することで、業務効率化と診療の質の向上につながる
- 多職種が患家を訪問したり、退院前カンファレンスに参加することで算定可能な報酬がある

在宅患者が増え、組織を拡大していく際には医師以外の専門職を採用して協業するという選択肢もある。これにより、タスクシフトによる医師の業務効率化と他の専門職の視点が加わることによる診療の質の向上という効果が期待できる。

看護師による診療同行

既に多くの医療機関で訪問診療に看護師が同行し、活躍している。在宅医療を手がける医療機関において看護師が担える役割は多岐にわたり、多職種による組織づくりにおいては第一選択の職種といえるだろう。

在宅医療では、患者のQOL向上のために全人的なケアを考える必要がある。看護師が診療に同行することで、生活視点のアセスメントを加えた治療・ケア方針を立てることができ、診療の質の向上に大きな効果をもたらす。何よりも、密室で行われるため患者の情報共有の難しい在宅医療においては、心強い相談相手になる。

それ以外にも、医師には直接話しにくい情報を患者や家族から引き出してもらったり、病状を説明する際に二手に分かれて患者と家族の空間を分けることも可能になる。さらに、医師の事前の指示の下、緊急コールに医師の代わりに対応したり、退院前カンファレンスへの出席、新規紹介患者の受け入れ相談への対応など、看護師がいることのメリットは計り知れない。

医療機関の看護師が算定できる報酬として、医師の指示を受けて退院前カンファレンスに参加した場合に算定できる退院時共同指導料1がある〔表1〕。このほか、医師の指示により患家を訪問して看護または療養上必要な指導を行った場合には在宅患者訪問看護・指導料（医療保険）、訪問看護費（介護保険）を算定できる。

採用に関しては、夜間の往診への同行がない場合は勤務が日中のみであること、医師と常に相談できる環境であることなどから、比較的働きやすい職場といえる。そのため、病棟看護師や訪問看護師に比べると採用はしやすい。

医療ソーシャルワーカー（MSW）の役割

在宅患者の約9割が75歳以上の高齢者であることから、医療・介護以外にも心理的・社会的・経済的な問題を抱えていたり、それらが絡み合ったりしているケースが少なくない。この医療・介護以外の問題解決や、各専門領域の「つなぎ役」として活躍するのが、医療ソーシャルワーカー（MSW）と呼ばれる社会福祉士・精神保健福祉士だ。最近はMSWを院内に配置している在宅医療中心の診療所も増えてきた。

特に、在宅医療の相談窓口として患者や家族に制度や費用について説明したり、他の医療・介護サービスとの連携調整、障害福祉などの制度利用のサポートなど医師が苦手とする領域をカバーできるので、非常に心強いパートナーとなり得る。入院・入所時の連携調整役に加え、

〔表1〕医療機関の多職種が算定可能な在宅関連の主な報酬項目

職種	報酬項目
看護師（※1）	退院時共同指導料1（医療保険）
	在宅患者訪問看護・指導料（医療保険）
	訪問看護費（介護保険）
薬剤師	退院時共同指導料1（医療保険）
	在宅患者訪問薬剤管理指導料（医療保険）（※2）
	居宅療養管理指導費（介護保険）（※2）
社会福祉士・精神保健福祉士（※1）	退院時共同指導料1（医療保険）
管理栄養士	退院時共同指導料1（医療保険）
	在宅患者訪問栄養食事指導料（医療保険）（※2）
	居宅療養管理指導費（介護保険）（※2）

※1 看護師・精神保健福祉士は精神科訪問看護・指導料（医療保険）も算定できるが、本書では精神科専門療法については割愛する
※2 医師の訪問診療と同一日に併算定できないため、医師の診療に同行する場合は算定しない

連携先事業所との窓口でもあることから、営業や集患などの役割も担ってもらえる。筆者が知る診療所の中には、MSWを診療に同行させ、診療の補助を担わせているところもある。

2018年度診療報酬改定で、MSWが退院前カンファレンスに参加した場合にも退院時共同指導料1を算定できるようになった。

院内薬剤師による診療同行

4.15でも紹介したが、在宅の現場では院外の薬局の薬剤師が介護保険の居宅療養管理指導として薬の配達や残薬確認、服薬指導などを行っている。だが、薬剤師による居宅療養管理指導のタイミングは医師の処方箋発行後のため、医師の診療に同行することは難しい。

そこで、医療機関が薬剤師を採用し、訪問診療に同行させているケースがある。初回訪問時の残薬管理や多剤投与（ポリファーマシー）患者への減薬の提案、高カロリー輸液や医療用麻薬といった高度薬物治療患者に対する処方提案などを担ってもらう。連携する薬局の薬剤師との連携も非常にスムーズになる。

医療機関の薬剤師が算定できる報酬としては在宅患者訪問薬剤管理指導料（医療保険）、居宅療養管理指導費（介護保険）があるが、いずれも医師の訪問診療に同行した場合には算定できない。それでも薬剤師が診療に同行するメリットは大きく、診療の質の向上に寄与している。

管理栄養士による栄養指導

管理栄養士は、患家に訪問して患者が栄養摂取する方法の提案や調理方法の指導を行うことができる。さらに、患者が食べたいものを最期まで食べられるよう支援することもできる。国立長寿医療研究センターの調査によると、高齢者の約8割が栄養状態に問題があるという。

管理栄養士は医療機関に在籍していることが多く、訪問による食支援を依頼することができるが、地域に連携できる管理栄養士がいなければ自院で採用することも選択肢の一つになる。

管理栄養士が患家に訪問して一定時間以上の栄養指導を行うと、在宅患者訪問栄養食事指導料（医療保険）または居宅療養管理指導費（介護保険）を算定できる。

5.10 在宅医療に携わるスタッフの評価制度

POINT
● ビジョンの共有とスタッフの育成、報酬の適正化のために人事評価制度は必須
● 評価を通じた「承認・感謝」や適切な言葉がけでスタッフを動機づけることが重要

筆者らがコンサルティングに入った医療機関のほとんどが抱えているのが、「人」の問題だ。問題のあるスタッフがいる、チームワークがない、陰口が多い——など、人に関する課題は枚挙に暇がない。そんな組織のヒアリングを行うと、「今まで評価されたことがない」「何を評価されているのか分からない」といった不満の声を聞く。スタッフにやりがいを感じて働いてもらうためには、人事評価制度の仕組みが必須といえる。

将来ビジョンを見据えた評価制度に

人事評価制度の目的は大きく二つある。一つは院長のビジョンを実現するため、スタッフが向いている方向を修正したり、成長を促すことだ。人事評価制度のフィードバックを介して、個々のスタッフに向けたアドバイスを行う。

もう一つの目的は、スタッフの報酬を適切に見直すことだ。ほとんどの人は、頑張ったり、組織に貢献すれば報われることを期待している。賞与や昇給などの金銭的な報酬、成長につながる機会や職位・ポジションなどの非金銭的な報酬を含め、個々のスタッフに合った適切な報酬を決めることも人事評価制度の目的だ。

医療法人プラタナス・桜新町アーバンクリニック（東京都世田谷区）は、半年に1回人事評価を行っている。人事評価は、①自己評価、②管理者による評価、③経営陣による評価、④本人へのフィードバック——の4段階のプロセスで行う〔表1〕。

人事評価の際は、あらかじめ職種ごとに作成しておいた自己評価シートをスタッフ全員に記入してもらう〔図1〕。それとは別に、各部門の管理者に個々のスタッフを評価してもらう〔図2〕。自己評価シートと評価シートの内容を基に経営陣が評価を確定したら、各部門の管理者がスタッフに評価をフィードバックする。

ちなみに、筆者が事務長として重視しているのは、「自ら向上心を持って取り組んでいるか」という自主性の視点と、「自分だけでなく組織への働きかけを行っているか」というチームへの貢献の視点だ。組織が大きくなるにつれ、組織のマネジメントは難しくなる。だが、自主性やチームへの貢献の意識の高いスタッフがいれば、組織が大きくなっても良い組織を維持できる可能性は高い。自院の将来のビジョンを見据え、どこに評価の重きを置くかを決めるとよい。

昇降給には過去数回の評価を反映

評価を報酬に反映させるルールも、あらかじめ決めておく。

賞与はその期間の貢献を評価する意味合いが強いため、直近の評価を反映させている医療機関が多い。桜新町アーバンクリニックでは、評価を賞与に適切に反映するための計算式を設定

〔表1〕人事評価のプロセスの例

自己評価	スタッフ全員に自己評価シートを記入してもらう。管理者の評価とどこにずれがあるか、本人が何に注力していたかを理解するために重要となる
管理者による評価	各部門の管理者に、スタッフごとの評価シートを記入してもらう。スタッフの自己評価結果を並べたときに実態とずれがないか確認する
経営陣による評価	組織全体の評価を並べたときに実態とずれがないか、修正の必要がないかを確認する。修正が必要なときは管理者に修正を依頼する
本人へのフィードバック	本人の自己評価を参考に、管理者が評価結果のフィードバックを行う。同時に賞与額・昇給についても説明し、次の半年に向けた目標や方向性をすり合わせる

〔図3〕医療法人プラタナスにおける賞与額の計算式

$$賞与額 = (基本給 + 資格手当 + 主任手当) \times \text{個人評価係数} \times \text{クリニック評価係数}$$

① 基本給、資格手当、主任手当が賞与のベースとなる
② 個人評価係数は、個人の評価によるランクを基に60〜135％の範囲で決める
③ クリニック評価係数は、クリニック収益とビジョンの達成度を基に100〜130％の範囲で決める。利益配分の考えから、患者数が多く利益の大きい冬期の係数をより高く設定している

している〔図3〕。特徴は、計算式に「クリニック評価係数」を入れていることだ。クリニック評価係数とはこの期間のクリニック収益とビジョンの達成度を考慮して決める係数のことで、全員に共通して用いる。個人のスキルアップや目標実現だけでなく、「クリニックを良くしていこう」というメッセージを込めている。個人の評価に関しては、個人評価係数として60〜135％の範囲で反映している。

一方、昇給は個々のスタッフの恒常的な貢献を評価する意味合いが強いため、過去数回の評価を反映させるのが一般的だ。桜新町アーバンクリニックの場合はおおむね2期（今期と前期）の評価の平均を基に昇降給を決める。2期の評価が良かった場合、昇給額は1000〜1万円となる。昇降給のルールは、「評価判定表」として定めている。

重要なのは評価のフィードバック

（株）リクルートマネジメントソリューションズの「人事評価制度に対する意識調査」によると、評価をめぐる上司とのコミュニケーションで、「承認・感謝の言葉」により意欲が高まったという回答が最も多かった。次いで、「成長に向けた効果的なフィードバック」「高い評価」「自分を見てくれている実感」と続いた。適切な言葉がけがスタッフのモチベーションアップにつながる。

人事評価制度は導入したり、正確に評価すればよいわけではなく、評価のフィードバックをスタッフがどう受け止めるかが重要となる。制度を利用してスタッフを「褒める」「承認する」「感謝する」「動機づけする」ことを通して、より良い組織づくりを進めてほしい。良い組織であり続けることが、地域で在宅医療を受ける患者にとっても恩恵になるはずだ。

事例で見る実践のポイント：応用編

5.10 在宅医療に携わるスタッフの評価制度

〔図1〕スタッフが記入する職種別の自己評価シートの例

●医師用

医師 自己評価シート　　評価期間（2018年7月〜12月）　　　　氏名

	項目	内容	指標・視点 （自ら取り組んでいるか？）	自己評価 1-10点	自己評価のポイント
1	基本姿勢	患者視点の診療姿勢になっているか。丁寧な接遇をできているか	患者視点、家族へのケア、在宅マインド、面接技能、地域連携、業務改善		
2	診療業務	丁寧かつ質の高い診療ができているか。診療の質、幅広い疾患への対応、介護保険などへの理解	質：診療内容（内科、小児科、皮膚科、整形外科、リハビリ、緩和ケア、認知症） 量：定期訪問、コール、臨時往診数		
3	知識・スキル・資格	知識・スキルの向上、資格取得など心がけて自己啓発しているか	介護保険、地域リソース、各科専門医、在宅専門医、緩和ケア研修、認知症サポート医		
4	チームワーク	内外のメンバーとフラットで良好な関係を築いているか。率先してチームの為に働きかけているか	院内チームワーク、法人内連携、地域連携、リーダー業務、業務改善		
5	業務外の活動	診療外の改善活動や新しい取り組みや、学会・セミナー等での発信などを積極的に行っているか	学会活動、論文投稿、セミナー講演、院内勉強会、地域との勉強会		

(1) 半年間でクリニックに貢献できたこと／自分自身のためになったこと

(2) 今後半年間でクリニックのためにやっていきたい、やってみたいこと

(3) 今後半年間で自分自身のためにやっていきたいこと、やってみたいこと

●看護師用

看護師　自己評価シート　　評価期間（2018年7月～12月）　　　　氏名

	項目	内容	指標・視点 （自ら取り組んでいるか？）	自己評価 1-10点	自己評価のポイント
1	基本姿勢	患者視点の看護姿勢になっているか。丁寧な接遇をできているか	患者視点、家族へのケア、在宅マインド、面接技能、地域連携		
2	看護実践	丁寧かつ質の高い看護ができているか。看護の質、幅広い疾患への対応、介護保険などへの理解	質：看護スキル・内容 量：定期訪問、コール、臨時対応数		
3	コミュニケーション・チームワーク	内外のメンバーとフラットで良好な関係を築いているか。率先してチームの為に働きかけているか	院内チームワーク、法人内連携、地域連携、リーダー業務、業務改善		
4	業務改善	事業所内の効率化、生産性アップを常に意識しているか。積極的に提案、挑戦しているか	業務改善の提案、業務改善の実施、院内業務推進		
5	自己啓発・教育	業務外の改善活動や新しい取り組みや、学会・セミナー等での発信などを積極的に行っているか	学会活動、論文投稿、セミナー講演、院内勉強会、地域との勉強会		

(1) 半年間でクリニックに貢献できたこと／自分自身のためになったこと

(2) 今後半年間でクリニックのためにやっていきたい、やってみたいこと

(3) 今後半年間で自分自身のためにやっていきたいこと、やってみたいこと

事例で見る実践のポイント：応用編

5.10 在宅医療に携わるスタッフの評価制度

●事務職員用

医療事務　自己評価シート　　評価期間（2018年7月〜12月）　　　　氏名

	項目	内容	指標・視点 （自ら取り組んでいるか？）	自己評価 1-10点	自己評価のポイント
1	基本姿勢	患者視点の姿勢で業務できているか。丁寧な接遇をできているか	患者視点、家族へのケア、在宅マインド、面接技能、地域連携		
2	医療事務実践	丁寧かつ質の高い医療事務業務ができているか。医療・介護報酬・制度の知識・正確性、スピード、臨機応変な対応	質：医療事務としての制度・報酬の知識と正確性 量：スピード、臨機応変な対応		
3	コミュニケーション・チームワーク	内外のメンバーとフラットで良好な関係を築いているか。率先してチームの為に働きかけているか	院内チームワーク、法人内連携、地域連携、リーダー業務、業務改善		
4	業務改善	事業所内の効率化、生産性アップを常に意識しているか。積極的に提案、挑戦しているか	業務改善の提案、業務改善の実施、院内業務推進		
5	自己啓発・教育	業務外の改善活動や新しい取り組みや、学会・セミナー等での発信などを積極的に行っているか	学会活動、論文投稿、セミナー講演、院内勉強会、地域との勉強会		

(1) 半年間でクリニックに貢献できたこと／自分自身のためになったこと

(2) 今後半年間でクリニックのためにやっていきたい、やってみたいこと

(3) 今後半年間で自分自身のためにやっていきたいこと、やってみたいこと

〔図2〕管理者が記入するスタッフの評価シートの例

●医師用

医師 評価シート　評価期間（2018 年 7 月〜12 月）　　氏名

	項目	内容	指標・視点 （自ら取り組んでいるか？）	ウエイト	前回評価 1-10 点	今回評価 1-10 点
1	基本姿勢	患者視点の診療姿勢になっているか。丁寧な接遇をできているか	患者視点、家族へのケア、在宅マインド、面接技能、地域連携、業務改善	25		
2	診療業務	丁寧かつ質の高い診療ができているか。診療の質、幅広い疾患への対応、介護保険などへの理解	質：診療内容（内科、小児科、皮膚科、整形外科、リハビリ、緩和ケア、認知症） 量：定期訪問、コール、臨時往診数	25		
3	知識・スキル・資格	知識・スキルの向上、資格取得など心がけて自己啓発しているか	介護保険、地域リソース、各科専門医、在宅専門医、緩和ケア研修、認知症サポート医	25		
4	チームワーク	内外のメンバーとフラットで良好な関係を築いているか。率先してチームの為に働きかけているか	院内チームワーク、法人内連携、地域連携、リーダー業務、業務改善	15		
5	業務外の活動	診療外の改善活動や新しい取り組みや、学会・セミナー等での発信などを積極的に行っているか	学会活動、論文投稿、セミナー講演、院内勉強会、地域との勉強会	10		
				点数		
				ランク		

●看護師用

看護師 評価シート　評価期間（2018 年 7 月〜12 月）　　氏名

	項目	内容	指標・視点 （自ら取り組んでいるか？）	ウエイト	前回評価 1-10 点	今回評価 1-10 点
1	基本姿勢	患者視点の看護姿勢になっているか。丁寧な接遇をできているか	患者視点、家族へのケア、在宅マインド、面接技能、地域連携	25		
2	看護実践	丁寧かつ質の高い看護ができているか。看護の質、幅広い疾患への対応、介護保険などへの理解	質：看護スキル・内容 量：定期訪問、コール、臨時対応数	25		
3	コミュニケーション・チームワーク	内外のメンバーとフラットで良好な関係を築いているか。率先してチームの為に働きかけているか	院内チームワーク、法人内連携、地域連携、リーダー業務、業務改善	25		
4	業務改善	事業所内の効率化、生産性アップを常に意識しているか。積極的に提案、挑戦しているか	業務改善の提案、業務改善の実施、院内業務推進	15		
5	自己啓発・教育	業務外の改善活動や新しい取り組みや、学会・セミナー等での発信などを積極的に行っているか	学会活動、論文投稿、セミナー講演、院内勉強会、地域との勉強会	10		
				点数		
				ランク		

●事務職員用

医療事務 評価シート　評価期間（2018 年 7 月〜12 月）　　氏名

	項目	内容	指標・視点 （自ら取り組んでいるか？）	ウエイト	前回評価 1 10 点	今回評価 1 10 点
1	基本姿勢	患者視点の姿勢で業務できているか。丁寧な接遇をできているか	患者視点、家族へのケア、在宅マインド、面接技能、地域連携	25		
2	医療事務実践	丁寧かつ質の高い医療事務業務ができているか。医療・介護報酬・制度の知識・正確性、スピード、臨機応変な対応	質：医療事務としての制度・報酬の知識と正確性 量：スピード、臨機応変な対応	25		
3	コミュニケーション・チームワーク	内外のメンバーとフラットで良好な関係を築いているか。率先してチームの為に働きかけているか	院内チームワーク、法人内連携、地域連携、リーダー業務、業務改善	25		
4	業務改善	事業所内の効率化、生産性アップを常に意識しているか。積極的に提案、挑戦しているか	業務改善の提案、業務改善の実施、院内業務推進	15		
5	自己啓発・教育	業務外の改善活動や新しい取り組みや、学会・セミナー等での発信などを積極的に行っているか	学会活動、論文投稿、セミナー講演、院内勉強会、地域との勉強会	10		
				点数		
				ランク		

1〜5 の項目について、管理者が 10 点満点で評価する。項目ごとに重みづけされており、1〜3 は 25/100、4 は 15/100、5 は 10/100 を乗じて合計点を算出する（満点は 10 点）。自己評価シートと管理者による評価の合計得点を基に、経営陣が最終的な評価を確定する

CHAPTER **6**

在宅医療の経営・実践に関するQ&A

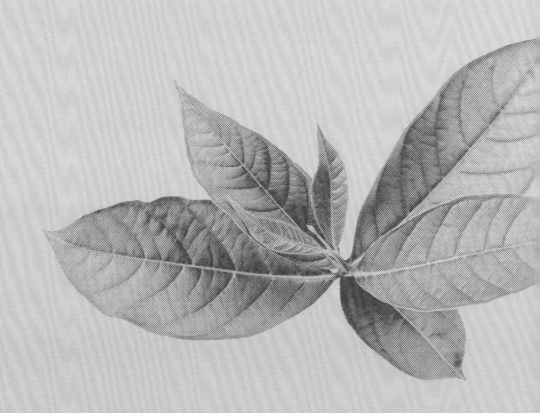

Q.

往診料と在宅患者訪問診療料のどちらを算定するかは、
どのような基準で判断すればよいでしょうか。

A.

　診療報酬の算定ルール上、在宅患者訪問診療料は「患者の同意を得て、計画的な医学管理の下に定期的に訪問して診療した場合」に算定します。一方、往診料は「患者または家族等、患者の看護等に当たる者から電話などで直接往診の求めがあり、医師が必要性を認めて可及的速やかに患家に赴いて診療した場合」に算定します。「可及的速やかに」の期間は医師の判断に委ねられます。

　判断が難しいのは、患者または家族等からの連絡を受け、数日後に訪問の予定を入れたケース。実際には、診療日の前日までに予定が決まった診療は在宅患者訪問診療料、診療日当日に決まった診療は往診料を算定していることが多いです。

Q.

2018年度診療報酬改定で、主治医の依頼を受けて
別の医療機関が訪問診療を行った場合、
在宅患者訪問診療料を月1回に限り算定可能になりました。
この患者に月2回以上の訪問診療が必要と判断した場合、
診療報酬はどのように算定すればよいでしょうか。

A.

　主治医の依頼に基づく在宅患者訪問診療料（I）の2.、（II）のロは、月1回までしか算定できません。現在の診療報酬制度では、月2回目以降の訪問診療はカバーされていないため、やむを得ず往診料を算定しているケースが多いです。この場合、再診料や外来管理加算、往診料と再診料の時間外の加算なども併せて算定します。

Q.

1カ月の訪問診療の回数はどのように決めたらいいでしょうか。

A.

　自院の外来から在宅移行した、状態の安定した患者さんであれば月1回も選択肢となります。他の医療機関や訪問看護ステーション、居宅介護支援事業所などの紹介で新たに在宅療養を担当する場合は、患者さんの状態や生活状況の把握、信頼関係の構築といった観点から、当面は月2回以上の訪問が望ましいでしょう。

　ただし、診療報酬における「患者の状態に応じた評価」は今後ますます進むことが予想されます。診療開始から数カ月がたち、状態が落ち着いている患者さんについては、月1回に切り替えることも今後は検討していく必要がありそうです。

Q.

訪問診療の予定時刻はどれぐらい正確に伝えたらよいでしょうか。

A.

　訪問診療の予定時刻は、正確に伝えた方が患者さんやご家族も1日の予定を組みやすくなります。しかし、実際の診療現場では急変した患者さんへの訪問を優先させるためにルートを変更したり、患者さんやご家族とのコミュニケーションに長時間を要する事態も想定されます。こうしたケースでは、具体的な時刻を指定していると予定変更の連絡の手間が発生する上、患者満足度の低下にもつながりかねません。移動や診療の合間に患家に連絡するのは想像以上に手間がかかるため、連絡が必要になる事態は極力避けたいです。

　そのため、あえて具体的な時刻を指定せず、「午前」「午後」だけをお伝えしたり、「10～12時」「14～16時」のように2時間程度の幅を持たせた時間帯の目安をお伝えしている医療機関もあります。正確さを優先するよりは、予定変更のための連絡が必要になるような事態が生じない範囲で、患者さんやご家族の利便性にも配慮して時間帯の目安を伝えるとよいでしょう。

Q.

往診や訪問診療に要した交通費は、患家に請求すべきでしょうか。
もし請求する場合、どのように設定するのがよいでしょうか。

A.

　往診や訪問診療に要した交通費は、「療養の給付と直接関係ないサービス」として実費請求できます。しかし、競争の激しい都市部では請求を控えている医療機関も少なくなく、地域差が見られます。従って、近隣で在宅医療を手がけている医療機関の対応を参考に判断するとよいでしょう。

　交通費の設定方法も様々です。筆者が知る例として、（1）医療機関の所在地の行政区域内は請求せず、行政区域外への往診・訪問診療のみ1回につき一律500円を請求、（2）医療機関から患家までの自動車走行距離の片道分を1kmにつき50円請求、（3）医療機関を中心に半径3km以内は無料、10km以内は1回250円、それを越えれば1回500円と、直線距離で3段階に設定——などのケースがあります。片道分を徴収するのは、一般に訪問診療の場合、一度に複数の患家を訪問することが多く、往復分の費用を請求して"もらいすぎ"となってしまうのを避ける意図があります。

　往診を抑制するため、往診時のみ交通費を請求する医療機関がある一方で、「緊急対応が必要な往診は抑制すべきでない」との考えから往診時には交通費を請求せず、訪問診療時のみ請求している医療機関もあります。夜間・深夜の往診にタクシーを利用した場合に、その費用を実費で請求しているケースもあります。

Q.

衛生材料や医療材料はどれぐらい提供すればよいでしょうか。

A.

　在宅医療で使用する衛生材料等は、「療養の給付と直接関係ないサービス等とはいえないもの」とされており、費用を徴収できません（厚生労働省通知［2005年9月1日保医発第0901002号］）。一方、在宅療養指導管理料においては、「必要かつ十分な量の衛生材料または保険医療材料を支給する」ことが定められています。訪問看護で使用する衛生材料や医療材料についても、必要かつ十分な量を医療機関が提供するとされており、その報酬は訪問看護指示料の衛生材料等提供加算として評価されています。ただし、同加算は在宅時医学総合管理料・施設入居時等医学総合管理料に包括されており、併算定できません。

　「必要かつ十分な量」について、診療報酬の算定ルール上は明確な基準がなく、医師の判断に委ねられているのが現状です。しかしながら、患家によっては「吸引時に毎回新しいカテーテルを使いたい」など、必要以上の医療材料を求められることがあるようです。担当する医師や看護師が親切心から大量の衛生材料を提供してしまっているケースもあります。

　筆者は、患者さんに算定する診療報酬項目に基づき「必要かつ十分な量」の目安金額を設定することを提案しています。具体的には、（1）在宅時医学総合管理料は「管理料の1割程度」、（2）在宅療養指導管理料は「最大で管理料の4割程度」、（3）在宅療養指導管理料の加算については「加算の10割」として、（1）～（3）の合計金額を提供する衛生材料、医療材料の必要かつ十分な量の目安金額の上限とする方法です。このほか、患者さん1人につき「一律5000円まで」のように目安金額を設定している医療機関もあります。

　衛生材料や医療材料の費用が目安金額の上限を超えてしまう場合、院内で対応を検討します。あらかじめこうした基準を設け、患者さんやご家族に十分な説明を行っておくことで、スタッフが判断に迷うことなく一定の方針の下に衛生材料、医療材料を提供できるようになります。

Q.

在宅療養計画書は毎月発行しないといけないのでしょうか。

A.

　在宅時医学総合管理料・施設入居時等医学総合管理料の算定に当たっては、在宅療養計画書の作成が求められますが、その発行頻度については特に規定はありません。そのため、必ずしも毎月発行する必要はありません。

　ただし、在宅療養計画書は指導・監査で最も指摘を受けやすい書類の一つであり、過去には「計画書の内容が同一で、漫然と繰り返されている」と指摘を受けた事例もあります。患者さんの状態に変化があった時には必ず内容を見直し、変化がない場合も最低半年に1回程度を目安に交付するとよいでしょう。

Q.

訪問看護指示書は毎月発行できますか。

A.

　訪問看護指示書の有効期間は指示書の作成日から6カ月以内ですが、患者さんの状態に変化があった場合などは月1回まで交付することができます。患者さんが増えると有効期間の管理が煩雑になりがちなため、状態の安定した患者さんも含めて毎月訪問看護指示書を交付している医療機関も少なくありません。

　ただ、地域によっては毎月の訪問看護指示書の交付を個別指導で指摘されるケースが出てきました。今後はより厳密な運用を求められる可能性もありそうです。

Q.

サービス付き高齢者向け住宅で患者を看取った場合、
死亡診断書の「死亡したところの種別」はどれを選んだらいいですか。

A.

　サービス付き高齢者向け住宅で看取りを行った場合、死亡したところの種別は「6.自宅」を選びます。厚生労働省の「死亡診断書（死体検案書）記入マニュアル」

(2019年度版) によると、サ高住、グループホームは自宅、有料老人ホームや特別養護老人ホームは「5. 老人ホーム」に分類されています。お泊まりデイサービスや (看護) 小規模多機能型居宅介護事業所の宿泊サービス利用中の死亡は、該当する分類がないため「7. その他」を選ぶことになります (詳細は**4.5**参照)。

死亡したところの種別について質問を受けることが多いですが、そもそもの分類が分かりにくく、自治体の担当者でさえ正しく理解していないこともあります。住まいが多様化している現状を踏まえ、正確な統計データを集めるためにも、分類の見直しと適切な報告がなされるような周知が必要だと感じています。

Q.

近隣の複数の医療機関から連携機能強化型のグループに入らないかと誘われています。1カ所の医療機関が複数の連携機能強化型のグループに属することは可能でしょうか。

A.

可能です。連携機能強化型で在宅支援連携体制を構築する医療機関の数は、「1グループ9医療機関まで」と決まっていますが、複数の連携グループに属することで、それ以上の医療機関と連携体制を組むことが可能になります。

ただし、複数のグループに属する場合、グループごとに患者の実績を管理する必要があります。具体的には、様式11の3、11の4で報告が求められる「直近1年間に在宅療養を担当した患者」「直近1年間の訪問診療等の実施回数」について、1人の患者を重複して計上しないよう分けて記載しなければなりません (様式11の3、11の4の記載方法については**5.4**参照)。そのため、仮に二つの連携機能強化型のグループに属する場合、最低でも緊急往診8件 (4件×2)、在宅看取り4件 (2件×2) の実績を満たす必要があります。

機能強化型の「病床あり」と「病床なし」の二つのグループに属する場合、参加するグループの医療機関の類型に応じた報酬を算定します。そのため、点数の低い病床なしのグループでは実績を満たすため必要最低限の患者だけを管理することになります。この場合、同じ医療機関が訪問診療を提供しているにもかかわらず、請求金額が異なる事態が生じるため、金額を誤らないよう注意が必要です。

巻末付録

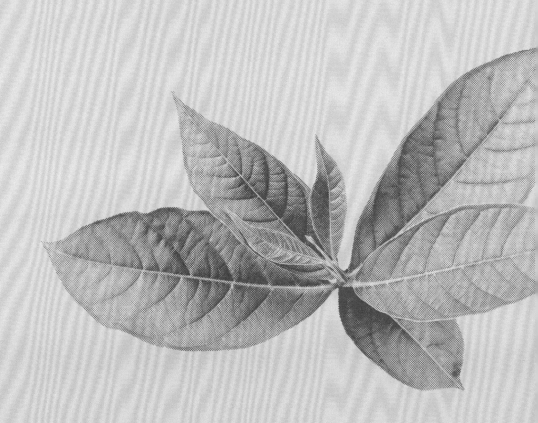

〔巻末付録1〕医療機関の類型別の1カ月当たり収入早見表

●居宅（単一建物診療患者数1人）、月2回以上、厚生労働大臣が定める重症患者

患者数	在支診・在支病 機能強化型 病床あり 在宅緩和ケア充実診療所・病院加算 加算あり	加算なし	病床なし 在宅緩和ケア充実診療所・病院加算 加算あり	加算なし	機能強化型以外 在宅療養実績加算1あり	在宅療養実績加算2あり	その他の在支診・在支病	在支診・在支病以外	在宅医療専門診療所（施設基準等適合以外）
1	80,540	76,540	76,540	72,540	71,540	70,540	68,540	57,040	50,140
2	161,080	153,080	153,080	145,080	143,080	141,080	137,080	114,080	100,280
3	241,620	229,620	229,620	217,620	214,620	211,620	205,620	171,120	150,420
4	322,160	306,160	306,160	290,160	286,160	282,160	274,160	228,160	200,560
5	402,700	382,700	382,700	362,700	357,700	352,700	342,700	285,200	250,700
6	483,240	459,240	459,240	435,240	429,240	423,240	411,240	342,240	300,840
7	563,780	535,780	535,780	507,780	500,780	493,780	479,780	399,280	350,980
8	644,320	612,320	612,320	580,320	572,320	564,320	548,320	456,320	401,120
9	724,860	688,860	688,860	652,860	643,860	634,860	616,860	513,360	451,260
10	805,400	765,400	765,400	725,400	715,400	705,400	685,400	570,400	501,400
11	885,940	841,940	841,940	797,940	786,940	775,940	753,940	627,440	551,540
12	966,480	918,480	918,480	870,480	858,480	846,480	822,480	684,480	601,680
13	1,047,020	995,020	995,020	943,020	930,020	917,020	891,020	741,520	651,820
14	1,127,560	1,071,560	1,071,560	1,015,560	1,001,560	987,560	959,560	798,560	701,960
15	1,208,100	1,148,100	1,148,100	1,088,100	1,073,100	1,058,100	1,028,100	855,600	752,100
16	1,288,640	1,224,640	1,224,640	1,160,640	1,144,640	1,128,640	1,096,640	912,640	802,240
17	1,369,180	1,301,180	1,301,180	1,233,180	1,216,180	1,199,180	1,165,180	969,680	852,380
18	1,449,720	1,377,720	1,377,720	1,305,720	1,287,720	1,269,720	1,233,720	1,026,720	902,520
19	1,530,260	1,454,260	1,454,260	1,378,260	1,359,260	1,340,260	1,302,260	1,083,760	952,660
20	1,610,800	1,530,800	1,530,800	1,450,800	1,430,800	1,410,800	1,370,800	1,140,800	1,002,800
21	1,691,340	1,607,340	1,607,340	1,523,340	1,502,340	1,481,340	1,439,340	1,197,840	1,052,940
22	1,771,880	1,683,880	1,683,880	1,595,880	1,573,880	1,551,880	1,507,880	1,254,880	1,103,080
23	1,852,420	1,760,420	1,760,420	1,668,420	1,645,420	1,622,420	1,576,420	1,311,920	1,153,220
24	1,932,960	1,836,960	1,836,960	1,740,960	1,716,960	1,692,960	1,644,960	1,368,960	1,203,360
25	2,013,500	1,913,500	1,913,500	1,813,500	1,788,500	1,763,500	1,713,500	1,426,000	1,253,500
26	2,094,040	1,990,040	1,990,040	1,886,040	1,860,040	1,834,040	1,782,040	1,483,040	1,303,640
27	2,174,580	2,066,580	2,066,580	1,958,580	1,931,580	1,904,580	1,850,580	1,540,080	1,353,780
28	2,255,120	2,143,120	2,143,120	2,031,120	2,003,120	1,975,120	1,919,120	1,597,120	1,403,920
29	2,335,660	2,219,660	2,219,660	2,103,660	2,074,660	2,045,660	1,987,660	1,654,160	1,454,060
30	2,416,200	2,296,200	2,296,200	2,176,200	2,146,200	2,116,200	2,056,200	1,711,200	1,504,200
31	2,496,740	2,372,740	2,372,740	2,248,740	2,217,740	2,186,740	2,124,740	1,768,240	1,554,340
32	2,577,280	2,449,280	2,449,280	2,321,280	2,289,280	2,257,280	2,193,280	1,825,280	1,604,480
33	2,657,820	2,525,820	2,525,820	2,393,820	2,360,820	2,327,820	2,261,820	1,882,320	1,654,620
34	2,738,360	2,602,360	2,602,360	2,466,360	2,432,360	2,398,360	2,330,360	1,939,360	1,704,760
35	2,818,900	2,678,900	2,678,900	2,538,900	2,503,900	2,468,900	2,398,900	1,996,400	1,754,900
36	2,899,440	2,755,440	2,755,440	2,611,440	2,575,440	2,539,440	2,467,440	2,053,440	1,805,040
37	2,979,980	2,831,980	2,831,980	2,683,980	2,646,980	2,609,980	2,535,980	2,110,480	1,855,180
38	3,060,520	2,908,520	2,908,520	2,756,520	2,718,520	2,680,520	2,604,520	2,167,520	1,905,320
39	3,141,060	2,985,060	2,985,060	2,829,060	2,790,060	2,751,060	2,673,060	2,224,560	1,955,460
40	3,221,600	3,061,600	3,061,600	2,901,600	2,861,600	2,821,600	2,741,600	2,281,600	2,005,600
41	3,302,140	3,138,140	3,138,140	2,974,140	2,933,140	2,892,140	2,810,140	2,338,640	2,055,740
42	3,382,680	3,214,680	3,214,680	3,046,680	3,004,680	2,962,680	2,878,680	2,395,680	2,105,880
43	3,463,220	3,291,220	3,291,220	3,119,220	3,076,220	3,033,220	2,947,220	2,452,720	2,156,020
44	3,543,760	3,367,760	3,367,760	3,191,760	3,147,760	3,103,760	3,015,760	2,509,760	2,206,160
45	3,624,300	3,444,300	3,444,300	3,264,300	3,219,300	3,174,300	3,084,300	2,566,800	2,256,300
46	3,704,840	3,520,840	3,520,840	3,336,840	3,290,840	3,244,840	3,152,840	2,623,840	2,306,440
47	3,785,380	3,597,380	3,597,380	3,409,380	3,362,380	3,315,380	3,221,380	2,680,880	2,356,580
48	3,865,920	3,673,920	3,673,920	3,481,920	3,433,920	3,385,920	3,289,920	2,737,920	2,406,720
49	3,946,460	3,750,460	3,750,460	3,554,460	3,505,460	3,456,460	3,358,460	2,794,960	2,456,860
50	4,027,000	3,827,000	3,827,000	3,627,000	3,577,000	3,527,000	3,427,000	2,852,000	2,507,000
100	8,054,000	7,654,000	7,654,000	7,254,000	7,154,000	7,054,000	6,854,000	5,704,000	5,014,000
150	12,081,000	11,481,000	11,481,000	10,881,000	10,731,000	10,581,000	10,281,000	8,556,000	7,521,000
200	16,108,000	15,308,000	15,308,000	14,508,000	14,308,000	14,108,000	13,708,000	11,408,000	10,028,000
250	20,135,000	19,135,000	19,135,000	18,135,000	17,885,000	17,635,000	17,135,000	14,260,000	12,535,000
300	24,162,000	22,962,000	22,962,000	21,762,000	21,462,000	21,162,000	20,562,000	17,112,000	15,042,000
350	28,189,000	26,789,000	26,789,000	25,389,000	25,039,000	24,689,000	23,989,000	19,964,000	17,549,000
400	32,216,000	30,616,000	30,616,000	29,016,000	28,616,000	28,216,000	27,416,000	22,816,000	20,056,000
450	36,243,000	34,443,000	34,443,000	32,643,000	32,193,000	31,743,000	30,843,000	25,668,000	22,563,000
500	40,270,000	38,270,000	38,270,000	36,270,000	35,770,000	35,270,000	34,270,000	28,520,000	25,070,000

在宅患者訪問診療料（2回）、在宅時医学総合管理料（月2回以上［厚生労働大臣が定める重症患者］）、居宅療養管理指導費（2回）を算定した場合の試算。2019年10月以降は在宅患者訪問診療料、居宅療養管理指導費の引き上げに伴い、単価が1人につき1120円アップする

●居宅（単一建物診療患者数1人）、月2回以上、**標準的な患者**

患者数	在支診・在支病							在支診・在支病以外	在宅医療専門診療所（施設基準等適合以外）
	機能強化型				機能強化型以外				
	病床あり		病床なし						
	在宅緩和ケア充実診療所・病院加算		在宅緩和ケア充実診療所・病院加算		在宅療養実績加算1あり	在宅療養実績加算2あり	その他の在支診・在支病		
	加算あり	加算なし	加算あり	加算なし					
1	73,040	69,040	69,040	65,040	64,040	63,040	61,040	51,540	46,040
2	146,080	138,080	138,080	130,080	128,080	126,080	122,080	103,080	92,080
3	219,120	207,120	207,120	195,120	192,120	189,120	183,120	154,620	138,120
4	292,160	276,160	276,160	260,160	256,160	252,160	244,160	206,160	184,160
5	365,200	345,200	345,200	325,200	320,200	315,200	305,200	257,700	230,200
6	438,240	414,240	414,240	390,240	384,240	378,240	366,240	309,240	276,240
7	511,280	483,280	483,280	455,280	448,280	441,280	427,280	360,780	322,280
8	584,320	552,320	552,320	520,320	512,320	504,320	488,320	412,320	368,320
9	657,360	621,360	621,360	585,360	576,360	567,360	549,360	463,860	414,360
10	730,400	690,400	690,400	650,400	640,400	630,400	610,400	515,400	460,400
11	803,440	759,440	759,440	715,440	704,440	693,440	671,440	566,940	506,440
12	876,480	828,480	828,480	780,480	768,480	756,480	732,480	618,480	552,480
13	949,520	897,520	897,520	845,520	832,520	819,520	793,520	670,020	598,520
14	1,022,560	966,560	966,560	910,560	896,560	882,560	854,560	721,560	644,560
15	1,095,600	1,035,600	1,035,600	975,600	960,600	945,600	915,600	773,100	690,600
16	1,168,640	1,104,640	1,104,640	1,040,640	1,024,640	1,008,640	976,640	824,640	736,640
17	1,241,680	1,173,680	1,173,680	1,105,680	1,088,680	1,071,680	1,037,680	876,180	782,680
18	1,314,720	1,242,720	1,242,720	1,170,720	1,152,720	1,134,720	1,098,720	927,720	828,720
19	1,387,760	1,311,760	1,311,760	1,235,760	1,216,760	1,197,760	1,159,760	979,260	874,760
20	1,460,800	1,380,800	1,380,800	1,300,800	1,280,800	1,260,800	1,220,800	1,030,800	920,800
21	1,533,840	1,449,840	1,449,840	1,365,840	1,344,840	1,323,840	1,281,840	1,082,340	966,840
22	1,606,880	1,518,880	1,518,880	1,430,880	1,408,880	1,386,880	1,342,880	1,133,880	1,012,880
23	1,679,920	1,587,920	1,587,920	1,495,920	1,472,920	1,449,920	1,403,920	1,185,420	1,058,920
24	1,752,960	1,656,960	1,656,960	1,560,960	1,536,960	1,512,960	1,464,960	1,236,960	1,104,960
25	1,826,000	1,726,000	1,726,000	1,626,000	1,601,000	1,576,000	1,526,000	1,288,500	1,151,000
26	1,899,040	1,795,040	1,795,040	1,691,040	1,665,040	1,639,040	1,587,040	1,340,040	1,197,040
27	1,972,080	1,864,080	1,864,080	1,756,080	1,729,080	1,702,080	1,648,080	1,391,580	1,243,080
28	2,045,120	1,933,120	1,933,120	1,821,120	1,793,120	1,765,120	1,709,120	1,443,120	1,289,120
29	2,118,160	2,002,160	2,002,160	1,886,160	1,857,160	1,828,160	1,770,160	1,494,660	1,335,160
30	2,191,200	2,071,200	2,071,200	1,951,200	1,921,200	1,891,200	1,831,200	1,546,200	1,381,200
31	2,264,240	2,140,240	2,140,240	2,016,240	1,985,240	1,954,240	1,892,240	1,597,740	1,427,240
32	2,337,280	2,209,280	2,209,280	2,081,280	2,049,280	2,017,280	1,953,280	1,649,280	1,473,280
33	2,410,320	2,278,320	2,278,320	2,146,320	2,113,320	2,080,320	2,014,320	1,700,820	1,519,320
34	2,483,360	2,347,360	2,347,360	2,211,360	2,177,360	2,143,360	2,075,360	1,752,360	1,565,360
35	2,556,400	2,416,400	2,416,400	2,276,400	2,241,400	2,206,400	2,136,400	1,803,900	1,611,400
36	2,629,440	2,485,440	2,485,440	2,341,440	2,305,440	2,269,440	2,197,440	1,855,440	1,657,440
37	2,702,480	2,554,480	2,554,480	2,406,480	2,369,480	2,332,480	2,258,480	1,906,980	1,703,480
38	2,775,520	2,623,520	2,623,520	2,471,520	2,433,520	2,395,520	2,319,520	1,958,520	1,749,520
39	2,848,560	2,692,560	2,692,560	2,536,560	2,497,560	2,458,560	2,380,560	2,010,060	1,795,560
40	2,921,600	2,761,600	2,761,600	2,601,600	2,561,600	2,521,600	2,441,600	2,061,600	1,841,600
41	2,994,640	2,830,640	2,830,640	2,666,640	2,625,640	2,584,640	2,502,640	2,113,140	1,887,640
42	3,067,680	2,899,680	2,899,680	2,731,680	2,689,680	2,647,680	2,563,680	2,164,680	1,933,680
43	3,140,720	2,968,720	2,968,720	2,796,720	2,753,720	2,710,720	2,624,720	2,216,220	1,979,720
44	3,213,760	3,037,760	3,037,760	2,861,760	2,817,760	2,773,760	2,685,760	2,267,760	2,025,760
45	3,286,800	3,106,800	3,106,800	2,926,800	2,881,800	2,836,800	2,746,800	2,319,300	2,071,800
46	3,359,840	3,175,840	3,175,840	2,991,840	2,945,840	2,899,840	2,807,840	2,370,840	2,117,840
47	3,432,880	3,244,880	3,244,880	3,056,880	3,009,880	2,962,880	2,868,880	2,422,380	2,163,880
48	3,505,920	3,313,920	3,313,920	3,121,920	3,073,920	3,025,920	2,929,920	2,473,920	2,209,920
49	3,578,960	3,382,960	3,382,960	3,186,960	3,137,960	3,088,960	2,990,960	2,525,460	2,255,960
50	3,652,000	3,452,000	3,452,000	3,252,000	3,202,000	3,152,000	3,052,000	2,577,000	2,302,000
100	7,304,000	6,904,000	6,904,000	6,504,000	6,404,000	6,304,000	6,104,000	5,154,000	4,604,000
150	10,956,000	10,356,000	10,356,000	9,756,000	9,606,000	9,456,000	9,156,000	7,731,000	6,906,000
200	14,608,000	13,808,000	13,808,000	13,008,000	12,808,000	12,608,000	12,208,000	10,308,000	9,208,000
250	18,260,000	17,260,000	17,260,000	16,260,000	16,010,000	15,760,000	15,260,000	12,885,000	11,510,000
300	21,912,000	20,712,000	20,712,000	19,512,000	19,212,000	18,912,000	18,312,000	15,462,000	13,812,000
350	25,564,000	24,164,000	24,164,000	22,764,000	22,414,000	22,064,000	21,364,000	18,039,000	16,114,000
400	29,216,000	27,616,000	27,616,000	26,016,000	25,616,000	25,216,000	24,416,000	20,616,000	18,416,000
450	32,868,000	31,068,000	31,068,000	29,268,000	28,818,000	28,368,000	27,468,000	23,193,000	20,718,000
500	36,520,000	34,520,000	34,520,000	32,520,000	32,020,000	31,520,000	30,520,000	25,770,000	23,020,000

在宅患者訪問診療料（2回）、在宅時医学総合管理料（月2回以上）、包括的支援加算、居宅療養管理指導費（2回）を算定した場合の試算。
2019年10月以降は在宅患者訪問診療料、居宅療養管理指導費の引き上げに伴い、単価が1人につき1120円アップする

●居宅（単一建物診療患者数１人）、月１回、標準的な患者、重症患者

患者数	在支診・在支病							在支診・在支病以外	在宅医療専門診療所（施設基準等適合以外）
	機能強化型				機能強化型以外				
	病床あり		病床なし		在宅療養実績加算1あり	在宅療養実績加算2あり	その他の在支診・在支病		
	在宅緩和ケア充実診療所・病院加算		在宅緩和ケア充実診療所・病院加算						
	加算あり	加算なし	加算あり	加算なし					
1	44,370	40,370	41,970	37,970	38,770	37,770	35,770	30,370	26,850
2	88,740	80,740	83,940	75,940	77,540	75,540	71,540	60,740	53,700
3	133,110	121,110	125,910	113,910	116,310	113,310	107,310	91,110	80,550
4	177,480	161,480	167,880	151,880	155,080	151,080	143,080	121,480	107,400
5	221,850	201,850	209,850	189,850	193,850	188,850	178,850	151,850	134,250
6	266,220	242,220	251,820	227,820	232,620	226,620	214,620	182,220	161,100
7	310,590	282,590	293,790	265,790	271,390	264,390	250,390	212,590	187,950
8	354,960	322,960	335,760	303,760	310,160	302,160	286,160	242,960	214,800
9	399,330	363,330	377,730	341,730	348,930	339,930	321,930	273,330	241,650
10	443,700	403,700	419,700	379,700	387,700	377,700	357,700	303,700	268,500
11	488,070	444,070	461,670	417,670	426,470	415,470	393,470	334,070	295,350
12	532,440	484,440	503,640	455,640	465,240	453,240	429,240	364,440	322,200
13	576,810	524,810	545,610	493,610	504,010	491,010	465,010	394,810	349,050
14	621,180	565,180	587,580	531,580	542,780	528,780	500,780	425,180	375,900
15	665,550	605,550	629,550	569,550	581,550	566,550	536,550	455,550	402,750
16	709,920	645,920	671,520	607,520	620,320	604,320	572,320	485,920	429,600
17	754,290	686,290	713,490	645,490	659,090	642,090	608,090	516,290	456,450
18	798,660	726,660	755,460	683,460	697,860	679,860	643,860	546,660	483,300
19	843,030	767,030	797,430	721,430	736,630	717,630	679,630	577,030	510,150
20	887,400	807,400	839,400	759,400	775,400	755,400	715,400	607,400	537,000
21	931,770	847,770	881,370	797,370	814,170	793,170	751,170	637,770	563,850
22	976,140	888,140	923,340	835,340	852,940	830,940	786,940	668,140	590,700
23	1,020,510	928,510	965,310	873,310	891,710	868,710	822,710	698,510	617,550
24	1,064,880	968,880	1,007,280	911,280	930,480	906,480	858,480	728,880	644,400
25	1,109,250	1,009,250	1,049,250	949,250	969,250	944,250	894,250	759,250	671,250
26	1,153,620	1,049,620	1,091,220	987,220	1,008,020	982,020	930,020	789,620	698,100
27	1,197,990	1,089,990	1,133,190	1,025,190	1,046,790	1,019,790	965,790	819,990	724,950
28	1,242,360	1,130,360	1,175,160	1,063,160	1,085,560	1,057,560	1,001,560	850,360	751,800
29	1,286,730	1,170,730	1,217,130	1,101,130	1,124,330	1,095,330	1,037,330	880,730	778,650
30	1,331,100	1,211,100	1,259,100	1,139,100	1,163,100	1,133,100	1,073,100	911,100	805,500
31	1,375,470	1,251,470	1,301,070	1,177,070	1,201,870	1,170,870	1,108,870	941,470	832,350
32	1,419,840	1,291,840	1,343,040	1,215,040	1,240,640	1,208,640	1,144,640	971,840	859,200
33	1,464,210	1,332,210	1,385,010	1,253,010	1,279,410	1,246,410	1,180,410	1,002,210	886,050
34	1,508,580	1,372,580	1,426,980	1,290,980	1,318,180	1,284,180	1,216,180	1,032,580	912,900
35	1,552,950	1,412,950	1,468,950	1,328,950	1,356,950	1,321,950	1,251,950	1,062,950	939,750
36	1,597,320	1,453,320	1,510,920	1,366,920	1,395,720	1,359,720	1,287,720	1,093,320	966,600
37	1,641,690	1,493,690	1,552,890	1,404,890	1,434,490	1,397,490	1,323,490	1,123,690	993,450
38	1,686,060	1,534,060	1,594,860	1,442,860	1,473,260	1,435,260	1,359,260	1,154,060	1,020,300
39	1,730,430	1,574,430	1,636,830	1,480,830	1,512,030	1,473,030	1,395,030	1,184,430	1,047,150
40	1,774,800	1,614,800	1,678,800	1,518,800	1,550,800	1,510,800	1,430,800	1,214,800	1,074,000
41	1,819,170	1,655,170	1,720,770	1,556,770	1,589,570	1,548,570	1,466,570	1,245,170	1,100,850
42	1,863,540	1,695,540	1,762,740	1,594,740	1,628,340	1,586,340	1,502,340	1,275,540	1,127,700
43	1,907,910	1,735,910	1,804,710	1,632,710	1,667,110	1,624,110	1,538,110	1,305,910	1,154,550
44	1,952,280	1,776,280	1,846,680	1,670,680	1,705,880	1,661,880	1,573,880	1,336,280	1,181,400
45	1,996,650	1,816,650	1,888,650	1,708,650	1,744,650	1,699,650	1,609,650	1,366,650	1,208,250
46	2,041,020	1,857,020	1,930,620	1,746,620	1,783,420	1,737,420	1,645,420	1,397,020	1,235,100
47	2,085,390	1,897,390	1,972,590	1,784,590	1,822,190	1,775,190	1,681,190	1,427,390	1,261,950
48	2,129,760	1,937,760	2,014,560	1,822,560	1,860,960	1,812,960	1,716,960	1,457,760	1,288,800
49	2,174,130	1,978,130	2,056,530	1,860,530	1,899,730	1,850,730	1,752,730	1,488,130	1,315,650
50	2,218,500	2,018,500	2,098,500	1,898,500	1,938,500	1,888,500	1,788,500	1,518,500	1,342,500
100	4,437,000	4,037,000	4,197,000	3,797,000	3,877,000	3,777,000	3,577,000	3,037,000	2,685,000
150	6,655,500	6,055,500	6,295,500	5,695,500	5,815,500	5,665,500	5,365,500	4,555,500	4,027,500
200	8,874,000	8,074,000	8,394,000	7,594,000	7,754,000	7,554,000	7,154,000	6,074,000	5,370,000
250	11,092,500	10,092,500	10,492,500	9,492,500	9,692,500	9,442,500	8,942,500	7,592,500	6,712,500
300	13,311,000	12,111,000	12,591,000	11,391,000	11,631,000	11,331,000	10,731,000	9,111,000	8,055,000
350	15,529,500	14,129,500	14,689,500	13,289,500	13,569,500	13,219,500	12,519,500	10,629,500	9,397,500
400	17,748,000	16,148,000	16,788,000	15,188,000	15,508,000	15,108,000	14,308,000	12,148,000	10,740,000
450	19,966,500	18,166,500	18,886,500	17,086,500	17,446,500	16,996,500	16,096,500	13,666,500	12,082,500
500	22,185,000	20,185,000	20,985,000	18,985,000	19,385,000	18,885,000	17,885,000	15,185,000	13,425,000

在宅患者訪問診療料（1回）、在宅時医学総合管理料（月1回）、包括的支援加算、居宅療養管理指導費（1回）を算定した場合の試算。
2019年10月以降は在宅患者訪問診療料、居宅療養管理指導費の引き上げに伴い、単価が1人につき560円アップする

● グループホーム（単一建物診療患者数2〜9人）、月2回以上、標準的な患者

患者数	在支診・在支病 機能強化型 病床あり 在宅緩和ケア充実診療所・病院加算 加算あり	加算なし	機能強化型 病床なし 在宅緩和ケア充実診療所・病院加算 加算あり	加算なし	機能強化型以外 在宅療養実績加算1あり	在宅療養実績加算2あり	その他の在支診・在支病	在支診・在支病以外	在宅医療専門診療所（施設基準等適合以外）
1（※）	59,040	56,040	56,040	53,040	52,290	51,540	50,040	43,540	39,640
2	59,480	56,480	56,480	53,480	52,680	51,980	50,480	42,980	38,880
3	89,220	84,720	84,720	80,220	79,020	77,970	75,720	64,470	58,320
4	118,960	112,960	112,960	106,960	105,360	103,960	100,960	85,960	77,760
5	148,700	141,200	141,200	133,700	131,700	129,950	126,200	107,450	97,200
6	178,440	169,440	169,440	160,440	158,040	155,940	151,440	128,940	116,640
7	208,180	197,680	197,680	187,180	184,380	181,930	176,680	150,430	136,080
8	237,920	225,920	225,920	213,920	210,720	207,920	201,920	171,920	155,520
9	267,660	254,160	254,160	240,660	237,060	233,910	227,160	193,410	174,960
10	297,400	282,400	282,400	267,400	263,400	259,900	252,400	214,900	194,400
11	327,140	310,640	310,640	294,140	289,740	285,890	277,640	236,390	213,840
12	356,880	338,880	338,880	320,880	316,080	311,880	302,880	257,880	233,280
13	386,620	367,120	367,120	347,620	342,420	337,870	328,120	279,370	252,720
14	416,360	395,360	395,360	374,360	368,760	363,860	353,360	300,860	272,160
15	446,100	423,600	423,600	401,100	395,100	389,850	378,600	322,350	291,600
16	475,840	451,840	451,840	427,840	421,440	415,840	403,840	343,840	311,040
17	505,580	480,080	480,080	454,580	447,780	441,830	429,080	365,330	330,480
18	535,320	508,320	508,320	481,320	474,120	467,820	454,320	386,820	349,920
19	565,060	536,560	536,560	508,060	500,460	493,810	479,560	408,310	369,360
20	594,800	564,800	564,800	534,800	526,800	519,800	504,800	429,800	388,800
21	624,540	593,040	593,040	561,540	553,140	545,790	530,040	451,290	408,240
22	654,280	621,280	621,280	588,280	579,480	571,780	555,280	472,780	427,680
23	684,020	649,520	649,520	615,020	605,820	597,770	580,520	494,270	447,120
24	713,760	677,760	677,760	641,760	632,160	623,760	605,760	515,760	466,560
25	743,500	706,000	706,000	668,500	658,500	649,750	631,000	537,250	486,000
26	773,240	734,240	734,240	695,240	684,840	675,740	656,240	558,740	505,440
27	802,980	762,480	762,480	721,980	711,180	701,730	681,480	580,230	524,880
28	832,720	790,720	790,720	748,720	737,520	727,720	706,720	601,720	544,320
29	862,460	818,960	818,960	775,460	763,860	753,710	731,960	623,210	563,760
30	892,200	847,200	847,200	802,200	790,200	779,700	757,200	644,700	583,200
31	921,940	875,440	875,440	828,940	816,540	805,690	782,440	666,190	602,640
32	951,680	903,680	903,680	855,680	842,880	831,680	807,680	687,680	622,080
33	981,420	931,920	931,920	882,420	869,220	857,670	832,920	709,170	641,520
34	1,011,160	960,160	960,160	909,160	895,560	883,660	858,160	730,660	660,960
35	1,040,900	988,400	988,400	935,900	921,900	909,650	883,400	752,150	680,400
36	1,070,640	1,016,640	1,016,640	962,640	948,240	935,640	908,640	773,640	699,840
37	1,100,380	1,044,880	1,044,880	989,380	974,580	961,630	933,880	795,130	719,280
38	1,130,120	1,073,120	1,073,120	1,016,120	1,000,920	987,620	959,120	816,620	738,720
39	1,159,860	1,101,360	1,101,360	1,042,860	1,027,260	1,013,610	984,360	838,110	758,160
40	1,189,600	1,129,600	1,129,600	1,069,600	1,053,600	1,039,600	1,009,600	859,600	777,600
41	1,219,340	1,157,840	1,157,840	1,096,340	1,079,940	1,065,590	1,034,840	881,090	797,040
42	1,249,080	1,186,080	1,186,080	1,123,080	1,106,280	1,091,580	1,060,080	902,580	816,480
43	1,278,820	1,214,320	1,214,320	1,149,820	1,132,620	1,117,570	1,085,320	924,070	835,920
44	1,308,560	1,242,560	1,242,560	1,176,560	1,158,960	1,143,560	1,110,560	945,560	855,360
45	1,338,300	1,270,800	1,270,800	1,203,300	1,185,300	1,169,550	1,135,800	967,050	874,800
46	1,368,040	1,299,040	1,299,040	1,230,040	1,211,640	1,195,540	1,161,040	988,540	894,240
47	1,397,780	1,327,280	1,327,280	1,256,780	1,237,980	1,221,530	1,186,280	1,010,030	913,680
48	1,427,520	1,355,520	1,355,520	1,283,520	1,264,320	1,247,520	1,211,520	1,031,520	933,120
49	1,457,260	1,383,760	1,383,760	1,310,260	1,290,660	1,273,510	1,236,760	1,053,010	952,560
50	1,487,000	1,412,000	1,412,000	1,337,000	1,317,000	1,299,500	1,262,000	1,074,500	972,000
100	2,974,000	2,824,000	2,824,000	2,674,000	2,634,000	2,599,000	2,524,000	2,149,000	1,944,000
150	4,461,000	4,236,000	4,236,000	4,011,000	3,951,000	3,898,500	3,786,000	3,223,500	2,916,000
200	5,948,000	5,648,000	5,648,000	5,348,000	5,268,000	5,198,000	5,048,000	4,298,000	3,888,000
250	7,435,000	7,060,000	7,060,000	6,685,000	6,585,000	6,497,500	6,310,000	5,372,500	4,860,000
300	8,922,000	8,472,000	8,472,000	8,022,000	7,902,000	7,797,000	7,572,000	6,447,000	5,832,000
350	10,409,000	9,884,000	9,884,000	9,359,000	9,219,000	9,096,500	8,834,000	7,521,500	6,804,000
400	11,896,000	11,296,000	11,296,000	10,696,000	10,536,000	10,396,000	10,096,000	8,596,000	7,776,000
450	13,383,000	12,708,000	12,708,000	12,033,000	11,853,000	11,695,500	11,358,000	9,670,500	8,748,000
500	14,870,000	14,120,000	14,120,000	13,370,000	13,170,000	12,995,000	12,620,000	10,745,000	9,720,000

在宅患者訪問診療料（2回）、施設入居時等医学総合管理料（月2回以上）、包括的支援加算、居宅療養管理指導費（2回）を算定した場合の試算。2019年10月以降は在宅患者訪問診療料、居宅療養管理指導費の引き上げに伴い、単価が1人につき220円アップする
※1 単一建物診療患者数が1人の場合の収入目安。単一建物診療患者数が2人になると1人の場合に比べて施設総管の点数が低くなるため、単一建物診療患者数が2人に増えると1人を診ていたときよりも収入が下がることがある

●有料老人ホーム、サービス付き高齢者向け住宅など（単一建物診療患者数10人以上）、月2回以上、標準的な患者

患者数	在支診・在支病							在支診・在支病以外	在宅医療専門診療所（施設基準等適合以外）
	機能強化型				機能強化型以外				
	病床あり		病床なし						
	在宅緩和ケア充実診療所・病院加算		在宅緩和ケア充実診療所・病院加算		在宅療養実績加算1あり	在宅療養実績加算2あり	その他の在支診・在支病		
	加算あり	加算なし	加算あり	加算なし					
1（※1）	59,040	56,040	56,040	53,040	52,290	51,540	50,040	43,540	39,640
2（※2）	59,480	56,480	56,480	53,480	52,680	51,980	50,480	42,980	38,880
3（※2）	89,220	84,720	84,720	80,220	79,020	77,970	75,720	64,470	58,320
4（※2）	118,960	112,960	112,960	106,960	105,360	103,960	100,960	85,960	77,760
5（※2）	148,700	141,200	141,200	133,700	131,700	129,950	126,200	107,450	97,200
6（※2）	178,440	169,440	169,440	160,440	158,040	155,940	151,440	128,940	116,640
7（※2）	208,180	197,680	197,680	187,180	184,380	181,930	176,680	150,430	136,080
8（※2）	237,920	225,920	225,920	213,920	210,720	207,920	201,920	171,920	155,520
9（※2）	267,660	254,160	254,160	240,660	237,060	233,910	227,160	193,410	174,960
10	235,100	227,600	225,100	217,600	213,200	211,600	207,600	182,600	167,600
11	258,610	250,360	247,610	239,360	234,520	232,760	228,360	200,860	184,360
12	282,120	273,120	270,120	261,120	255,840	253,920	249,120	219,120	201,120
13	305,630	295,880	292,630	282,880	277,160	275,080	269,880	237,380	217,880
14	329,140	318,640	315,140	304,640	298,480	296,240	290,640	255,640	234,640
15	352,650	341,400	337,650	326,400	319,800	317,400	311,400	273,900	251,400
16	376,160	364,160	360,160	348,160	341,120	338,560	332,160	292,160	268,160
17	399,670	386,920	382,670	369,920	362,440	359,720	352,920	310,420	284,920
18	423,180	409,680	405,180	391,680	383,760	380,880	373,680	328,680	301,680
19	446,690	432,440	427,690	413,440	405,080	402,040	394,440	346,940	318,440
20	470,200	455,200	450,200	435,200	426,400	423,200	415,200	365,200	335,200
21	493,710	477,960	472,710	456,960	447,720	444,360	435,960	383,460	351,960
22	517,220	500,720	495,220	478,720	469,040	465,520	456,720	401,720	368,720
23	540,730	523,480	517,730	500,480	490,360	486,680	477,480	419,980	385,480
24	564,240	546,240	540,240	522,240	511,680	507,840	498,240	438,240	402,240
25	587,750	569,000	562,750	544,000	533,000	529,000	519,000	456,500	419,000
26	611,260	591,760	585,260	565,760	554,320	550,160	539,760	474,760	435,760
27	634,770	614,520	607,770	587,520	575,640	571,320	560,520	493,020	452,520
28	658,280	637,280	630,280	609,280	596,960	592,480	581,280	511,280	469,280
29	681,790	660,040	652,790	631,040	618,280	613,640	602,040	529,540	486,040
30	705,300	682,800	675,300	652,800	639,600	634,800	622,800	547,800	502,800
31	728,810	705,560	697,810	674,560	660,920	655,960	643,560	566,060	519,560
32	752,320	728,320	720,320	696,320	682,240	677,120	664,320	584,320	536,320
33	775,830	751,080	742,830	718,080	703,560	698,280	685,080	602,580	553,080
34	799,340	773,840	765,340	739,840	724,880	719,440	705,840	620,840	569,840
35	822,850	796,600	787,850	761,600	746,200	740,600	726,600	639,100	586,600
36	846,360	819,360	810,360	783,360	767,520	761,760	747,360	657,360	603,360
37	869,870	842,120	832,870	805,120	788,840	782,920	768,120	675,620	620,120
38	893,380	864,880	855,380	826,880	810,160	804,080	788,880	693,880	636,880
39	916,890	887,640	877,890	848,640	831,480	825,240	809,640	712,140	653,640
40	940,400	910,400	900,400	870,400	852,800	846,400	830,400	730,400	670,400
41	963,910	933,160	922,910	892,160	874,120	867,560	851,160	748,660	687,160
42	987,420	955,920	945,420	913,920	895,440	888,720	871,920	766,920	703,920
43	1,010,930	978,680	967,930	935,680	916,760	909,880	892,680	785,180	720,680
44	1,034,440	1,001,440	990,440	957,440	938,080	931,040	913,440	803,440	737,440
45	1,057,950	1,024,200	1,012,950	979,200	959,400	952,200	934,200	821,700	754,200
46	1,081,460	1,046,960	1,035,460	1,000,960	980,720	973,360	954,960	839,960	770,960
47	1,104,970	1,069,720	1,057,970	1,022,720	1,002,040	994,520	975,720	858,220	787,720
48	1,128,480	1,092,480	1,080,480	1,044,480	1,023,360	1,015,680	996,480	876,480	804,480
49	1,151,990	1,115,240	1,102,990	1,066,240	1,044,680	1,036,840	1,017,240	894,740	821,240
50	1,175,500	1,138,000	1,125,500	1,088,000	1,066,000	1,058,000	1,038,000	913,000	838,000
100	2,351,000	2,276,000	2,251,000	2,176,000	2,132,000	2,116,000	2,076,000	1,826,000	1,676,000
150	3,526,500	3,414,000	3,376,500	3,264,000	3,198,000	3,174,000	3,114,000	2,739,000	2,514,000
200	4,702,000	4,552,000	4,502,000	4,352,000	4,264,000	4,232,000	4,152,000	3,652,000	3,352,000
250	5,877,500	5,690,000	5,627,500	5,440,000	5,330,000	5,290,000	5,190,000	4,565,000	4,190,000
300	7,053,000	6,828,000	6,753,000	6,528,000	6,396,000	6,348,000	6,228,000	5,478,000	5,028,000
350	8,228,500	7,966,000	7,878,500	7,616,000	7,462,000	7,406,000	7,266,000	6,391,000	5,866,000
400	9,404,000	9,104,000	9,004,000	8,704,000	8,528,000	8,464,000	8,304,000	7,304,000	6,704,000
450	10,579,500	10,242,000	10,129,500	9,792,000	9,594,000	9,522,000	9,342,000	8,217,000	7,542,000
500	11,755,000	11,380,000	11,255,000	10,880,000	10,660,000	10,580,000	10,380,000	9,130,000	8,380,000

在宅患者訪問診療料（2回）、施設入居時等医学総合管理料（月2回以上）、包括的支援加算、居宅療養管理指導費（2回）を算定した場合の試算。2019年10月以降は在宅患者訪問診療料、居宅療養管理指導費の引き上げに伴い、単価が1人につき220円アップする

※1 単一建物診療患者数が1人の場合の収入目安。単一建物診療患者数が2人になると1人の場合に比べて施設総管の点数が低くなるため、単一建物診療患者数が2人に増えると1人を診ていたときよりも収入が下がることがある

※2 単一建物診療患者数が2〜9人の場合の収入目安。単一建物診療患者数が10人になると9人の場合に比べて施設総管の点数が低くなるため、単一建物診療患者数が10人に増えると9人を診ていたときよりも収入が下がる

〔巻末付録2〕患者・家族向けの説明書類、契約書類
● 訪問診療の説明書類（在支診・在支病の場合）（詳細は4.5参照）

2018年8月版

訪問診療（在宅医療）のご案内

医療法人社団○○会 ○○クリニック（病院）

1 在宅医療とは

　在宅医療とは、病気や障害で定期的な通院が困難な患者さんに対して、医師がご自宅や施設を訪問して行う医療です。「往診」と「訪問診療」を組み合わせて患者さんの療養をサポートします。

　「往診」が突発的な病状悪化などの際に患者さんやご家族の求めに応じて医師が自宅や施設を訪問して診療を行うのに対し、「訪問診療」は定期的な通院が困難な患者さんに対して継続的かつ計画的に医師が訪問して診療を行います。かかりつけ医として普段から定期的に診療をさせていただくことで、いつもの様子や変化の兆候を把握できるため、急な病状変化のときも、患者さんやご家族の希望に沿った対応ができるというメリットがあります。

【対象となる方】
◎病気や障害などで、定期的な通院が困難な方
◎脳梗塞後遺症や神経難病などにより日常生活動作に支障のある方
◎認知症に対するケアや医療的アドバイスを必要とされる方
◎退院後のケアを必要とされる方
◎排尿や排泄の医療的管理（カテーテルなど）を必要とされる方 …など

2 当院の在宅医療について

1. 訪問診療（月1〜2回）

　状態によって月1〜2回、平日9:00〜17:00の間に訪問します。状態が不安定な時は月に3回以上の訪問診療を行うことも可能です。

2. 検査について

ご自宅で受けられる検査	必要時に来院して受けられる検査
◎血液検査、各種細菌学検査	◎レントゲン検査、心電図検査
◎超音波検査	◎胃内視鏡検査

作成は必須ではないが、患者や家族等に説明する際に使用する。医療機関ごとの、定期訪問が可能な時間帯や在宅で可能な検査、処置、診療にかかる費用の目安、交通費、窓口となる連絡先などを盛り込む

2018 年 8 月版

3. 在宅で可能な処置について　※詳細につきましてはご相談ください

◎胃瘻、腸瘻、経鼻経管栄養　　◎在宅中心静脈栄養法　　◎在宅自己注射
◎在宅酸素療法　　◎膀胱留置カテーテル　　◎褥瘡管理　　など

4. 薬について

薬は院外処方となります。ご家族が直接薬局に処方箋を持参してお薬を受け取るか、薬局から宅配してもらうことも可能です。宅配をご希望される場合は別途費用が発生しますのであらかじめご了承ください。

5. 緊急時の対応について

初診時にお渡しする「緊急コール表」に記載のある電話番号にお電話ください。24 時間 365日、夜間・休日も対応しております。
病状をお伺いした上で、必要に応じて訪問看護、往診、救急搬送の判断をさせていただきます。

6. 診療体制について

当院では 24 時間 365 日患者さんに安心して療養していただくために、担当主治医制とグループ診療を併用しております。定期的な診療は主治医が行います。
日頃より患者さんの病状について情報共有を図っておりますが、緊急時には主治医以外の医師が診察する場合もございます。ご了承ください。

7. 地域連携について

ご自宅でより良い療養生活を送るためには、多くの方のご支援が必要です。
ケアマネジャー、看護師、介護士、各種療法士、診療所、病院などと密接に連携を図り、患者さんが最適な医療を受け、安心して過ごしていただけるように努めます。

2018 年 8 月版

3 診療費用について

1. お支払いについて

　医療費（医療保険）および居宅療養管理指導費（介護保険）の自己負担額のお支払いについては、月単位でのご請求となります。

　毎月 15 日前後に前月分の請求書を郵送させていただきますので、期日までに指定の口座にお振り込みをお願いいたします。お支払い確認後に領収書を郵送させていただきます（通常、前月分の請求書と前々月分の領収書を一緒にお送りさせていただきます）。

2. 費用の目安　※お薬の費用は除きます

　月額の費用（医療費、居宅介護療養管理指導費）の目安は下記の通りです。お住まいやお身体の状態、当院から訪問診療を提供する患者さんの数、自己負担割合等によって費用が異なります。処置や検査、往診等を行った場合は別途費用がかかる場合があります。

　下記の費用は医療保険、介護保険の自己負担割合が <u>1 割負担</u> の方の場合です。

【戸建て住宅、マンション等にお住まいの方】

訪問診療回数	重症患者（※1）	単一建物診療患者 1 人	6,800 円〜
月 2 回以上	上記以外		6,100 円〜
訪問診療回数　月 1 回			3,500 円〜

【有料老人ホーム、グループホーム、サービス付き高齢者向け住宅等の施設にお住まいの方】

訪問診療回数	重症患者（※1）	単一建物診療患者 1 人	5,500 円〜
		単一建物診療患者 2〜9 人	3,600 円〜
		単一建物診療患者 10 人以上	3,300 円〜
月 2 回以上	上記以外	単一建物診療患者 1 人	5,000 円〜
		単一建物診療患者 2〜9 人	2,500 円〜
		単一建物診療患者 10 人以上	2,000 円〜
訪問診療回数　月 1 回		単一建物診療患者 1 人	2,900 円〜
		単一建物診療患者 2〜9 人	1,500 円〜
		単一建物診療患者 10 人以上	1,200 円〜

※1　末期の悪性腫瘍、スモン、難病の患者に対する医療等に関する法律に規定する指定難病、後天性免疫不全症候群、脊髄損傷、真皮を越える褥瘡に罹患している方、気管切開、気管カニューレの使用、ドレーンチューブ・留置カテーテルの使用、人工肛門・人工膀胱の設置、在宅自己腹膜灌流・在宅血液透析・在宅酸素療法・在宅中心静脈栄養法・在宅成分栄養経管栄養法・在宅自己導尿・在宅人工呼吸などを行っている状態の方

2018 年 8 月版

◎**費用の計算方法** ※費用は目安です。施設基準、病状変化等によって変化する場合がございます

在宅患者訪問診療料 ＿＿＿＿＿＿＿ 点 × 1 回 ・ 2 回 ＝ ＿＿＿＿＿＿＿ 点

在宅時医学総合管理料・施設入居時医学総合管理料（月 1 回） ＿＿＿＿＿＿＿ 点

包括的支援加算（月 1 回） ＿＿＿＿＿＿＿ 点

居宅療養管理指導費 ＿＿＿＿＿＿＿ 単位 × 1 回 ・ 2 回 ＝ ＿＿＿＿＿＿＿ 単位

合計（目安） ＿＿＿＿＿＿＿ 円

【医療保険の主な点数（在宅療養支援診療所・病院）】 1 点＝10 円

主な項目	摘要	費用
在宅時医学総合管理料 （居宅、月 2 回訪問の場合）	重症患者、単一建物診療患者 1 人	4,600 点
	重症患者以外、単一建物診療患者 1 人	3,700 点
施設入居時等医学総合管理料 （有料老人ホーム等、月 2 回訪問 の場合）	重症患者、単一建物診療患者 1 人	3,300 点
	重症患者、単一建物診療患者 2〜9 人	2,700 点
	重症患者、単一建物診療患者 10 人以上	2,400 点
	重症患者以外、単一建物診療患者 1 人	2,600 点
	重症患者以外、単一建物診療患者 2〜9 人	1,400 点
	重症患者以外 単一建物診療患者 10 人以上	1,000 点
在宅患者訪問診療料（訪問ごと）	同一建物以外	833 点
	同一建物	203 点
包括的支援加算（月 1 回）	※2 の状態の患者	150 点
検査・処置・点滴・注射等施行時		保険点数での請求
使用薬剤料		薬局でのお支払い

※2 ①要介護 2 以上、②認知症日常生活自立度 IIb 以上、③週 1 回以上の訪問看護を受けている状態、④注射、喀痰吸引、経管栄養、鼻腔栄養等の処置を受けている方など

【介護保険（居宅療養管理指導費）】 1 単位＝10 円

項目	摘要	費用
居宅療養管理療養費（II） ※在宅時医学総合管理料・施設入居 時等医学総合管理料を請求する場合	単一建物居住者 1 人	294 単位
	単一建物居住者 2〜9 人	284 単位
	単一建物居住者 10 人以上	260 単位

※居宅療養管理指導費は介護保険サービスの利用限度額（区分支給限度基準額）には含まれません

2018 年 8 月版

◎**高額療養費制度**（年齢と収入によって請求限度額が決まっております）

【70 歳以上の方】

	所得要件	外来限度額
現役並	標準報酬月額 83 万円以上	約 250,000 円
	標準報酬月額 53〜79 万円	約 170,000 円
	標準報酬月額 28〜50 万円	約 80,000 円
一般	標準報酬月額 26 万円以下	18,000 円
低所得	住民税非課税	8,000 円
	住民税非課税（年金収入 80 万円以下）	

【70 歳未満の方】

所得要件	外来限度額
標準報酬月額 83 万円以上	約 250,000 円
標準報酬月額 53〜79 万円	約 170,000 円
標準報酬月額 28〜50 万円	約 80,000 円
標準報酬月額 26 万円以下	57,600 円
住民税非課税	35,400 円

◎**交通費**

交通費として訪問 1 回につきクリニック（病院）からご自宅までの自動車走行距離 1km につき○○円（消費税込み）を片道分、徴収させていただきます。

お問い合わせ先

〒XXX–XXXX
○○県○○市○○町○○○○
医療法人○○会　○○クリニック（病院）
TEL　XXXX–XX–XXXX　FAX　XXXX–XX–XXXX

●**訪問診療同意書（詳細は4.5参照）**

2018年8月版

訪問診療同意書

　私は、別紙書面により医療法人社団○○会　○○クリニック（病院）の訪問診療の内容と費用についての説明を受け、訪問診療の実施を申し込みます。また、定められた診療費、その他の諸料金は所定の期日までにお支払いします。

西暦20　　年　　月　　日

住所＿＿＿＿＿＿＿＿＿＿＿＿＿＿＿

＿＿＿＿＿＿＿＿＿＿＿＿＿＿＿＿＿

患者氏名＿＿＿＿＿＿＿＿＿＿　印

電話番号＿＿＿＿＿＿＿＿＿＿＿＿

（代筆の場合）代筆者住所・氏名

住所＿＿＿＿＿＿＿＿＿＿＿＿＿＿＿

＿＿＿＿＿＿＿＿＿＿＿＿＿＿＿＿＿

代筆者氏名＿＿＿＿＿＿＿＿　印
　　　　　　　　（続柄　　　　　）

［連帯保証人］

住所＿＿＿＿＿＿＿＿＿＿＿＿＿＿＿

＿＿＿＿＿＿＿＿＿＿＿＿＿＿＿＿＿

氏名＿＿＿＿＿＿＿＿＿＿＿　印
　　　　　　　　（続柄　　　　　）

電話番号＿＿＿＿＿＿＿＿＿＿＿＿

訪問診療を始める際に必要となる。訪問診療について説明した上で、患者や家族等に署名してもらう

● 個人情報の取り扱いに関する説明書類（詳細は4.5参照）

2018年8月版

個人情報の取り扱いについて

　当院では、診療行為の実施にあたり、皆様の個人情報を下記の目的に利用させていただくことがあります。ご不明な点がございましたら、お気軽にお問い合わせ下さい。

1. 医療提供
◎当院での医療サービスの提供
◎他の病院、診療所、助産所、薬局、訪問看護ステーション、介護サービス事業者等との連携
◎他の医療機関等からの照会への回答　　◎外部の医師等へ、意見・助言を求める場合
◎検体検査業務等の業務委託　　◎ご家族等への病状説明
◎その他、患者様への医療提供を目的とした利用

2. 診療費請求のための事務
◎当院での医療・介護・労災保険、公費負担医療に関する事務およびその委託
◎審査支払機関へのレセプトの提出
◎審査支払機関または保険者からの照会への回答
◎公費負担医療に関する行政機関等へのレセプトの提出、照会への回答
◎その他、医療・介護・労災保険および公費負担医療に関する診療費請求を目的とした利用

3. 当院の管理運営業務
◎会計・経理　　◎医療事故等の報告　　◎医療サービスの向上
◎その他、当院の管理運営業務を目的とした利用

4. 健康診断結果の通知
5. 医師賠償責任保険などに関わる医療に関する専門の団体、保険会社等への相談・届出等
6. 医療・介護サービスや業務の維持・改善のための基礎資料
7. 当院内において行われる医療実習への協力
8. 医療の質の向上を目的とした当院内での症例研究
9. 外部監査機関への情報提供

　当院では、個人情報保護法の内容に沿った個人情報の取り扱いを進めてまいります。連携する医療機関・介護事業者との連携促進を目的とした情報共有手段として、関係者に限定したインターネットサイトやメールを使用することがございますので、あらかじめご了承ください。医学の発展を目的とした研究のために情報を活用し、研究会、学会、論文などで発表することもございます。発表には氏名や住所といった個人情報は一切含まず、個人が特定されることはありません。
　上記のうち、ご不明な点やご同意いただけない事項がある場合は、遠慮なくご相談ください。

医療法人社団○○会　○○クリニック（病院）　理事長　○○　○○

個人情報に関するお問い合わせは☎XXXX-XX-XXXX まで

患者や家族等に説明する際に使用する。医療機関ごとの個人情報の取り扱い指針についてまとめておく

214

● 個人情報の取り扱いに関する同意書（詳細は4.5参照）

2018年8月版

個人情報の取り扱いに関する同意書

　私は、別紙書面により医療法人社団○○会　○○クリニック（病院）の個人情報の取り扱いについての説明を受け、その内容に同意します。

西暦20　　年　　月　　日

住所 ＿＿＿＿＿＿＿＿＿＿＿＿＿＿＿＿＿

＿＿＿＿＿＿＿＿＿＿＿＿＿＿＿＿＿＿＿

患者氏名 ＿＿＿＿＿＿＿＿＿＿＿　印

電話番号 ＿＿＿＿＿＿＿＿＿＿＿＿＿＿

（代筆の場合）代筆者住所・氏名

住所 ＿＿＿＿＿＿＿＿＿＿＿＿＿＿＿＿＿

＿＿＿＿＿＿＿＿＿＿＿＿＿＿＿＿＿＿＿

代筆者氏名 ＿＿＿＿＿＿＿＿＿＿　印
（続柄　　　　　　）

患者の病状などの診療に関する個人情報の取得について同意を得るため、患者や家族等に署名してもらう

215

● 居宅療養管理指導の説明書類（詳細は4.5参照）

居宅療養管理指導（介護保険）について

居宅療養管理指導とは

　　要支援・要介護状態となった利用者様が、可能な限りその居宅において、有する能力に応じ自立した日常生活を営むことができるよう、医師が通院困難な利用者様の居宅を訪問し、心身の状況や置かれている環境等を把握して、療養上の管理・指導・助言等を行うことにより、利用者様の療養生活の向上を図るものです。

　　具体的には、(1) 介護支援専門員（ケアマネジャー）に対する、居宅サービス計画（ケアプラン）の作成等に必要な情報提供、(2) 利用者様およびご家族等に対する、介護サービスを利用する上での留意点、介護方法等についての指導・助言などを行ってまいります。

居宅療養管理指導費（介護保険）

【居宅療養管理指導費】　　　　　　　　　　　　　　　　※1単位＝10円

居宅療養管理指導費 (I) ※ (II) 以外の場合	単一建物居住者1人	507単位／回（月2回を限度）
	単一建物居住者2〜9人	483単位／回（月2回を限度）
	単一建物居住者10人以上	442単位／回（月2回を限度）
居宅療養管理指導費 (II) ※在宅時医学総合管理料 等を請求する場合	単一建物居住者1人	294単位／回（月2回を限度）
	単一建物居住者2〜9人	284単位／回（月2回を限度）
	単一建物居住者10人以上	260単位／回（月2回を限度）

【訪問診療を月2回実施した場合の1カ月当たりの自己負担額の目安】
※自己負担割合1割の場合

居宅療養管理指導費 (I) ※在宅時医学総合管理料 等を請求しない場合	単一建物居住者1人	1,014円
	単一建物居住者2〜9人	966円
	単一建物居住者10人以上	884円
居宅療養管理指導費 (II) ※在宅時医学総合管理料 等を請求する場合	単一建物居住者1人	588円
	単一建物居住者2〜9人	568円
	単一建物居住者10人以上	520円

※自己負担割合2割の場合

居宅療養管理指導費 (I) ※在宅時医学総合管理料 等を請求しない場合	単一建物居住者1人	2,028円
	単一建物居住者2〜9人	1,932円
	単一建物居住者10人以上	1,768円
居宅療養管理指導費 (II) ※在宅時医学総合管理料 等を請求する場合	単一建物居住者1人	1,176円
	単一建物居住者2〜9人	1,136円
	単一建物居住者10人以上	1,040円

作成は必須ではないが、患者や家族等に説明する際に使用する。居宅療養管理指導費の目安、交通費、ケアマネジャーなどへの情報提供の方法などを盛り込む。特に、費用が区分支給限度基準額に含まれないことは重要なので必ず伝える

※自己負担割合3割の場合

居宅療養管理指導費（I）	単一建物居住者1人	3,042 円
※在宅時医学総合管理料	単一建物居住者2〜9人	2,898 円
等を請求しない場合	単一建物居住者10人以上	2,652 円
居宅療養管理指導費（II）	単一建物居住者1人	1,764 円
※在宅時医学総合管理料	単一建物居住者2〜9人	1,704 円
等を請求する場合	単一建物居住者10人以上	1,560 円

1. 居宅療養管理指導事業所の医師が、通院困難な要支援・要介護状態の利用者様の同意を得て、居宅を訪問し、計画的かつ継続的な医学的管理に基づく指導内容を行った場合、月2回を限度に発生します。
2. 居宅療養管理指導費は、介護保険サービスにおける利用限度額（区分支給限度基準額）には含まれません。
3. 居宅療養管理指導費は、地域区分に関係なく「1単位10円」で計算した金額となります。
4. 交通費として訪問1回につきクリニック（病院）からご自宅までの自動車走行距離1kmにつき〇〇円（消費税込み）を片道分、徴収させていただきます。

「情報提供」および「指導または助言」の方法

介護支援専門員(ケアマネジャー)等に対する情報提供の方法

居宅サービス計画(ケアプラン)の策定等に必要な情報提供は、サービス担当者会議への参加により行います。サービス担当者会議への参加が困難な場合、または同会議が開催されない場合は、下記の「情報提供すべき事項」を、原則として文書等(E メール、FAX 等)の交付により、居宅介護支援事業者等へ情報提供を行います。

情報提供する事項

① 基本情報(医療機関名、住所、連絡先、医師氏名、利用者様の氏名、生年月日、性別、住所、連絡先等)
② 利用者様の病状、経過等
③ 介護サービスを利用する上での留意点、介護方法等利用者様の日常生活上の留意事項

●居宅療養管理指導契約書（詳細は4.5参照）

居宅療養管理指導契約書（介護保険）

利用者＿＿＿＿＿＿＿＿（以下「甲」という。）と医療法人社団○○会 ○○クリニック（病院）（以下「乙」という。）とは、居宅療養管理指導サービスの利用に関して次の通り契約を結びます。

（目的）
第1条
乙は、介護保険法等の関係法令及びこの契約書に従い、甲がその有する能力に応じて可能な限り自立した日常生活を営むことができるよう、甲の心身の状況、置かれている環境等を踏まえて療養上の管理及び指導を行うことにより甲の療養生活の質の向上を図ります。
2 乙は、居宅療養管理指導サービスの提供に当たっては、甲の要介護状態区分及び甲の被保険者証に記載された認定審査会意見に従います。

（契約期間）
第2条
この契約書の契約期間は、20＿＿年＿＿＿月＿＿＿日（※初回訪問日を記載）から 20年＿＿＿月＿＿＿日（※介護保険証の有効期限を記載）までとします。但し、上記の契約期間の満了日前に、甲が要介護状態区分の変更の認定を受け、要介護（支援）認定有効期間の満了日が更新された場合には、変更後の要介護（支援）認定有効期間の満了日までとします。
2 前項の契約期間の満了日の 7 日前までに甲から更新拒絶の意思表示がない場合は、この契約は同一の内容で自動更新されるものとし、その後もこれに準じて更新されるものとします。
3 本契約が自動更新された場合、更新後の契約期間は、更新前の契約期間の満了日の翌日から更新後の要介護（支援）認定有効期間の満了日までとします。

（運営規程の概要）
第3条
乙の運営規程の概要（事業の目的、職員の体制、居宅療養管理指導サービスの内容等）、従業者の勤務の体制等は、別紙重要事項説明書に記載した通りです。

（居宅療養管理指導サービスの内容及びその提供）
第4条
乙は、乙に属する医師を派遣し、契約書別紙サービス内容説明書に記載した内容の居宅療養管理指導サービスを提供します。
2 乙は、甲に対して居宅療養管理指導サービスを提供するごとに、当該サービスの提供日及び内容、介護保険から支払われる報酬等の必要事項を、甲が依頼する居宅介護支援事業者が作成する所定の書面に記載し、甲の確認を受けることとします。
3 乙は、甲の居宅療養管理指導サービスの実施状況等に関する記録を整備し、その完結の日から 2 年間保存しなければなりません。
4 甲及びその後見人（後見人がいない場合は甲の家族）は、必要がある場合は、乙に

居宅療養管理指導を始める際に必要となる。居宅療養管理指導について説明した上で、患者や家族等に署名してもらう

対し前項の記録の閲覧及び自費による謄写を求めることができます。ただし、この閲覧及び謄写は、乙の業務に支障のない時間に行うこととします。

（居宅介護支援事業者等との連携）
第5条
乙は、甲に対して居宅療養管理指導サービスを提供するに当たり、甲が依頼する居宅介護支援事業者又はその他保健・医療・福祉サービスを提供する者との密接な連携に努めます。

（協力義務）
第6条
甲は、乙が甲のため居宅療養管理指導サービスを提供するに当たり、可能な限り乙に協力しなければなりません。

（苦情対応）
第7条
乙は、苦情対応の責任者及びその連絡先を明らかにし、乙が提供した居宅療養管理指導サービスについて甲、甲の後見人又は甲の家族から苦情の申し立てがある場合は、迅速かつ誠実に必要な対応を行います。
2　乙は、甲、甲の後見人又は甲の家族が苦情申し立て等を行ったことを理由として、甲に対し何ら不利益な取り扱いをすることはできません。

（費用）
第8条
乙が提供する居宅療養管理指導サービスの利用単位ごとの利用料その他の費用は、別紙重要事項説明書に記載した通りです。
2　甲は、サービスの対価として、前項の費用の額を基に月ごとに算定された利用者負担額を乙に支払います。
3　乙は、提供する居宅療養管理指導サービスのうち、介護保険の適用を受けないものがある場合には、特にそのサービスの内容及び利用料金を説明し、甲の同意を得ます。
4　乙は、前二項に定める費用のほか、居宅療養管理指導サービスの提供に要した交通費の支払いを甲に請求することができます。
5　乙は、前項に定める費用の額にかかるサービスの提供に当たっては、あらかじめ甲に対し、当該サービスの内容及び費用について説明を行い、甲の同意を得なければなりません。
6　乙は、居宅療養管理指導サービスの利用単位ごとの利用料及びその他の費用の額を変更しようとする場合は、1カ月前までに甲に対し文書により通知し、変更の申し出を行います。
7　乙は、前項に定める料金の変更を行う場合には、新たな料金に基づく別紙重要事項説明書及び契約書別紙サービス内容説明書を添付した利用サービス変更合意書を交わします。

（利用者負担額の滞納）
第9条
甲が正当な理由なく利用者負担額を2カ月以上滞納した場合は、乙は、30日以上の期間を定めて、利用者負担額を支払わない場合には契約を解除する旨の催告をすることができます。
2　前項の催告をしたときは、乙は、甲の居宅サービス計画を作成した居宅介護支援事業者と、甲の日常生活を維持する見地から居宅サービス計画の変更、介護保険外の公的サービスの利用について必要な協議を行うものとします。
3　乙は、前項に定める協議を行い、かつ甲が第1項に定める期間内に滞納額の支払いをしなかったときは、この契約を文書により解除することができます。
4　乙は、前項の規定により解除に至るまでは、滞納を理由として居宅療養管理指導サービスの提供を拒むことはありません。

（秘密保持）
第10条
乙は、正当な理由がない限り、その業務上知り得た甲及びその後見人又は家族の秘密を漏らしません。
2　乙及びその従業員は、サービス担当者会議等において、甲及びその後見人又は家族に関する個人情報を用いる必要がある場合には、甲及びその後見人又は家族に使用目的等を説明し同意を得なければ、使用することができません。

（甲の解除権）
第11条
甲は、7日間以上の予告期間をもって、いつでもこの契約を解除することができます。

（乙の解除権）
第12条
乙は、甲が法令違反又はサービス提供を阻害する行為をなし、乙の再三の申し入れにもかかわらず改善の見込みがなく、このサービス利用契約の目的を達することが困難になったときは、30日間以上の予告期間をもってこの契約を解除することができます。
2　乙は、前項によりこの契約を解除しようとする場合は、前もって甲の居宅サービス計画を作成した居宅介護支援事業者や公的機関等と協議し、必要な援助を行います。

（契約の終了）
第13条
次に掲げるいずれかの事由が発生した場合は、この契約は終了するものとします。
一　甲が要介護（支援）認定を受けられなかったとき。
二　第2条1項及び2項により、契約期間満了日の7日前までに甲から更新拒絶の申し出があり、かつ契約期間が満了したとき。
三　甲が第11条により契約を解除したとき。
四　乙が第9条又は第12条により契約を解除したとき。
五　甲が介護保険施設や医療施設等へ入所又は入院等をしたとき。
六　甲において、居宅療養管理指導サービスの提供の必要性がなくなったとき。
七　甲が死亡したとき。

（損害賠償）

第 14 条

乙は、居宅療養管理指導サービスの提供に当たって、事故が発生した場合には、速やかに甲の後見人及び家族に連絡を行うとともに、必要な措置を講じます。

2　前項において、事故により甲又はその家族の生命、身体、財産に損害が発生した場合は、乙は速やかにその損害を賠償します。ただし、乙に故意・過失がない場合はこの限りではありません。

3　前項の場合において、当該事故発生につき甲に重過失がある場合は、損害賠償の額を減額することができます。

（利用者代理人）

第 15 条

甲は、代理人を選任してこの契約を締結させることができ、また、契約に定める権利の行使と義務の履行を代理して行わせることができます。

2　甲の代理人選任に際して必要がある場合は、乙は成年後見制度や地域福祉権利擁護事業の内容を説明するものとします。

（合意管轄）

第 16 条

この契約に起因する紛争に関して訴訟の必要が生じたときは、○○地方裁判所を管轄裁判所とすることに合意します。

（協議事項）

第 17 条

この契約に定めのない事項については、介護保険法等の関係法令に従い、甲乙の協議により定めます。

● 居宅療養管理指導に関する重要事項説明書（詳細は4.5参照）

居宅療養管理指導・介護予防居宅療養管理指導　重要事項説明書

1. 事業者（法人）概要

事業者名称	
主たる事務所の所在地	
法人種別	
代表者名	
電話番号	

2. 事業所概要

事業所の名称	
指定事業所番号	
指定事業の種別	
所在地	
責任者	
電話番号	
サービス提供地域	

3. 診療日及び診療時間

診療日	
診療時間	

4. サービス内容

医師による 居宅療養管理指導	担当の医師が、通院が困難な利用者に対しその居宅を訪問して行う計画的、継続的な医学的管理を基に、利用者が居宅サービス計画作成を依頼する居宅介護支援事業者及び居宅サービスを提供するその他の事業者に対して居宅サービス計画の策定等に必要な情報提供を行います。また、利用者もしくはその家族等に対する居宅サービス利用上の留意点、介護方法等について、指導及び助言を行います。

居宅療養管理指導を始める際に必要となる。居宅療養管理指導について説明した上で、患者や家族等に署名してもらう。上の例を参考にし、必要な記載事項については運営主体である市区町村に問い合わせて作成する

5. 費用
（ア） 居宅療養管理指導費
介護保険の自己負担割合によって費用が異なります。なお、居宅療養管理指導費は介護保険サービスの利用限度額（区分支給限度基準額）には含まれませんのでご安心ください。

【居宅療養管理指導費】　　　　　　　　　　　　　　　　※1単位＝10円

居宅療養管理指導費（I）	単一建物居住者1人	507単位／回（月2回を限度）
※在宅時医学総合管理料	単一建物居住者2～9人	483単位／回（月2回を限度）
等を請求しない場合	単一建物居住者10人以上	442単位／回（月2回を限度）
居宅療養管理指導費（II）	単一建物居住者1人	294単位／回（月2回を限度）
※在宅時医学総合管理料	単一建物居住者2～9人	284単位／回（月2回を限度）
等を請求する場合	単一建物居住者10人以上	260単位／回（月2回を限度）

【1カ月当たりの自己負担額の目安】
※自己負担割合1割の場合

居宅療養管理指導費（I）	単一建物居住者1人	1,014円
※在宅時医学総合管理料	単一建物居住者2～9人	966円
等を請求しない場合	単一建物居住者10人以上	884円
居宅療養管理指導費（II）	単一建物居住者1人	588円
※在宅時医学総合管理料	単一建物居住者2～9人	568円
等を請求する場合	単一建物居住者10人以上	520円

※自己負担割合2割の場合

居宅療養管理指導費（I）	単一建物居住者1人	2,028円
※在宅時医学総合管理料	単一建物居住者2～9人	1,932円
等を請求しない場合	単一建物居住者10人以上	1,768円
居宅療養管理指導費（II）	単一建物居住者1人	1,176円
※在宅時医学総合管理料	単一建物居住者2～9人	1,136円
等を請求する場合	単一建物居住者10人以上	1,040円

※自己負担割合3割の場合

居宅療養管理指導費（I）	単一建物居住者1人	3,042円
※在宅時医学総合管理料	単一建物居住者2～9人	2,898円
等を請求しない場合	単一建物居住者10人以上	2,652円
居宅療養管理指導費（II）	単一建物居住者1人	1,764円
※在宅時医学総合管理料	単一建物居住者2～9人	1,704円
等を請求する場合	単一建物居住者10人以上	1,560円

（イ） 交通費（訪問診療・往診1回につき）
クリニック（病院）からご自宅までの自動車走行距離1kmにつき○○円（消費税込み）を片道分、徴収させていただきます。

6．　支払方法
　居宅療養管理指導費（介護保険）の個人負担額のお支払いについては、月単位での
ご請求となります。毎月 15 日前後に前月分の請求書を郵送させていただきますので、
期日までに指定の口座にお振り込みをお願いいたします。お支払い確認後に領収書を
郵送させていただきます。

7．　苦情等相談窓口

窓口	医療法人社団○○会　○○クリニック（病院）
窓口責任者	
利用時間	
電話番号	

窓口	○○市　高齢者福祉課
利用時間	平日 8 時 30 分〜17 時 15 分
電話番号	XXXX-XX-XXXX

契約締結日　　　西暦 20　　年　　　月　　　日

　私は、居宅療養管理指導契約書および重要事項説明書により、事業者から居宅療養管理指導についての重要事項の説明を受け、その内容に同意します。

［ご利用者］
住所＿＿＿＿＿＿＿＿＿＿＿＿＿＿＿＿＿＿＿＿

＿＿＿＿＿＿＿＿＿＿＿＿＿＿＿＿＿＿＿＿＿

氏名＿＿＿＿＿＿＿＿＿＿＿＿＿＿＿＿　印

（代筆の場合）代筆者住所・氏名
住所＿＿＿＿＿＿＿＿＿＿＿＿＿＿＿＿＿＿＿＿

＿＿＿＿＿＿＿＿＿＿＿＿＿＿＿＿＿＿＿＿＿

代筆者氏名＿＿＿＿＿＿＿＿＿＿＿＿＿　印

［事業者］

住所　　　○○県○○市○○町○○○○
　　　　　医療法人社団○○会○○クリニック（病院）
　　　　　　　　理事長　○○　○○

〔巻末付録3〕多職種との連携に関する書類
● 居宅療養管理指導情報提供書（詳細は4.5参照）

診療レポート
（居宅療養管理指導情報提供書）

［情報提供先］

［情報提供元］
医療法人○○会 ○○クリニック（病院）
〒XXX-XXXX
○○県○○市○○町○○○○
TEL XXXX-XX-XXXX FAX XXXX-XX-XXXX

患者氏名	○○ ○○様	生年月日	昭和○年○月○日（○歳）
住所	東京都○○区○丁目○-○	連絡先	03-XXXX-XXXX
診療日	2019年XX月XX日 9:00〜9:40	担当医師	△△ △△
次回診療日	2019年XX月XX日 午前を予定	担当看護師	□□ □□

診療所見

病名：肺癌、転移性肝腫瘍
紹介元：A病院呼吸器科 ○○医師

病状・これまでの治療・在宅に至った経緯：
2017年夏に肺癌Stage1VBと診断され、抗癌剤治療を中心に加療されてきた。
2019年夏に肝転移が疑われたが、ADLの低下や白血球低値あり化学療法の継続は困難となった。
ADLの改善があれば化学療法実施も検討されるが、改善する可能性は低いと考えられている。
病勢悪化でADLがさらに低下してくることが予想され、積極的に治療しない場合の予後は
3カ月〜半年程度と本人・妻へ説明されている。
今後、病院への外来通院は継続するものの、療養のサポート目的で訪問診療の依頼があり、
本日2019年XX月XX日初回訪問診療となった。

認知症の状態：年齢相応
介護度：要支援1
ADL：室内おおむね自立しているもふらつきあり。横になっていることが多い
ご家族状況：奥様と二人暮らし。子供なし
キーパーソン：奥様
連携先：ケアマネージャー：○○ケアセンター ○○さん
訪問看護：未導入
病名告知・予後：A病院呼吸器科の○○医師より病名予後の告知がなされている。
治療しなかった場合の予後は3カ月〜半年程度と話されている。
緊急時の対応：まずは当院にご連絡いただく。
看取り・延命の希望：現状では最期は病院という考えもあり、その場合はA病院が選択肢となると
思われる。今後、状況を見ながら相談していく。
今後の方針：状況を見ながらサービスの導入も含めて検討していく。

以上

処方薬剤

現在の処方：
酸化マグネシウム500mg2T 2×朝夕食後
メジコン錠15mg3T 3×各食後
ウルソ錠100mg2T 2×朝夕食後
モーラステープL40mg

ケアマネジャーに文書で情報を提供する際に使う。利用者の病状や経過、介護サービスを利用する上での留意点、介護方法、利用者の日常生活上の留意事項などを盛り込む。文書で情報を提供した場合は、文書の写しをカルテに添付するなどして保存する

● 訪問看護指示書、在宅患者訪問点滴注射指示書（詳細は4.5参照）

（別紙様式１６）

訪 問 看 護 指 示 書
在宅患者訪問点滴注射指示書

※該当する指示書を○で囲むこと

訪問看護指示期間（令和　　年　月　日 ～ 　年　月　日）
点滴注射指示期間（令和　　年　月　日 ～ 　年　月　日）

患者氏名		生年月日　　　明・大・昭・平　　年　　月　　日 （　　　歳）							
患者住所		電話（　　　）　　　－							
主たる傷病名	（1）	（2）　　　　　　　　　（3）							

現在の状況（該当項目に○等）	病状・治療状態								
	投与中の薬剤の用量・用法	1.　　　　　　　　　　2. 3.　　　　　　　　　　4. 5.　　　　　　　　　　6.							
	日常生活自立度	寝たきり度	J1　J2　A1　A2　B1　B2　C1　C2						
		認知症の状況	Ⅰ　Ⅱa　Ⅱb　Ⅲa　Ⅲb　Ⅳ　M						
	要介護認定の状況	要支援（1 2）　要介護（1 2 3 4 5）							
	褥瘡の深さ	DESIGN分類 D3 D4 D5　NPUAP分類 Ⅲ度 Ⅳ度							
	装着・使用医療機器等	1.自動腹膜灌流装置 2.透析液供給装置 3.酸素療法（　l／min） 4.吸引器　　　　　　5.中心静脈栄養　6.輸液ポンプ 7.経管栄養（経鼻・胃瘻：サイズ　　　　、　　日に1回交換） 8.留置カテーテル（部位：　　　サイズ　　　、　　日に1回交換） 9.人工呼吸器（陽圧式・陰圧式：設定　　　　　　　　　　） 10.気管カニューレ（サイズ　　　） 11.人工肛門　12.人工膀胱　13.その他（　　　　　　　　）							

留意事項及び指示事項
Ⅰ　療養生活指導上の留意事項

- -

Ⅱ 1．リハビリテーション

　2．褥瘡の処置等

　3．装着・使用医療機器等の操作援助・管理

　4．その他

在宅患者訪問点滴注射に関する指示（投与薬剤・投与量・投与方法等）

緊急時の連絡先
不在時の対応法

特記すべき留意事項(注：薬の相互作用・副作用についての留意点、薬物アレルギーの既往、定期巡回・随時対応型訪問介護看護及び複合型サービス利用時の留意事項等があれば記載して下さい。)

他の訪問看護ステーションへの指示
　（無　有：指定訪問看護ステーション名　　　　　　　　　　　　　）
たんの吸引等実施のための訪問介護事業所への指示
　（無　有：訪問介護事業所名　　　　　　　　　　　　　　　　　　）

　　上記のとおり、指示いたします。　　　　　　　　　　令和　年　月　日

　　　　　　　　　　　　　　　　医療機関名
　　　　　　　　　　　　　　　　住　　　所
　　　　　　　　　　　　　　　　電　　　話
　　　　　　　　　　　　　　　　（FAX）
　　　　　　　　　　　　　　　　医師氏名　　　　　　　　　　　　印

　事業所　　　　　　　　　　　　　殿

該当する指示書を○で囲んで使う。訪問看護指示書の有効期間は6カ月以内、訪問点滴注射指示書の有効期間は7日間。訪問看護指示、訪問点滴注射指示のいずれも、指示書の作成日は医師の診療日でなくてもよい

● 特別訪問看護指示書、在宅患者訪問点滴注射指示書（詳細は4.5参照）

（別紙様式18）

特 別 訪 問 看 護 指 示 書
在宅患者訪問点滴注射指示書

※該当する指示書を○で囲むこと

特別看護指示期間 　（令和　　年　月　日　～　　年　月　日）
点滴注射指示期間 　（令和　　年　月　日　～　　年　月　日）

患者氏名	生年月日　　明・大・昭・平　年　月　　日
	（　　歳）

病状・主訴：

一時的に訪問看護が頻回に必要な理由：

留意事項及び指示事項(注：点滴注射薬の相互作用・副作用についての留意点があれば記載して下さい。)

点滴注射指示内容（投与薬剤・投与量・投与方法等）

緊急時の連絡先等

上記のとおり、指示いたします。

　　　　　　　　　　　　　　　　　　　　　　令和　年　月　日

　　　　　　　　医療機関名
　　　　　　　　電　　　話
　　　　　　　　（ＦＡＸ.）
　　　　　　　　医 師 氏 名　　　　　　　　　印

事業所　　　　　　　　　　　　　　殿

該当する指示書を○で囲んで使う。特別訪問看護指示書の有効期間は14日以内、訪問点滴注射指示書の有効期間は7日間。特別訪問看護指示書の作成日は医師の診療日でなければならない

● 死亡診断書（死体検案書）（詳細は4.5参照）

死亡診断書（死体検案書）

この死亡診断書（死体検案書）は、我が国の死因統計作成の資料としても用いられます。楷書で、できるだけ詳しく書いてください。

記入の注意

氏　　名		1男 2女	生年月日	明治　昭和 大正　平成　　　年　　月　　日 生まれてから30日以内に死亡したときは生まれた時刻も書いてください	午前・午後　時　分

- 生年月日が不詳の場合は、推定年齢をカッコを付して書いてください。
- 夜の12時は「午前0時」、昼の12時は「午後0時」と書いてください。

死亡したとき	令和　　年　　月　　日　　午前・午後　　時　　分

死亡したところ 及びその種別	死亡したところの種別	1病院　2診療所　3介護医療院・介護老人保健施設　4助産所　5老人ホーム　6自宅　7その他
	死亡したところ	番　地　　番　号
	（死亡したところの種別1〜5）施設の名称	（　　　　　）

- 「5老人ホーム」は、養護老人ホーム、特別養護老人ホーム、軽費老人ホーム及び有料老人ホームをいいます。
- 死亡したところの種別で「3介護医療院・介護老人保健施設」を選択した場合は、施設の名称に続けて、介護医療院、介護老人保健施設の別をカッコ内に書いてください。

死亡の原因	I	（ア）直接死因		発病（発症）又は受傷から死亡までの期間	
		（イ）（ア）の原因		◆年、月、日等の単位で書いてください ただし、1日未満の場合は、時、分等の単位で書いてください（例：1年3ヵ月、5時間20分）	
		（ウ）（イ）の原因			
		（エ）（ウ）の原因			
	II	直接には死因に関係しないが I 欄の傷病経過に影響を及ぼした傷病名等			
	手術	1無　2有	部位及び主要所見	手術年月日	令和 平成　年　月　日 昭和
	解剖	1無　2有	主要所見		

- ◆ I 欄、II 欄ともに疾患の終末期の状態としての心不全、呼吸不全等は書かないでください
- ◆ I 欄では、最も死亡に影響を与えた傷病名を医学的因果関係の順番で書いてください
- ◆ I 欄の傷病名の記載は各欄一つにしてください
  - ただし、欄が不足する場合は（エ）欄に残りを医学的因果関係の順番で書いてください

- 傷病名等は、日本語で書いてください。
- I 欄では、各傷病について発病の型（例：急性）、病因（例：病原体名）、部位（例：胃噴門部がん）、性状（例：病理組織型）等もできるだけ書いてください。
- 妊娠中の死亡の場合は「妊娠満何週」、また、分娩中の死亡の場合は「妊娠満何週の分娩中」と書いてください。産後42日未満の死亡の場合は「妊娠満何週産後満何日」と書いてください。
- I 欄及び II 欄に関係した手術について、術式又はその診断名と関連のある所見等を書いてください。紹介状や伝聞等による情報についてもカッコを付して書いてください。

死因の種類	1 病死及び自然死
	外因死 ── 不慮の外因死：2交通事故 3転倒・転落 4溺水 5煙、火災及び火焰による傷害 6窒息 7中毒 8その他 ／ その他及び不詳の外因死：9自殺 10他殺 11その他及び不詳の外因
	12 不詳の死

- 「2交通事故」は、事故発生からの期間にかかわらず、その事故による死亡が該当します。
- 「5煙、火災及び火焰による傷害」は、火災による一酸化炭素中毒、窒息等も含まれます。

外因死の追加事項 ◆伝聞又は推定情報の場合でも書いてください	傷害が発生したとき	令和 平成　年　月　日　午前・午後　時　分 昭和	傷害が発生したところ	都道府県 市区 郡町村
	傷害が発生したところの種別	1住居　2工場及び建築現場　3道路　4その他（　　）		
	手段及び状況			

- 「1住居」とは、住宅、庭等をいい、老人ホーム等の居住施設は含まれません。
- 傷害がどういう状況で起こったかを具体的に書いてください。

生後1年未満で病死した場合の追加事項	出生時体重	単胎・多胎の別	妊娠週数
	グラム	1単胎　2多胎（子中第　子）	満　週
	妊娠・分娩時における母体の病態又は異状	母の生年月日	前回までの妊娠の結果
	1無　2有	昭和 平成 3不詳　年　月　日	出生児　　人 死産児　　胎（妊娠満22週以後に限る）

- 妊娠週数は、最終月経、基礎体温、超音波計測等により推定し、できるだけ正確に書いてください。
- 母子健康手帳等を参考に書いてください。

その他特に付言すべきことがら

上記のとおり診断（検案）する

診断（検案）年月日　令和　年　月　日
本診断書（検案書）発行年月日　令和　年　月　日

[病院、診療所、介護医療院若しくは介護老人保健施設等の名称及び所在地又は医師の住所]　番地　番号

（氏名）　医師　　　　　印

— 2 —

患者の遺族等が死亡届を提出する際は、死亡診断書（死体検案書）を添付する。患者の名前や住所は漢字表記（旧字など）を含めて正確に表記する必要がある。死亡したところの種別で、サービス付き高齢者向け住宅、グループホームは自宅に分類される

229

〔巻末付録4〕医師の募集要項の例

150616版

医療法人社団プラタナス　　　　　　　　　　　　　　桜新町アーバンクリニック

訪問診療医師　募集（常勤）

- これから在宅医を目指される先生が「学べる場」　　（未経験者歓迎／専門医研修施設）
- 安心できるコールバックアップ体制　　（2ndコール体制／当直医待機／iPhone／有床診療所）

選べる勤務スタイル

- 勤務日数：　週4～5日、希望にお応えします。育児などで時間に制約がある方も応相談。
- 報酬制度：　経験・働き方によって報酬を上げることができます。

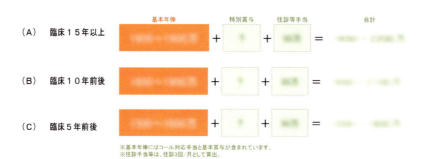

（A）臨床15年以上　基本年俸 ＋ 特別賞与 ＋ 往診等手当 ＝ 合計
（B）臨床10年前後
（C）臨床5年前後

※基本年俸にはコール対応手当と基本賞与が含まれています。
※往診手当等は、往診3回／月として算出。

安心できるコールバックアップ体制

- コール体制：医師・看護師と共同で輪番制。担当は月に1週間以下。
- 臨時往診：　夜間は当直医が臨時往診を代行。
- 情報共有：　いつでも・どこでもiPhoneを使ってカルテ閲覧が可能です。
- 有床診療所：レスパイト・増悪時・お看取りなどで入院対応が可能。

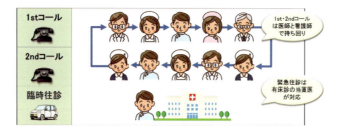

桜新町アーバンクリニックの特徴　※詳細後述

① 在宅患者数350名　世田谷区で居宅中心の在宅クリニックです。
② 年間120名以上のお看取りを行っています。
③ 日本在宅医学会・専門医制度の研修施設（過去合格者5名）です。
④ 在宅未経験の方にも学べる環境を用意しています。（1日～数日間の同行見学が可能）

1

150616 版

2015/6/11 現在

募集要項

1 訪問診療（常勤）

職務内容	個人宅・老人ホームへの訪問診療 ※夜間・休日のコール対応あり
対象となる方	・臨床経験５年以上 ・在宅未経験の方も歓迎
報酬（年俸制）	A： 臨床経験１５年以上 　　　　●●●●～●●●●万円＋特別賞与＋往診等手当 B： 臨床経験１０年前後 　　　　●●●●～●●●●万円＋特別賞与＋往診等手当 C： 臨床経験５年前後 　　　　●●●●万円＋特別賞与＋往診等手当 ※　基本年俸にはコール対応手当と基本賞与が含まれています。 ※　往診手当等は、往診３回／月で算出。
勤務日数・時間	月曜～金曜　　９：００～１８：００ ※週４～５日ご希望に応じて相談
勤務地	・桜新町アーバンクリニック在宅医療部 　世田谷区用賀２－１５－５　朝日生命用賀ビル２Ｆ 　（東急田園都市線「用賀」駅徒歩３分）
休日・休暇	土日祝、有給休暇、慶弔休暇、年末年始３日、夏期休暇３日
待遇	交通費別途支給、社会保険完備 学会出席可（年間１０万円まで補助有。週４日の場合は年間８万円まで） 情報共有のための iPhone 貸与
問合せ先	医療法人社団プラタナス 採用担当　●●● ●●　●●－●７●●－●●●● ●●●●●

150616版

（1）医療法人社団プラタナスについて

１． 在宅患者数１９００名、国内屈指の在宅クリニックです

　急速に進む高齢化を背景に、この数年間、在宅医療を受ける患者数は１年間に約３０％のペースで増加して３５万人以上となりました。厚生労働省はこれからもさらに在宅医療を促進していく方向性を打ち出しています。今後、「家庭医」、「開業医」を目指す、あるいは追求していく中で、ニーズの高まる「在宅医療」は必須の要件になってきています。
　医療法人社団プラタナスでは、常勤医師１０名以上の体制でご自宅や老人ホームで療養されている患者様１９００名（施設１６００名・個人宅３００名）を対象に訪問診療を行い、年間４００名以上の方を看取っている、国内屈指の規模の在宅クリニックです。

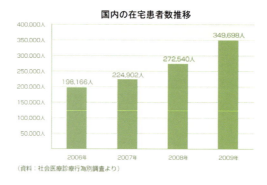

２． 日本在宅医学会・専門医認定制度の研修施設です。

　松原アーバンクリニックと桜新町アーバンクリニックは、日本在宅医学会・専門医認定制度の研修施設です。在宅医療には、各科の専門を越えたオールラウンドな医療的スキルに加えて、コミュニケーション・チームアプローチ・患者家族ケアなどの「社会的側面」が重要です。このため、院内の指導医体制を整備するとともに、定期的に外部講師を招いた研修や勉強会を行っています。勉強会には連携先のスタッフも招いて一緒に学び、意識や価値観の共有も図っています。

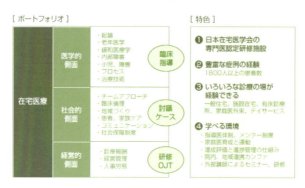

150616 版

３．　在宅未経験、経験が浅い先生でも働ける環境を用意しています。

● 　１日～数日間の「訪問診療の同行見学」が可能です。

　在宅医療をこれから始められる方や、当院の診療スタイルを見てみたいという方には、１日～数日間の「訪問診療の同行見学」をしていただくことが可能です。ご希望の方は、お気軽にお問い合わせ下さい。

● 　看護師とドライバーが同行してサポートします。

　「個人宅」への訪問診療は、看護師・ドライバーが同行して診療のサポートを行います（施設への訪問診療の際は、施設の看護師に加えて、当院の医療事務が同行して事務業務などのサポートを行います）。

● 　業務効率化のためのデクテーションを行っています。

　それ以外にも業務の効率化のためにいくつかの取り組みを行っています。例えば、訪問診療後のカルテ記載の替わりに、診療録をボイスレコーダーに録音していただき、専門の担当者によってテキスト化して診療録を作成するデクテーションなども行っています。

150616版

（2）桜新町アーバンクリニック在宅医療部の概要

〒158-0097　東京都世田谷区用賀2-15-5朝日生命用賀ビル2F
http://www.sakura-urban.jp/pc.html

院長　遠矢　純一郎
鹿児島大学医学部卒　総合内科専門医、在宅医学会指導医

常勤医：　5名、非常勤医：　5名
看護師：10名、薬剤師：　1名、OT（非常勤）：　1名、事務：　5名、ドライバー：　5名

　遠矢院長を中心として、iPhoneでの患者情報の管理や、システムによる連携先との情報共有、また診療録のテープ起こし（デクテーション）など在宅医療にITを積極的にとりいれて、事務業務を効率化することによって、診療の充実と医師やスタッフが疲弊せずに継続できる体制を目指しています。また、地域の介護機関、訪問看護ステーション、薬局などとの連携を重視して、合同でのカンファレンスや勉強会も開催しています。

＜在宅医療開始後の患者数・スタッフ数の推移＞

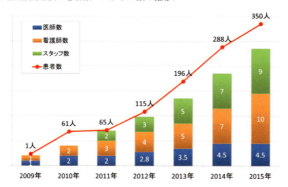

＜訪問エリア＞

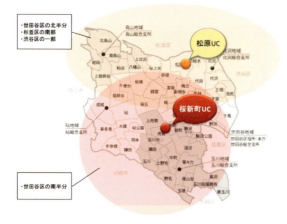

150616版

＜在宅患者の疾患、看取り場所＞

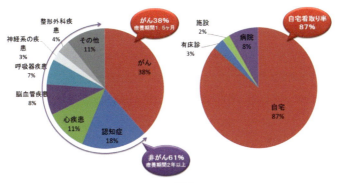

＜地域向けセミナー・各種カンファレンスの開催＞

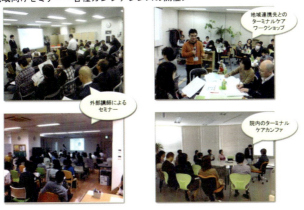

＜認知症初期集中支援事業　（厚労省・世田谷区から受託）＞

「オレンジプラン」の施策の一つ。看護師などの専門家からなるチームが、認知症やその疑いのある人を家庭訪問し、症状の程度の確認や必要なアドバイスを行うことで早期の診断や治療につなげ、対象者や家族を支援することを目的にしている。桜新町アーバンクリニックは、2012～2013年度のモデル事業に取り組んでいる。

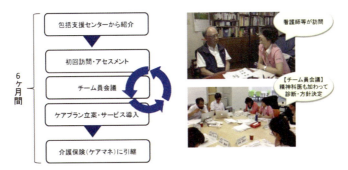

150616版

（3） 安心できるコールバックアップ体制

医師が働きやすいと感じる環境をつくるために、複数の医師でグループを構成してコール・往診をサポートしあう仕組みや、外出先でいつでも患者情報が見られるように iPhone、iPad を使った情報共有を行ない休日や夜間のコールに別の医師でも対応できる体制を取っています。

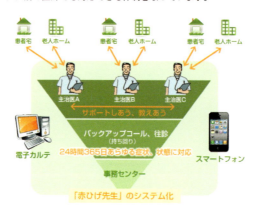

4．コールに出られないときのための　2ndコール体制。

当院はグループ診療を行っています。患者さんやご家族からには2つの緊急電話番号をお渡ししていて、医師と看護師の2名が輪番制でコールの担当を行っていますので、たまたま電話が繋がらなかった場合などは、2ndコール担当者がバックアップしますので、比較的に少ないプレッシャーのなかで勤務することが可能です。

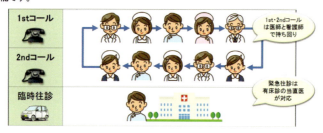

5．夜間は、当直医師が臨時往診を対応。

また、夜間や土日には病棟の当直医が「臨時往診担当」として待機していますので、臨時往診を依頼することが可能です。

6．いつでも・どこでも iPhone でカルテの閲覧が可能。

電子カルテの内容を iPhone でいつでも・どこでも閲覧することが可能ですので、コールを受けた際の対応もスムーズに行なえます。また、在宅医療のための事務支援システムの開発など、医師のためにも、患者様のためにもなる在宅医療をシステムの面からも作っています。
http://ameblo.jp/iphone-zaitaku/

150616版

7. レスパイト・増悪時・お看取りなどで入院対応が可能。

　増悪時やご家族のレスパイトのためのショートステイに対応するために、在宅医療でのバックベッドの必要性を感じて１８床の有床診療所を作りました（松原アーバンクリニック）。
　病院とは異なる、より患者宅に近い有床診療所という環境を活かし、在宅⇔入院というシームレスで継続的な診療を行いながら、最期まで患者様に寄り添った医療を行うことができます。終末期・緩和医療にも力を入れ、年間１２０名以上の方をお看取りしています。

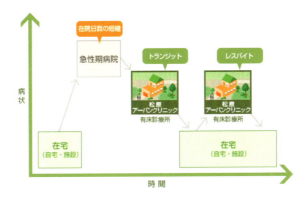

150616 版

（4）よくある質問

（訪問診療の業務内容について）

- １日の訪問件数は何件くらいですか？

  個人宅への訪問診療をしていただく場合は１日１０人前後（１件当たり２０～６０分）診察していただきます。

- 患者さんはどのような疾患の方が多いですか？

  脳血管疾患、認知症の方が中心で、神経難病やがん末期の患者さんが１０％程度。また、在宅での療養生活のために胃ろう・経鼻・ＩＶＨをされている患者さんもいらっしゃいます。

- 専門外の診療の経験が少ない、あるいは在宅医療が未経験の場合などでも大丈夫ですか？

  経験の少ない方には指導医がついて適宜アドバイスをすることができます。また、看護師とドライバーが往診に同行してサポートをする体制をとっています。週に一度、多職種によるカンファレンスも開催していますので、その際に相談することも可能です。当院で在宅医療を始めた医師も多いですのでご安心ください。

- コール対応は負担ではないですか？

  個人宅で担当患者さんが４０人程度の場合は、日中を中心に１日１件程度の臨時コールがあります。担当患者さんの状態によってコール数は異なりますが、病状が少し不安定な患者さんにはあらかじめ見通しを伝えておいたり、日中にこちらから様子を確認する電話を入れたりすることで夜間のコールを多少コントロールすることもできます。今働いていただいている先生方からは「思ったほど負担ではなかった」と言う声が多いです。また、１ｓｔコールの先生がコールを取れなかった時のために、２ｎｄコール担当が待機していますので、１人でコールを担当するのに比べてプレッシャーは少なくてすむ体制になっています。

- 在宅訪問診療だけでなく外来の仕事もすることはできますか？

  診療科目と外来枠の関係もありますが、ご希望に応じてできるだけ調整します。

- 電子カルテですか？

  当院では電子カルテを使用しています。また、当院の電子カルテは在宅での情報共有を円滑にするためにiPhoneでいつでもどこでもカルテの内容や検査結果を見ることができます。

150616 版

（勤務体系について）

- 常勤の場合、当直などバックアップ体制のための勤務はありますか？

　夜間の１ｓｔ・２ｎｄコールは常勤医師と看護師が持ち回りで担当していますので、月に５～７日程度担当していただきます。また、当直業務は非常勤医師を中心にシフトを組んでいますので、常勤医師の当直は原則的にありません。

（福利厚生・待遇について）

- 年間の休日について教えてください。

　土日、有給休暇、慶弔休暇、夏期休暇３日、年末年始休暇３日となっています。

- 学会の参加費などの補助はありますか？

　学会に参加する場合は年間１０万円（参加費・交通費など）までの補助制度があります。研修などについてもできるだけサポートしていこうと考えています。

- 日本在宅医学会の認定医制度について教えてください。

　「在宅医学に基づいた在宅医療の専門医を養成・認定し、在宅医療の発展に貢献すること」を目的として始まった制度です。医師経験５年以上、緩和ケア・内科研修を修了していれば申請することが可能です。現在、全国で約８０の医療機関が研修施設となっています。
　(http://jahcp.gr.jp/guide/index.html)

10

239

〔巻末付録5〕患者が亡くなった後に家族に渡す案内の例

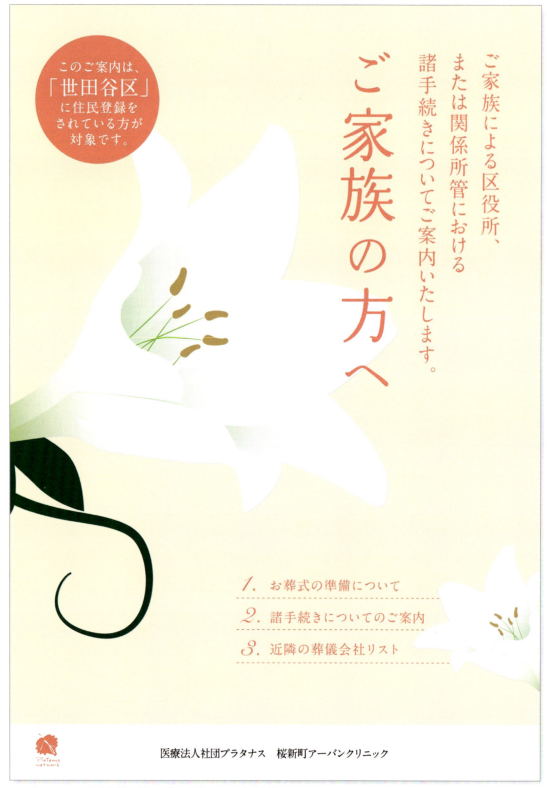

このパンフレットは東京都世田谷区に住民登録している方を対象としているが、亡くなった際に必要な手続きは居住場所によらずおおむね共通している。亡くなった際に必要な手続きは少なくないため、一覧にまとめて渡せるようにしておくとよい

1.お葬式の準備について

確認しておくこと

1 宗教宗派

お葬式やその他の形態が異なってきますのでまず確認をしましょう。
菩提寺がわからない場合は、葬儀社などが紹介できる場合もありますので相談してみましょう。

2 危篤・逝去を伝える人

親戚や友人、社会的にお付き合いのあった方など確認をしましょう。

3 ご遺体の安置場所

昨今、特に都市部では住宅事情によりご自宅では難しい場合もあります。
葬儀会館に安置室を備えている場合もありますので葬儀社などに相談しておきましょう。

逝去 ▶ エンゼルケア ▶ 搬送 ▶ 安置 ▶ 搬送 ▶ 葬儀 ▶ 火葬

エンゼルケアとは?
エンゼルケア（お亡くなりになったあとお体を清めるケア）は訪問看護師さんに依頼しても葬儀屋さんにお願いしても構いません。

2.諸手続きについてのご案内

14日以内に必要な手続き

亡くなられた方	手続きの内容	お問い合わせ先	受付窓口
国民健康保険に加入の方	国民健康保険被保険者証の返納 ※世帯主が変更となる場合はご家族の国民健康保険被保険者証も併せてお持ちください。	国保・年金課資格賦課 電話：5432-2331 FAX：5432-3038	国保・年金課 区役所第2庁舎2階26番 区内10カ所の出張所 ※世田谷総合支所区民係を除く
介護保険に加入の方	介護保険被保険者証の返納	介護保険課資格保険料係 電話：5432-2643 FAX：5432-3042	介護保険課 区役所第2庁舎1階1番 ※まちづくりセンター可
住民票の世帯主の方	世帯変更届が必要な場合があります。詳しくはお問い合わせください。		区内10カ所の出張所
特別永住者証明書をお持ちの方	特別永住者証明書の返納 ※特別永住者証明書、死亡したことを証明する書類（死亡届書記載事項証明書など）		
在留カードをお持ちの方	在留カードの返納 ※詳しくは右記入国管理局にお問い合わせください	東京入国管理局 〒108-8255　東京都港区港南5-5-30 電話：0570-013904　FAX：5796-7125	

2年以内に必要な手続き　1

亡くなられた方	手続きの内容	お問い合わせ先	受付窓口
国民年金に加入されていた方	死亡一時金 支給対象および必要書類についてはお問い合わせください ※遺族基礎年金、寡婦年金の請求者と老齢（障害）基礎年金受給者は対象外です		国保・年金課国民年金係 区役所第2庁舎2階24番 電話：5432-2356 FAX：5432-3051
国民健康保険に加入の方	葬祭費の支給（葬儀を行った方に支給） 【申請に必要なもの】 ◎亡くなられた方の国民健康保険被保険者証または後期高齢者医療被保険者証 ◎亡くなられた方のマイナンバーカードまたは通知カード ◎葬儀費用の領収書 ◎印鑑（スタンプ印不可） ◎葬祭執行人の振込先金融機関口座の分かるもの ※申請について詳しくはそれぞれお問い合わせください	介護保険課資格保険料係 電話：5432-2643 FAX：5432-3042	国保・年金課 区役所第2庁舎2階26番 区内10カ所の出張所 ※世田谷総合支所区民係を除く
後期高齢者医療制度に加入の方		介護保険課資格保険料係 電話：5432-2643 FAX：5432-3042	
印鑑登録証、住民基本台帳カード自動交付機カードをお持ちの方	カードの返納	区内10カ所の出張所窓口	
国民年金に加入の方 遺族基礎年金 寡婦年金を受給されている方	受給対象および必要書類についてはお問い合わせください	国保・年金課国民年金係 電話：5432-2356 FAX：5432-3051	国保・年金課国民年金係 区役所第2庁舎2階24番

Sakura Shinmachi Urban Clinic

2.諸手続きについてのご案内

2年以内に必要な手続き 2

亡くなられた方	手続きの内容	お問い合わせ先	受付窓口
後期高齢者医療制度に加入の方	後期高齢者医療被保険者証返納	国保・年金課後期高齢者医療担当 電話：5432-2309 FAX：5432-3020	国保・年金課後期高齢者医療担当 区役所第2庁舎1階5番 区内の出張所、まちづくりセンター ※世田谷総合支所区民係を除く
原動付き自転車（125CC以下）を所有されていた方	処分の場合はナンバープレートを外して廃車手続きを行ってください ※ご遺族、その他の方に名義を変更する場合はお問い合わせください	課税課管理係 電話：5432-2163 FAX：5432-3037	課税課管理係 区役所第1庁舎2階25番 北沢、等々力、成城出張所 烏山総合支所 区民・戸籍係
身体障害者手帳 愛の手帳をお持ちの方	手帳の返納 来所される方の印鑑	各総合支所保健福祉課障害支援担当	
心身障害者手帳手帳をお持ちの方	受給者証の返納	障害施策推進課事業担当 電話：5432-2388 FAX：5432-3021	各総合支所保健福祉課障害支援担当 障害施策推進課事業担当 区役所第2庁舎1階5番
児童扶養手当を受給されている方	受給者変更等の手続き	各総合支所子ども家庭支援センター 世田谷 せたがや子ども家庭支援センター 　　電話：5432-2848　　FAX：5432-3034 北沢 きたざわ子ども家庭支援センター 　　電話：6804-7525　　FAX：6804-7994 玉川 たまがわ子ども家庭支援センター 　　電話：3702-1189　　FAX：3702-1520 砧 きぬた子ども家庭支援センター 　　電話：3482-1415　　FAX：5490-1139 烏山 からすやま子ども家庭支援センター 　　電話：3326-6056　　FAX：3308-3036	
児童育成手当（育成手当・障害手当）を受給されている方	受給者変更等の手続き		
特別児童扶養手当を受給されている方	受給者変更等の手続き		
児童手当を受給されている方	受給者変更等の手続き	子ども育成推進課子ども医療・手当係 電話：5432-2309 FAX：5432-3016	
その他の障害のある子どもの手当を受給されている方	受給者変更等の手続き	各総合支所保健福祉課 障害福祉担当部障害施策推進課事業担当 電話：5432-2388　　FAX：5432-3021	
農地を所有されていた方	農地の権利取得の届出 ※詳しくはお問い合わせください	世田谷区農業委員会 電話：3411-6660 FAX：3411-6635	世田谷区農業委員会 （三軒茶屋分庁舎4階） 太子堂2-16-7

※東京23区外や携帯電話から記載されている書く問い合わせの電話に発信される場合は、頭に「03」をつけてください
※ご注意：掲載されているFAX番号はお問い合せ専用です。FAXによる申請等は取り扱っておりません

Sakura Shinmachi Urban Clinic

2.諸手続きについてのご案内

区役所以外での主な手続き

亡くなられた方	手続きの内容	お問い合わせ先
国民年金受給者	未支給年金請求 年金受給権者死亡届	世田谷年金事務所 電話：6880-3456　FAX：6880-3490 請求される方の住所を管轄する年金事務所
厚生年金受給者		
共済年金受給者	各共済組合事務所へ直接お問い合わせください	各共済組合事務所、勤務先
国民年金基金受給者	年金基金受給者死亡届など	国民年金基金連合会　電話：5411-0211
厚生年金基金受給者	年金基金受給者死亡届など	各年金基金事務所
国税関係	相続税、所得税、廃業届など	世田谷税務署　　　　北沢税務署 電話：6758-6900　　電話：3322-3271 玉川税務署 電話：3700-4131
都税関係	固定資産税、都市計画税	世田谷都税事務所 電話：3413-7111　FAX：3413-2611
	自動車税	東京都自動車税コールセンター 電話：3525-4066
銀行預金名義人	預金口座解約、ローン返済など	取引銀行
郵便貯金名義人	預金口座解約、ローン返済など	郵便局
有価証券所有者	名義変更	取引証券会社
土地・建物所有者	名義変更	東京法務局世田谷出張所 電話：5481-7519
排気量661cc以上の自動車 125ccを越える自動二輪を 所有されている方	名義変更、廃車	関東運輸局　東京運輸支局 電話：050-5540-2030　FAX：3471-6320
排気量660cc以下の 軽自動車を所有されている方	名義変更、廃車	軽自動車検査協会　東京主管事務所 電話：050-3816-3100　FAX：6712-8625
生命保険加入者	名義変更	取引生命保険会社
簡易保険加入者	名義変更	郵便局
電気使用契約者	名義変更、解約など	東京電力カスタマーセンター 電話：0120-995-001　FAX：0120-995-012
ガス使用契約者	名義変更、解約など	東京ガスお客様センター 電話：0570-002211　FAX：3344-9393
水道使用契約者	名義変更、解約など	東京都水道局お客様センター 電話：5326-1100　FAX：3344-2531
銀行預金名義人	名義変更、解約など	契約電話会社

東京都夜間こころの電話相談	電話：5155-5028（受付時間）17時〜21時30分	
社会福祉法人　東京いのちの電話	電話：3264-4343（受付時間）24時間	

※東京23区外や携帯電話から記載されている書く問い合わせの電話に発信される場合は、頭に「03」をつけてください
※ご注意：掲載されているFAX番号はお問い合せ専用です。FAXによる申請等は取り扱っておりません

Sakura Shinmachi Urban Clinic

3.近隣の葬儀会社リスト

葬儀会社名	住　　所	連絡先
株式会社 蒼礼社	世田谷区池尻 3-21-26-401	03-3424-5095
株式会社 ナーム	世田谷区上馬 3-181-11　エルフレア 504	03-5433-4490
株式会社 JA 東京中央セレモニーセンター	世田谷区北烏山 3-5-6	03-5315-1717
ちいさなお葬式	※　全国葬儀場多数	0120-616-203
『区民葬儀』世田谷区保健福祉部生活福祉担当課	世田谷区世田谷 4-21-27	03-5432-2931
株式会社 家族葬	※　全国葬儀場多数	0120-321-010
株式会社 公益社『公益社用賀会館』	世田谷区瀬田 3-6-8	03-5491-7520
株式会社 公益社『公益社田園調布会館』	世田谷区東玉川 2-30-9	03-5754-5222
山田葬儀社	世田谷区太子堂 5-2-11 ライオンズマンション太子堂第 3 1F	03-3414-4269

Sakura Shinmachi Urban Clinic

おうちで過ごしたいをお手伝いします。

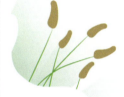

医療法人社団プラタナス

桜新町アーバンクリニック

〒158-0097　世田谷区用賀2-15-5　朝日生命用賀ビル2F　在宅医療部
TEL 03-5716-5220　FAX 03-5716-5221

おわりに

　世界一の超高齢社会にある日本では、病気の治療よりも生活の質に重点を置いた医療が求められる時代になりました。生活の質に重点を置いた医療を行うために最適な環境は、その人自身が長年生活してきた住まいや地域にあるはずです。在宅医療が求められている背景として社会保障費の抑制などが挙げられていますが、私たちはこのことこそが在宅医療を推進すべき真の理由だと考えています。

　実際、私たちも住み慣れた場所で医療を受けながらその人らしい暮らしをされている患者さんをたくさん見てきました。もちろん家族の介護力の問題などを理由に在宅療養がかなわない患者さんもいます。しかし、入院が主流だったこれまでの日本の医療におけるもう一つの選択肢として、より多くの人が在宅医療を選べるようになるのは素晴らしいことだと考えています。

　在宅医療の課題に目を向けると、医師が個別の患者さんの自宅を訪問しているという非効率的な側面もあります。人口密度の低い地域などでは、いわゆる居宅への在宅医療は限定的にならざるを得ず、ゆくゆくは高齢者施設で行われる在宅医療が主流になるでしょう。それでも、病院ではない場所でその人らしく暮らしながら医療を受けられることは、患者さんと家族にとって大変意義のあることだと思います。

　在宅医療に挑戦することに、不安を感じることもあるかもしれません。そこで、まず初めの一歩として、外来や病棟で診ている患者さんに対し、外来や病棟の延長線上で在宅医療に挑戦してみるのはいかがでしょうか。勤務医の先生であれば、外勤日の1日だけ非常勤として在宅医療を手がけるクリニックで働いてみるのもよいかもしれません。これまで私たちがコンサルタントとしてお付き合いさせていただいた多くの医師が、在宅医療を始めて半年、1年かけて少しずつ患者さんを増やし、数年もすればその地域になくてはならない存在になっています。

　地域にはたくさんの仲間がいます。ケアマネジャーは介護保険制度のプロフェッショナルとして、患者さんができる限り負担なく在宅療養を続けられるようアドバイスしてくれるはずです。訪問看護師は共に患者さんを24時間サポートしてくれる力強いパートナーです。かかりつけ薬剤師は、複数の慢性疾患を有し、薬も多くなりがちな高齢者医療において頼れる相談役になってくれるはずです。このほかにもリハビリスタッフ、管理栄養士、介護スタッフなど、地域にはたくさんの専門職がいます。彼らと連携して、病気

だけではなく生活全体を支える"在宅医療チーム"ができれば、大きなやりがいを持って働けるはずです。ぜひ、初めの一歩を踏み出してみてください。

　医療法人プラタナス・桜新町アーバンクリニックの遠矢純一郎院長、松原アーバンクリニックの梅田耕明院長をはじめ、心から信頼するクリニックの皆さんには、本書の執筆に限らず、これまでたくさんのご指導を頂きました。皆さんの真摯に診療・ケアに向かう姿が隣にあったからこそ、向かうべき方向を理解し、それに対してやりがいを持って楽しく仕事に取り組むことができました。この場を借りて、改めて御礼申し上げます。

　本書で紹介した知識や組織のあり方、工夫などは、クリニックの皆さんと少しずつつくりあげてきたものです。それを私たちの名前で紹介することにいささか申し訳ない気持ちがありますが、より良い在宅医療の発展につながる可能性があるということで、お許しいただけると信じています。

　また、医療機関の様々な経営課題に対し、いつも高い視点で助言を下さる弊社の大石佳能子社長、小松大介取締役、私たちと共に10年間プラタナスの施設在宅医療部の事務長として苦楽を共にしてきた飯塚以和夫氏がいなければ、本書をまとめることはできませんでした。

　このほか、これまでお付き合いいただいたクライアントの医療機関の皆様、ご縁あって知り合うことができ、色々な刺激を頂いた全国の在宅医の先生方、事務長の皆様、また本書執筆のサポートをしてくれたメディヴァの仲間にも心から謝意を表します。

　日経BP日経ヘルスケア編集の二羽はるなさんには、本書の執筆に当たり多大なるご尽力を頂きました。私たちが何気なく手にする書籍ができるまでの過程において、「編集」という仕事がいかに重要であるかに気づかされました。今回の執筆のご依頼を頂いたこと、そして何より在宅医療とその経営、実践に光を当ててくださったことに心より感謝申し上げます。

　そして最後に、10年以上にわたり、私たちが在宅医療の現場に向き合う日々をいつも支えてくれた家族に感謝します。

2019年7月　　荒木 庸輔

村上 典由

【監修】
大石佳能子（おおいし かのこ）
株式会社メディヴァ 代表取締役社長

大阪府出身。大阪大学法学部卒業。ハーバード・ビジネス・スクールMBA、マッキンゼー・アンド・カンパニーのパートナーを経て、メディヴァを設立。厚生労働省「これからの医業経営の在り方に関する検討会」「社会保障審議会福祉部会」、経済産業省「2050経済社会構造部会」、内閣官房「健康・医療のまちかづくりに関する有識者・実務者会合」等の委員を歴任。資生堂、江崎グリコ、参天製薬等、各社の非常勤取締役を務める。大阪大学経営協議会委員、ハーバード・ビジネス・スクール日本諮問委員。

【著者】
荒木庸輔（あらき ようすけ）
株式会社メディヴァ コンサルティング事業部 マネージャー

兵庫県出身。ミラノ工科大学都市計画学科卒業。医療を通じたまちづくりに関わりたいという思いから2008年にメディヴァに参画。支援先の在宅医療部門における運営支援を経て、医療法人プラタナス・松原アーバンクリニック（東京都世田谷区、機能強化型在宅療養支援診療所、18床）の事務長を5年間務める。現在は主に、中小病院の在宅医療参入支援のほか、自治体の地域包括ケアシステム構築（在宅医療介護推進事業等）におけるコンサルティングを担当。特定医療法人新生病院（長野県小布施町）経営管理部長。一般社団法人日本在宅医療事務連絡会理事。政策研究大学院大学2017年度医療政策短期特別研修修了。

村上典由（むらかみ のりよし）
株式会社メディヴァ コンサルティング事業部 シニアマネージャー
医療法人プラタナス・桜新町アーバンクリニック事務長

兵庫県出身。甲南大学経営学部卒業。広告会社、不動産会社、商社、飲食店運営会社を経て、2009年にメディヴァに参画。「質の高い医療サービスの提供」を目指して在宅医療の分野を中心に医療機関等の支援を行なっている。在宅医療・地域包括ケアシステム関連での医療機関支援、製薬会社・医療機器メーカー・不動産事業者の在宅医療・地域包括ケアシステム関連でのコンサルティングを手がける。医療法人プラタナス・桜新町アーバンクリニック（東京都世田谷区、機能強化型在宅療養支援診療所）の事務長を10年間兼務する。政策研究大学院大学2015年度医療政策短期特別研修修了。

【執筆協力】
久富護（ひさとみ まもる）
医療法人プラタナス・松原アーバンクリニック訪問診療医
株式会社メディヴァ コンサルティング事業部 グループリーダー

東京慈恵会医科大学卒業後、同大学病院勤務を経て、埼玉県の民間病院に勤務。同院にて老年医学を中心に学んだ後、メディヴァに参画。現在は訪問診療医兼コンサルタントとして医療機関・行政・企業など幅広いクライアントを担当している。

在宅医療
経営・実践テキスト

2019年7月16日　初版第1刷発行

監修者	大石佳能子
著者	荒木庸輔, 村上典由
編集	日経ヘルスケア
発行者	倉沢正樹
発行	日経BP
発売	日経BP マーケティング 〒105-8308 東京都港区虎ノ門4-3-12
表紙・カバー	松田 剛（東京100ミリバールスタジオ）
デザイン・制作	松田 剛、尾﨑麻依、浮岳 喜、大矢佳喜子（東京100ミリバールスタジオ）
印刷・製本	大日本印刷株式会社

©Yosuke Araki, Noriyoshi Murakami 2019 Printed in Japan
ISBN978-4-296-10300-3

● 本書の無断複写・複製（コピー等）は著作権法上の例外を除き、禁じられています。購入者以外の第三者による電子データ化および電子書籍化は、私的使用を含め一切認められておりません。
● 本書籍に関するお問い合わせ、ご連絡は右記にて承ります。　https://nkbp.jp/booksQA